口腔医学基础与疾病诊治

王道欣　等主编

吉林科学技术出版社

图书在版编目（C I P）数据

口腔医学基础与疾病诊治 / 王道欣等主编. -- 长春：
吉林科学技术出版社，2023.5
ISBN 978-7-5744-0301-7

Ⅰ.①口... Ⅱ.①王... Ⅲ.①口腔科学 Ⅳ.①R78

中国国家版本馆 CIP 数据核字(2023)第 063190 号

口腔医学基础与疾病诊治

主　　编　王道欣等
出 版 人　宛　霞
责任编辑　张　凌
封面设计　史晟睿
制　　版　张灏一
幅面尺寸　185mm×260mm
开　　本　16
字　　数　300 千字
印　　张　13.75
印　　数　1-1500 册
版　　次　2023年5月第1版
印　　次　2023年10月第1次印刷

出　　版　吉林科学技术出版社
发　　行　吉林科学技术出版社
地　　址　长春市福祉大路5788号
邮　　编　130118
发行部电话/传真　0431-81629529 81629530 81629531
　　　　　　　　　　81629532 81629533 81629534
储运部电话　0431-86059116
编辑部电话　0431-81629518
印　　刷　廊坊市印艺阁数字科技有限公司

书　　号　ISBN 978-7-5744-0301-7
定　　价　105.00元

前　言

　　口腔医学是一门发展迅速的专业学科,随着新理论、新技术,新材料、新方法,新器械的不断涌现,使得口腔医学得以迅速发展。近年来,随着人民生活水平的提高和对口腔保健意识的增强,人们对口腔医师的专业需求也越来越高,因此,作为口腔临床医师而言,及时更新自己的专业知识并与其他临床医师交流经验,不仅可以巩固自己的医学理论知识,还可以提高自身的临床诊治水平。鉴于此,特组织了一批临床经验丰富的口腔医师编写了本书。

　　本书结构严谨、层次分明、内容新颖、专业度高、实用性强,是一本具有一定参考价值的口腔医学类书籍。

　　本书在编撰过程中,各位编者都付出了巨大的努力,对稿件进行了多次认真的修改,但由于编写经验不足,加之编写时间有限 ,书中恐存在疏漏或不足之处,敬请广大读者不吝赐教,以期再版时完善。

目 录

第一章　口腔科常见症状的鉴别诊断

发生在牙-颌-口腔系统中的疾病有数百种之多，但它们有很多相似的症状和(或)临床表现。临床医师须从一些常见的主诉症状出发，进一步采集病史和作全面的口腔检查，多数病例可以做出明确的诊断。但也有一些病例需采取其他辅助检查手段，如化验、影像学(X线片、CT、B超等)、涂片、活体组织检查、脱落细胞学检查、微生物培养等特殊检查，以及全身系统性检查等，然后进行综合分析和鉴别诊断，最后取得明确的诊断。有的病例还需在治疗过程中才能确诊，如药物治疗性诊断、手术过程中探查及手术后标本的特殊检查等。总之，正确的诊断有赖于周密的病史采集、局部和全身的检查及全面的分析，然后根据循证医学的原则制订出正确的、符合患者意愿的治疗计划，这些是决定疗效的重要前提。

第一节　牙痛

牙痛是口腔科临床上最常见的症状，常是患者就医的主要原因。可由牙齿本身的疾病，牙周组织及颌骨的某些疾病，甚至神经疾患和某些全身疾病所引起。对以牙痛为主诉的患者，必须先仔细询问病史，如疼痛起始时间及可能的原因，病程长短及变化情况，既往治疗史及疗效等。必要时还应询问工作性质、饮食习惯、有无不良习惯(如夜磨牙和咬硬物等)、全身健康状况及家族史等。关于牙痛本身，应询问牙痛的部位、性质、程度和发作时间。疼痛是尖锐剧烈的还是钝痛、酸痛；是自发痛还是激发痛、咬合时痛；自发痛是阵发的或是持续不断；有无夜间痛；疼痛部位是局限的或放散的，能否明确指出痛牙等。根据症状可得出一至数种初步印象，便于作进一步检查。应记住，疼痛是一种主观症状，由于不同个体对疼痛的敏感性和耐受性有所不同，而且有些其他部位的疾病也可表现为牵扯性牙痛。因此，对患者的主观症状应与客观检查所见、全身情况及实验室和放射学检查等结果结合起来分析，以做出正确的诊断。

一、引起牙痛的原因

1.牙齿本身的疾病

如深龋，牙髓充血，各型急性牙髓炎、慢性牙髓炎，逆行性牙髓炎，由龋齿、外伤、化学药品等引起的急性根尖周炎、牙槽脓肿，微裂，牙根折裂，髓石，牙本质过敏，流电作用等。

2.牙周组织的疾病

如牙周脓肿、急性龈乳头炎、冠周炎、坏死性溃疡性龈炎、干槽症等。

3.牙齿附近组织的疾病所引起的牵扯痛

急性化脓性上颌窦炎和急性化脓性颌骨骨髓炎时，由于神经末梢受到炎症的侵犯，使该神经所支配的牙齿发生牵扯性痛。颌骨内或上颌窦内的肿物、埋伏牙等可压迫附近的牙根发生吸收，如有继发感染，可出现牙髓炎导致疼痛。急性化脓性中耳炎、咀嚼肌群的痉挛等均可出现牵扯性牙痛。

4.神经系统疾病

如三叉神经痛患者常以牙痛为主诉。颞下窝肿物在早期可出现三叉神经第三支分布区的疼痛，翼腭窝肿物的早期由于压迫蝶腭神经节，可出现三叉神经第二支分布区的疼痛。

5.全身疾患

有些全身疾患，如流感、癔症、神经衰弱，月经期和绝经期等可诉有牙痛，高空飞行时，牙髓内压力增高，可引起航空性牙痛。有的心绞痛患者可反射性地引起牙痛。

二、诊断步骤

(一)问清病史及症状特点

1.尖锐自发痛

最常见的为急性牙髓炎(浆液性、化脓性、坏疽性)、急性根尖周炎(浆液性、化脓性)。其他，如急性牙周脓肿、髓石、冠周炎、急性龈乳头炎、三叉神经痛、急性上颌窦炎等。

2.自发钝痛

慢性龈乳头炎，创伤性等。在机体抵抗力降低时，如疲劳、感冒、月经期等，可有轻度自发钝痛、胀痛。坏死性龈炎时牙齿可有撑离感和咬合痛。

3.激发痛

牙本质过敏和Ⅱ°～Ⅲ°龋齿或楔状缺损等，牙髓尚未受侵犯或仅有牙髓充血时，无自发痛，仅在敏感处或病损处遇到物理、化学刺激时才发生疼痛，刺激除去后疼痛即消失。慢性牙髓炎一般无自发痛而主要表现为激发痛，但当刺激除去后疼痛仍持续一至数分钟。咬合创伤引起牙髓充血时也可有对冷热刺激敏感。

4.咬合痛

微裂和牙根裂时，常表现为某一牙尖受力而产生水平分力时引起尖锐的疼痛。牙外伤、急性根尖周炎、急性牙周脓肿等均有明显的咬合痛和叩痛、牙齿挺出感。口腔内不同金属修复体之间产生的流电作用也可使患牙在轻咬时疼痛，或与金属器械相接触时发生短暂的电击样刺痛。

以上疼痛除急性牙髓炎患者常不能自行明确定位外，一般都能明确指出痛牙。急性牙髓炎的疼痛常沿三叉神经向同侧对颌或同颌其他牙齿放散，但不会越过中线放散到对侧牙。

(二)根据问诊所得的初步印象，作进一步检查，以确定患牙

1.牙体疾病

最常见为龋齿。应注意邻面龋、潜在龋、隐蔽部位的龋齿、充填物下方的继发龋等。此外，如微裂、牙根纵裂、畸形中央尖、楔状缺损、重度磨损、未垫底的深龋充填体、外伤露髓牙、牙冠变色或陈旧的牙冠折断等，均可为病源牙。

叩诊对识别患牙有一定帮助。急性根尖周炎和急性牙周脓肿时有明显叩痛，患牙松动。慢性牙髓炎、急性全部性牙髓炎和慢性根尖周炎、边缘性牙周膜炎、创伤性根周膜炎等，均可有轻至中度叩痛。在有多个可疑病源牙存在时，叩诊反应常能有助于确定患牙。

2.牙周及附近组织疾病

急性龈乳头炎时可见牙间乳头红肿、触痛，多有食物嵌塞、异物刺激等局部因素。冠周炎多见于下颌第三磨牙阻生，远中及颊舌侧龈瓣红肿，可溢脓。牙周脓肿和逆行性牙髓炎时

可探到深牙周袋，后者袋深接近根尖，牙齿大多松动。干槽症可见拔牙窝内有污秽坏死物，骨面暴露，腐臭，触之疼痛。反复急性发作的慢性根尖周炎可在牙龈或面部发现窦道。

急性牙槽脓肿、牙周脓肿、冠周炎等，炎症范围扩大时，牙龈及龈颊沟处肿胀变平，可有波动。面部可出现副性水肿，局部淋巴结肿大，压痛。若治疗不及时，可发展为蜂窝织炎、颌骨骨髓炎等。上颌窦炎引起的牙痛，常伴有前壁的压痛和脓性鼻涕、头痛等。上颌窦肿瘤局部多有膨隆，可有血性鼻涕、多个牙齿松动等。

(三)辅助检查

1.牙髓活力测验

根据对冷、热温度的反应，以及刺激除去后疼痛持续的时间，可以帮助诊断和确定患牙。也可用电流强度测试来判断牙髓的活力和反应性。

2.X线检查

可帮助发现隐蔽部位的龋齿。髓石在没有揭开髓室顶之前，只能凭X线片发现。慢性根尖周炎可见根尖周围有不同类型和大小的透射区。颌骨内或上颌窦内肿物、埋伏牙、牙根裂等也需靠X线检查来确诊。

第二节　牙龈出血

牙龈出血是口腔中常见的症状，出血部位可以是全口牙龈或局限于部分牙齿。多数患者是在牙龈受到机械刺激(如刷牙、剔牙、食物嵌塞、进食硬物、吮吸等)时流血，一般能自行停止；另有一些情况，在无刺激时即自动流血，出血量多，且无自限性。

一、牙龈的慢性炎症和炎症性增生

这是牙龈出血的最常见原因，如慢性龈缘炎、牙周炎、牙间乳头炎和牙龈增生等。牙龈缘及龈乳头红肿、松软，甚至增生。一般在受局部机械刺激时引起出血，量不多，能自行停止。将局部刺激物(如牙石、牙垢、嵌塞的食物、不良修复体等)除去后，炎症很快消退，出血亦即停止。

二、妊娠期龈炎和妊娠瘤

常开始于妊娠的第3～4个月。牙龈红肿、松软、极易出血。分娩后，妊娠期龈炎多能消退到妊娠前水平，而妊娠瘤常需手术切除。有的人在慢性牙龈炎的基础上，于月经前或月经期可有牙龈出血，可能与牙龈毛细血管受性激素影响而扩张、脆性改变等有关。长期口服激素性避孕药者，也容易有牙龈出血和慢性炎症。

三、坏死性溃疡性牙龈炎

为梭形杆菌、口腔螺旋体和中间普氏菌等的混合感染。主要特征为牙间乳头顶端的坏死性溃疡，腐臭，牙龈流血和疼痛，夜间睡眠时亦可有牙龈流血，就诊时亦可见牙间隙处或口角处有少量血迹。本病的发生常与口腔卫生不良、精神紧张或过度疲劳、吸烟等因素有关。

四、血液病

在遇到牙龈有广泛的自动出血，量多或不易止住时，应考虑有无全身因素，并及时作血液学检查和到内科诊治。较常见引起牙龈和口腔黏膜出血的血液病，如急性白血病、血友病、血小板减少性紫癜、再生障碍性贫血、粒细胞减少症等。

五、肿瘤

有些生长在牙龈上的肿瘤，如血管瘤、血管瘤型牙龈瘤、早期牙龈癌等也较易出血。其他较少见的，如发生在牙龈上的网织细胞肉瘤，早期常以牙龈出血为主诉，临床上很容易误诊为牙龈炎。有些转移瘤，如绒毛膜上皮癌等，也可引起牙龈大出血。

六、某些全身疾病

如肝硬化、脾功能亢进、肾炎后期、系统性红斑狼疮等，由于凝血功能低下或严重贫血，均可能出现牙龈出血症状。伤寒的前驱症状有时有鼻出血和牙龈出血。在应用某些抗凝血药物或非甾体类抗炎药，如水杨酸、肝素等治疗冠心病和血栓时，易有出血倾向。苯中毒时也可有牙龈被动出血或自动出血。

第三节　牙齿松动

正常情况下，牙齿只有极轻微的生理性动度。这种动度几乎不可觉察，且随不同牙位和一天内的不同时间而变动。一般在晨起时动度最大，这是因为夜间睡眠时，牙齿无𬌗接触，略从牙槽窝内挺出所致。醒后，由于咀嚼和吞咽时的𬌗接触将牙齿略压入牙槽窝内，致使牙齿的动度渐减小。这种24小时内动度的变化，在牙周健康的牙齿不甚明显，而在有𬌗习惯，如磨牙症、紧咬牙者较明显。妇女在月经期和妊娠期内牙齿的生理动度也增加。牙根吸收接近替牙期的乳牙也表现牙齿松动。引起牙齿病理性松动的主要原因如下。

一、牙周炎

是使牙齿松动乃至脱落的最主要疾病。牙周袋的形成以及长期存在的慢性炎症，使牙槽骨吸收，结缔组织附着不断丧失，继而使牙齿逐渐松动、移位，终致脱落。

二、𬌗创伤

牙周炎导致支持组织的破坏和牙齿移位，形成继发性𬌗创伤，使牙齿更加松动。单纯的(原发性)𬌗创伤，也可引起牙槽嵴顶的垂直吸收和牙周膜增宽，临床上出现牙齿松动。这种松动在𬌗创伤除去后，可以恢复正常。正畸治疗过程中，受力的牙槽骨发生吸收和改建，此时牙齿松动度明显增大，并发生移位；停止加力后，牙齿即可恢复稳固。

三、牙外伤

最多见于前牙。根据撞击力的大小，使牙齿发生松动或折断。折断发生在牙冠时，牙齿一般不松动；根部折断时，常出现松动，折断部位越近牙颈部，则牙齿松动越重，预后也差。有的医师企图用橡皮圈不恰当地消除初萌的上颌恒中切牙之间的间隙，常使橡皮圈渐渐滑入龈缘以下，造成深牙周袋和牙槽骨吸收，牙齿极度松动和疼痛。患儿和家长常误以为橡皮圈已脱落，实际它已深陷入牙龈内，应仔细搜寻并取出橡皮圈。此种病例疗效一般均差，常导致拔牙。

四、根尖周炎

急性根尖周炎时，牙齿突然松动，有伸长感，不敢对𬌗，叩痛(++)～(+++)。至牙槽脓肿阶段，根尖部和龈颊沟红肿、波动。这种主要由龋齿等引起的牙髓和根尖感染，在急性期过后，牙多能恢复稳固。

慢性根尖周炎，在根尖病变范围较小时，一般牙不太松动。当根尖病变较大或向根侧发展，破坏较多的牙周膜时，牙可出现松动。一般无明显自觉症状，仅有咬合不适感或反复肿胀史，有的根尖部可有瘘管。牙髓无活力。根尖病变的范围和性质可用 X 线检查来确诊。

五、颌骨骨髓炎

成人的颌骨骨髓炎多是继牙源性感染而发生，多见于下颌骨。急性期全身中毒症状明显，如高热、寒战、头痛，白细胞增至 $(10～20)×10^3/L$ 等。局部表现为广泛的蜂窝织炎。患侧下唇麻木，多个牙齿迅速松动，且有叩痛。这是由于牙周膜及周围骨髓腔内的炎症浸润。一旦颌骨内的化脓病变经口腔黏膜或面部皮肤破溃，或经手术切开、拔牙而得到引流，则病程转入亚急性或慢性期。除病源牙必须拔除外，邻近的松动牙常能恢复稳固。

六、颌骨内肿物

颌骨内的良性肿物或囊肿由于缓慢生长，压迫牙齿移位或牙根吸收，致使牙齿逐渐松动。恶性肿瘤则使颌骨广泛破坏，在短时间内即可使多个牙齿松动、移位。较常见的，如上颌窦癌，多在早期出现上颌数个磨牙松动和疼痛。若此时轻易拔牙，则可见拔牙窝内有多量软组织，短期内肿瘤即由拔牙窝中长出，似菜花状。所以，在无牙周病且无明显炎症的情况下，若有一或数个牙齿异常松动者，应提高警惕，进行 X 线检查，以便早期发现颌骨中的肿物。

七、其他

有些牙龈疾病伴有轻度的边缘性牙周膜炎时，也可出现轻度的牙齿松动，如坏死性龈炎、维生素 C 缺乏、龈乳头炎等。但松动程度较轻，治愈后牙齿多能恢复稳固。发生于颌骨的组织细胞增生症 X，为原因不明的、累及单核-吞噬细胞系统的、以组织细胞增生为主要病理学表现的疾病。当发生于颌骨时，可沿牙槽突破坏骨质，牙龈呈不规则的肉芽样增生，牙齿松动并疼痛，拔牙后伤口往往愈合不良。X 线表现为溶骨性病变，牙槽骨破坏，病变区牙齿呈现"漂浮征"。本病多见于 10 岁以内的男童，好发于下颌骨。其他一些全身疾患，如 Down 综合征、Papillon-Lefevre 综合征等的患儿，常有严重的牙周炎症和破坏，造成牙齿松动、脱落。牙周手术后的短期内，术区牙齿也会松动，数周内会恢复原来动度。

第四节　口臭

口臭是指口腔呼出气体中的令人不快的气味，是某些口腔、鼻咽部和全身性疾病的一个较常见症状，可以由多方面因素引起。

一、生理因素

晨起时常出现短时的口臭，刷牙后即可消除。可由某些食物(蒜、洋葱等)和饮料(酒精性)经过代谢后产生一些臭味物质经肺从口腔呼出所引起。某些全身应用的药物也可引起口臭，如亚硝酸戊脂、硝酸异山梨酯等。

二、病理因素

(一)口腔疾病

口腔呼出气体中的挥发性硫化物(volatile sulfur com-pounds，VSCs)可导致口臭，其中90%的成分为甲基硫醇(CH_3SH)和硫化氢(H_2S)。临床上最常见的口臭原因是舌苔和牙周病变处的主要致病菌，如牙龈卟啉单胞菌、齿垢密螺旋体、福赛坦菌和中间普氏菌等的代谢产物。此外，牙周袋内的脓液和坏死组织、舌苔内潴留的食物残屑、脱落上皮细胞等也可引起口臭。在没有牙周炎的患者，舌苔则是口臭的主要来源，尤其与舌背的后 1/3 处舌苔的厚度和面积有关。用牙刷刷舌背或用刮舌板清除舌苔可显著减轻或消除口臭。

软垢、嵌塞于牙间隙和龋洞内的食物发酵腐败，也会引起口臭。有些坏死性病变，如坏死性溃疡性龈(口)炎、嗜伊红肉芽肿、恶性肉芽肿和癌瘤等，拔牙创的感染(干槽症)等，都有极显著的腐败性臭味。

如果经过治疗彻底消除了口腔局部因素，口臭仍不消失，则应寻找其他部位的疾病。

(二)鼻咽部疾病

慢性咽(喉)炎、化脓性上颌窦炎、萎缩性鼻炎、小儿鼻内异物、滤泡性扁桃体炎等均能发出臭味。

(三)消化道、呼吸道及其他全身性疾病

如消化不良、肝硬化、支气管扩张继发肺部感染、肺脓肿、先天性气管食管瘘等。糖尿病患者口中可有烂苹果气味，严重肾衰竭者口中可有氨味或尿味。此外，某些金属(如铅、汞)和有机物中毒时，可有异常气味。

(四)神经和精神异常

有些患者自觉口臭而实际并没有口臭，是存在心理性疾患，如口臭恐惧症等，或者由于某些神经疾患导致嗅觉或味觉障碍而产生。

用鼻闻法、仪器测量法(气相色谱仪、Halimeter、Diamond Probe 等)可直接检测口臭程度和挥发性硫化物的水平。

第五节　面部疼痛

面部疼痛是口腔科常见的症状，不少患者因此而就诊。有的诊断及治疗都较容易，有的相当困难。不论是何种疼痛，都必须查清引起的原因。由牙齿引起的疼痛，查出病因是较为容易的，已见前述；但牵扯性痛(referredpain)和投射性痛(projected pain)的原因，却很难发现。颞下颌关节紊乱病引起的疼痛也常引致诊断进入迷途，因为他们很类似一些其他问题引起的疼痛。

诊断困难的另一因素，是患者对疼痛的叙述。这种叙述常是不准确的，但又与诊断有关联。患者对疼痛的反应决定于两种因素，一是患者的痛阈；一是患者对疼痛的敏感性。两者在每一患者都不相同，例如后者就会因患者的全身健康状态的变化及其他暂时性因素而时时

改变。

所谓的投射性痛，是指疼痛传导途径的某一部位受到刺激，疼痛可能在此神经的周缘分布区发生。颅内肿瘤引起的面部疼痛即是一例。这类病变可能压迫三叉神经传导的中枢部分而引起其周缘支分布区的疼痛。

投射性痛必须与牵扯性痛鉴别。所谓的牵扯性痛是疼痛发生部位与致痛部位远离的疼痛。在口腔科领域内，牵扯性痛最常见的例子可能是下牙病变引起的上牙疼痛。疼痛的冲动发生于有病变的牙齿，如果用局部麻醉方法阻断其传导，牵扯性痛即不发生。即是说，阻断三叉神经的下颌支，可以解除三叉神经上颌支分布区的疼痛。这也是诊断疑有牵扯性痛的一种有效方法。

投射性痛的发生机制是很清楚的，但牵扯性痛却仍不十分清楚。提出过从有病部位传导的冲动有"传导交叉"而引起中枢"误解"的看法，但争议仍大。

面部和口腔组织的感觉神经为三叉神经、舌咽神经和颈丛的分支。三叉神经的各分支分布明确，少有重叠现象。但三叉神经和颈丛皮肤支之间，常有重叠分布。三叉、面和舌咽神经，以及由自主神经系统而来的分支，特别是与血管有关的交感神经之间，有复杂的彼此交通。交感神经对传送深部的冲动有一定作用，并已证明刺激上颈交感神经节可以引起这一类疼痛。面深部结构的疼痛冲动也可由面神经的本体感受纤维传导。但对这些传导途径在临床上的意义，争论颇大。

与口腔有关的结构非常复杂，其神经之间的联系也颇为复杂。口腔组织及其深部，绝大多数为三叉神经分布。虽然其表面分布相当明确而少重叠，但对其深部的情况了解甚少。故诊断错误是难免的。

可以把面部疼痛大致分为4种类型。

（1）由口腔、面部及紧密有关部分的可查出病变引起的疼痛例如：牙痛、上颌窦炎引起的疼痛，颞下颌关节紊乱病引起的疼痛等。

（2）原因不明的面部疼痛包括三叉神经痛，所谓的非典型性面痛等。

（3）由于感觉传导途径中的病变投射到面部的疼痛，即投射痛例：肿瘤压迫三叉神经而引起的继发性神经痛是一例子，尽管罕见。偏头痛也可列为此类，因其为颅内血管变化引起。

（4）由身体其他部引起的面部疼痛，即牵扯性痛例如：心绞痛可引起左下颌部的疼痛。

这种分类法仅是为诊断方便而作的，实际上，严格区分有时是很困难的。

对疼痛的客观诊断是极为困难的，因为疼痛本身不能产生可查出的体征，需依靠患者的描述。而患者的描述又受患者的个人因素影响，如患者对疼痛的经验、敏感性，文化程度等。疼痛的程度无法用客观的方法检测，故对疼痛的反应是"正常的"或"异常的"，也无法区别。

对疼痛的诊断应分两步进行。首先应除外由于牙齿及其支持组织，以及与其紧密相关组织的病变所引起的疼痛，例如：由上颌窦或颞下颌关节紊乱病所引起的。如果全面而仔细的检查不能发现异常，才能考虑其他的可能性。

诊断时，应注意仔细询问病史，包括起病快慢、发作持续时间、有无间歇期、疼痛部位、疼痛性质、疼痛发作时间、疼痛程度、伴随症状，诱发、加重及缓解因素，家族史等。应进行全面、仔细的体格检查及神经系统检查，并根据需要作实验室检查。

一、神经痛

可以将神经痛看作是局限于一个感觉神经分布区的疼痛，其性质是阵发性的和严重的。神经痛有不少分类，但最重要的是应将其分为原发性的和继发性的。原发性神经痛指的是有疼痛而查不到引起原因者，但并不意味没有病理性改变，也许是直到目前还未发现而已。这种神经痛中最常见的是三叉神经痛，舌咽神经痛也不少见。

(一) 三叉神经痛

由于其疼痛的特殊性，三叉神经痛的研究已有多年历史，但至今对其本质仍不明了。虽然疼痛通常是一症状而非疾病，但由于缺乏其他有关症状及对病因的基础知识，现只能认为疼痛是疾病本身。

三叉神经痛多发生于中老年，女性较多。疼痛几乎都发生于一侧，限于三叉神经之一支，以后可能扩展至二支或全部三支。疼痛剧烈，刀刺样，开始持续时间很短，几秒钟即消失，以后逐渐增加，延续数分钟甚至数十分钟。有"扳机点"存在是此病的特点之一。在两次发作之间，可以无痛或仅有钝痛感觉。可有自然缓解期，数周或数月不等，然永久缓解极罕见。

在疾病的初发期，疼痛的特点不明显，此时患者常认为是牙痛，而所指出有疼痛的牙却为健康牙；有时常误诊而拔除该牙。拔除后疼痛依然存在，患者又指疼痛来源于邻牙而要求拔除。对此情况应加以注意，进行全面检查并考虑三叉神经痛的可能性。

相反，其他问题，如未萌出的牙等，可以引起类似三叉神经痛的症状。检查如发现这一类可能性，应加以处理。

此病多发生于 40 岁以后，如为 40 岁以下者，应作仔细的神经学检查，以除外其他的可能性，如多发性硬化等。

有人主张，卡马西平(痛痉宁，Tegretol，carbamazepine)本身不是止痛药，但对三叉神经痛有特异性疗效，可以用对此药的疗效反应作为诊断的方法之一。

(二) 舌咽神经痛

舌咽神经痛的情况与三叉神经痛颇相似，但远较其少见。疼痛的性质相似，单侧，发生于口咽部，有时可放射至耳部。吞咽可引起疼痛发作。也可有"扳机点"存在。用表面麻醉喷于此区能解除疼痛发生。卡马西平亦可用以辅助诊断。

二、继发性神经痛

面部和头部疼痛可以是很多颅内和颅外病变的症状之一。面部疼痛可由于肿瘤压迫或浸润三叉神经节或其周缘支而产生。原发性或继发性颅内肿瘤、鼻咽部肿瘤、动脉瘤、脑上皮样囊肿等，是文献报道中最常引起面部疼痛的病变；颅脑损伤后所遗留的病变也是引起面部疼痛的原因之一：疼痛多不是仅有的症状，但可能最早发生。如有侵犯其他脑神经症状，以及有麻木或感觉异常的存在，应立即想到继发性神经痛的可能性。

畸形性骨炎(佩吉特病，Paget 病)如累及颅底，可使卵圆孔狭窄而压迫三叉神经，产生疼痛症状；疼痛也可由于整个颅骨的畸形，使三叉神经感觉根在越过岩部时受压而产生。疼痛常似三叉神经痛，但多有其他症状，如听神经受压而发生的耳聋、颈椎改变而引起的颈丛感觉神经分布区的疼痛等。

上颌或颧骨骨折遗留的眶下孔周围的创伤后纤维化，也可压迫神经而发生疼痛。

　　继发性神经痛在与原发性者鉴别时，关键在于可以查出引起的原因，故仔细而全面的检查是必须的。

三、带状疱疹后神经痛

　　面部带状疱疹发生前、中或后，均可有疼痛。开始时，可能为发病部位严重的烧灼样痛，以后出现水疱。带状疱疹的疼痛相当剧烈。病后，受累神经可出现瘢痕，引起神经痛样疼痛，持续时间长，严重，对治疗反应差。老年人患带状疱疹者特别易出现疱疹后神经痛，并有感觉过敏或感觉异常症状。

四、偏头痛

　　偏头痛或偏头痛样神经痛(丛集性头痛)有时也就诊于口腔门诊。偏头痛基本上发生于头部，但有时也影响面部，通常是上颌部，故在鉴别诊断时应注意其可能性。

　　典型的偏头痛在发作前(先兆期或颅内动脉收缩期)可有幻觉(如见闪光或某种颜色)，或眩晕、心烦意乱、感觉异常、颜面变色等，症状与脑缺血有关，历时 10～30 分钟或几小时。随即出现疼痛发作，由于动脉扩张引起搏动性头痛，常伴有恶心、呕吐、面色苍白、畏光等自主神经症状。疼痛持续 2～3 小时，患者入睡，醒后疼痛消失。故睡眠能缓解偏头痛。麦角胺能缓解发作。

　　还有一种类似偏头痛的所谓急性偏头痛性神经痛，其病因似偏头痛，患者多为更年期的男性。疼痛为阵发性，通常持续 30 分钟，发作之间间歇时间不等。疼痛多位于眼后，扩延至上颌及颞部。患侧有流泪、结膜充血、鼻黏膜充血及流涕。常在夜间发作(三叉神经痛则少有在夜间发作者)。疼痛的发作为一连串的密集头痛发作，往往集中于一周内，随后有间歇期，达数周至数年，故又名丛集性头痛。

　　少见的梅-罗(Melkersson-Rosenthal)综合征也可有偏头痛样疼痛。患者有唇部肿胀，有时伴有一过性或复发性面神经衰弱现象和颞部疼痛。有的患者舌有深裂，颊黏膜有肉芽肿样病变，似克罗恩(Crohn)病。

　　以上诸病均对治疗偏头痛的药物反应良好。

五、非典型性面痛

　　非典型性面痛一词用以描述一种少见的疼痛情况，疼痛的分布无解剖规律可循，疼痛的性质不清，找不到与病理改变有关的证据。疼痛多为双侧，分布广泛，患者可描述疼痛从面部的某一部分放射至身体他部。疼痛多被描述为严重的连续性钝痛。

　　有的患者有明显的精神性因素，对治疗的反应差，有的甚至越治情况越坏。

　　本病有多种类型，Mumford 将其分为三类。第一类为由于诊断技术问题而未完全了解的情况；第二类为将情况扩大的患者，这些患者对其面部和口腔有超过通常应有的特别注意。这些患者显得有些特殊并易被激惹，但仍属正常范围。他们常从一个医师转到另一个，以试图得到一个满意的诊断；第三类患者的症状，从生理学上或解剖学上都不能解释，但很易被认为有精神方面的因素。这类患者的疼痛部位常广泛，疼痛的主诉稀奇古怪。

　　对这一类疾病，首先应作仔细而全面的检查，以除外可能引起疼痛的病变。

六、由肌肉紊乱而引起的疼痛

疼痛由肌肉的病理性改变或功能紊乱引起,包括一组疾病,在文献中相当紊乱,但至少有六种:①肌炎;②肌痉挛;③肌筋膜疼痛综合征;④纤维肌痛;⑤肌挛缩;⑥由结缔组织病引起的肌痛。

肌痉挛是肌肉突然的不随意的收缩,伴随疼痛及运动障碍。疼痛常持续数分钟至数日,运动逐渐恢复,疼痛亦渐轻。引起的原因常为过去较弱的肌肉发生过度伸张或收缩,或正常肌肉的急性过度使用。由于姿势关系而产生的肌疲劳或衰弱、肌筋膜疼痛综合征、保护有关的创伤、慢性(长期)使用等,均是发病的诱因。当肌肉随意收缩时,如举重、进食、拔第三磨牙、打呵欠等,肌痉挛皆可发生。如成为慢性,可能产生纤维化或瘢痕,引起肌挛缩。

肌炎是整个肌肉的急性炎症,症状为疼痛、对压痛极敏感、肿胀、运动障碍并疼痛。如未治疗,可使肌肉产生骨化。血沉加快。表面皮肤可肿胀及充血。引起肌炎的原因为局部感染、创伤、蜂窝织炎、对肌肉本身或其邻近的激惹等。肌肉持续过度负荷也是引起原因之一。

肌痉挛时,以低浓度(0.5%)普鲁卡因注射于局部可以缓解;但在肌炎时,任何注射皆不能耐受,且无益,应注意。

纤维肌痛罕见,为一综合征,又名肌筋膜炎或肌纤维炎,特征与肌筋膜疼痛综合征基本相同。但本病可发生于身体各负重肌肉,而后者发生于局部,如颌骨、颈部或下腰部。故本病的压痛点在身体各部均有。

结缔组织病,如红斑狼疮、硬皮病、舍格伦(Sjogren)综合征、动脉炎、类风湿关节炎等,也可累及肌肉而产生疼痛。特征为肌肉或关节滑膜有慢性炎症、压痛及疼痛。通过临床及实验室检查,诊断应不困难。

肌筋膜疼痛综合征(myofascia pain syndrome,MRS),又名肌筋膜痛、肌筋膜疼痛功能紊乱综合征等,是最常见的慢性肌痛,其诊断标准有以下几点。

(1)骨骼肌、肌腱或韧带有呈硬条状的压痛区,即扳机点。

(2)疼痛自扳机点牵涉至他处,发生牵扯痛的部位相当恒定,见表1-1。

表 1-1 肌筋膜扳机点及面部疼痛部位

疼痛部位	扳机点位置	疼痛部位	扳机点位置
颞下颌关节	咬肌深部	额部	胸锁乳突肌
	颞肌中部	牙龈	咬肌浅部
	颞肌深部		翼内肌
	颞肌外侧部	上切牙	颞肌前部
	翼内肌	上尖牙	颞肌中部
	二腹肌	上前磨牙	颞肌中部
耳部	咬肌深部		咬肌浅部
	翼外肌	上磨牙	颞肌后部
	胸锁乳突肌	下磨牙	斜方肌
颌骨部	咬肌浅部		胸锁乳突肌
	斜方肌	下切牙	咬肌浅部

	二腹肌		二腹肌前部
	翼内肌	口腔、舌、硬腭	翼内肌
颊部	胸锁乳突肌		二腹肌
	咬肌浅部	上颌窦	翼外肌

(3)刺激活动的扳机点所产生的牵扯性痛可反复引出。所谓活动的扳机点是指该区对触诊高度敏感并引起牵扯性痛。潜在性扳机点一词则用以指该区亦敏感，但刺激时不产生牵扯性痛。

对 MPS 的争论甚多，上述可作为在鉴别诊断时的参考。

七、炎症性疼痛

包括窦腔炎症，牙髓炎，根尖炎，各种间隙感染等。其中上颌窦炎疼痛部位主要在上颌部。因分泌物于夜间积滞，故疼痛在晨起时较重。起床后分泌物排出，疼痛缓解。弯腰低头时由于压力改变，可加重疼痛；抬头时好转。上颌窦前壁处有压痛，有流涕、鼻塞等症状，上颌窦穿刺可吸出脓液。

八、颈椎病

颈椎病可以直接引起头及面部疼痛，但更常见的是引起肌肉的紊乱而产生直接的疼痛或牵扯性痛。

颈椎病包括椎间盘、椎体骨关节及韧带等的疾患。常可产生头痛，有时为其唯一表现。头痛多在枕颈部，有时扩散至额部及颞部，或影响两侧，或在一侧。多为钝痛。疲劳、紧张、看书、颈部活动等使之加重。肩臂部疼痛、麻木、活动受限、X 线片所见等有助于诊断。

九、颌骨疼痛

骨膜有丰富的感觉神经，对压力、张力等机械性刺激敏感，可产生相当剧烈的疼痛。颌骨疼痛与面部疼痛甚易混淆，在鉴别诊断时应注意。

引起颌骨疼痛的原因很多，炎症，如急性化脓性骨髓炎、骨膜炎等。

颌骨的一些骨病在临床上亦有骨痛表现，其较常见者有甲状旁腺功能亢进、老年性骨质疏松、骨质软化、畸形性骨炎、骨髓瘤等。其他的骨病及骨肿瘤在压迫或浸润神经，或侵及骨膜时，也可引起疼痛。

十、灼性神经痛

头颈部的灼性神经痛少见，引起烧灼样痛并有感觉过敏。病因为创伤，包括手术创伤，可能成为非典型性面部疼痛的原因之一。曾有文献报道发生于多种面部创伤之后，包括拔除阻生第三磨牙、枪弹伤及头部创伤。临床特征为烧灼样疼痛，部位弥散而不局限；该部皮肤在压迫或轻触时发生疼痛(感觉过敏)，或有感觉异常；冷、热、运动及情绪激动可使疼痛产生或加剧；皮肤可有局部发热、红肿或发冷、发绀等表现，为血管舒缩障碍引起。活动、咀嚼、咬合关系失调、打呵欠等引起及加剧疼痛；松弛可缓解疼痛。

在诊断上，以局部麻醉药封闭星状神经节如能解除疼痛，则诊断可以成立。

十一、癌性疼痛

癌症疼痛的全面流行病学调查尚少报道。Foley 等（1979 年）报道不同部位癌痛发生率，口腔癌占 80%，居全身癌痛发生率第二位。北京大学口腔医院调查了 208 例延误诊治的口腔癌患者，因忽视疼痛的占 27%，仅次于因溃疡延误的。其原理是癌浸润增长可压迫或累及面部的血管、淋巴管和神经，造成局部缺血、缺氧，物质代谢产物积蓄，相应组织内致痛物质增加，刺激感觉神经末梢而致疼痛，尤其舌根癌常常会牵涉到半侧头部剧烈疼痛。

第六节　腮腺区肿大

引起腮腺区肿大的原因很多，可以是腮腺本身的疾病，也可以是全身性疾病的局部体征，也可以是非腮腺的组织（如咬肌）的疾病。腮腺区肿大相当常见，应对其做出准确诊断。

从病因上，可以将腮腺区肿大分为 5 种。

(1)炎症性腮腺肿大其中又可分为感染性及非感染性二类。

(2)腮腺区肿瘤及类肿瘤病变。

(3)症状性腮腺肿大。

(4)自身免疫病引起的腮腺肿大。

(5)其他原因引起的腮腺肿大。

诊断时，应根据完整的病史与临床特点，结合患者的具体情况进行各种检查，例如腮腺造影、唾液流量检查、唾液化学分析、放射性核素扫描、活组织检查、实验室检查、超声波检查等。

腮腺区肿大最常见的原因是腮腺的肿大，故首先应确定是否腮腺肿大。在正常情况下，腮腺区稍呈凹陷，因腮腺所处位置较深，在扪诊时不能触到腺体。腮腺肿大的早期表现，是腮腺区下颌升支后缘后方的凹陷变浅或消失，如再进一步肿大，则耳垂附近区向外隆起，位于咬肌浅层部的腮腺浅叶亦肿大。颜面浮肿的患者在侧卧后，下垂位的面颊部肿胀，腮腺区亦肿起，应加以鉴别。此种患者在改变体位后，肿胀即发生改变或消失。

以下分别简述鉴别诊断。

一、流行性腮腺炎

为病毒性感染，常流行于春季，4 月及 5 月为高峰。以 6～10 岁儿童为主，2 岁以前少见，有时亦发生于成人。病后终身免疫。患者有发热、乏力等全身症状。腮腺肿大先表现于一侧，4～5 日后可累及对侧，约 2/3 患者有双侧腮腺肿大。有的患者可发生下颌下腺及舌下腺肿大。腮腺区饱满隆起，表面皮肤紧张发亮，但不潮红，有压痛。腮腺导管开口处稍有水肿及发红，挤压腮腺可见清亮的分泌液。血常规白细胞计数正常或偏低。病程约 1 周。

二、急性化脓性腮腺炎

常为金黄色葡萄球菌引起，常发生于腹部较大外科手术后；也可为伤寒、斑疹伤寒、猩红热等的并发症；也见于未得控制的糖尿病、脑血管意外、尿毒症等。主要诱因为机体抵抗力低下、口腔卫生不良、摄入过少而致涎液分泌不足等,细菌经导管口逆行感染腮腺。

主要症状为患侧耳前下突然发生剧烈疼痛,后即出现肿胀,局部皮肤发热、发红,并呈硬结性浸润,触痛明显。腮腺导管口显著红肿,早期无唾液或分泌物,当腮腺内有脓肿形成时,在管口有脓栓。患者有高热、白细胞计数升高。腮腺内脓肿有时可穿透腮腺筋膜,向外耳道、颌后凹等处破溃。

三、慢性化脓性腮腺炎

早期无明显症状,多因急性发作或反复发作肿胀而就诊。发作时腮腺肿胀并有轻微肿痛、触痛,导管口轻微红肿,压迫腺体有"雪花状"唾液流出,有时为脓性分泌物。造影表现为导管系统部分扩张、部分狭窄而似腊肠状;梢部分张呈葡萄状。

四、腮腺区淋巴结炎

又称假性腮腺炎,是腮腺包膜下或腺实质内淋巴结的炎症。发病慢,病情轻,开始为局限性肿块,以后渐肿大,压痛。腮腺无分泌障碍,导管口无脓。

五、腮腺结核

一般为腮腺内淋巴结发生结核性感染,肿大破溃后累及腺实质。常见部位是耳屏前及耳垂后下,以肿块形式出现,多有清楚界限,活动。有的有时大时小的炎症发作史,有的肿块中心变软并有波动。如病变局限于淋巴结,腮腺造影表现为导管移位及占位性改变;如已累及腺实质,可见导管中断,出现碘油池,似恶性肿瘤。术前诊断有时困难,常需依赖活组织检查。

六、腮腺区放线菌病

常罹患部位为下颌角及升支部软组织以及附近颈部。肿块,极硬,与周围组织无清晰界限,无痛。晚期皮肤发红或暗紫色,脓肿形成后破溃,形成窦道,并此起彼伏,形成多个窦道。脓液中可发现"硫磺颗粒"。如咬肌受侵则有开口困难。根据症状及活组织检查(有时需作多次)可确诊。腮腺本身罹患者极罕见。

七、过敏性腮腺炎

有腮腺反复肿胀史。发作突然,消失亦快。血常规检查有嗜酸性粒细胞增多。用抗过敏药或激素可缓解症状。患者常有其他过敏史。由于与一般炎症不同,也被称为过敏性腮腺肿大。

药物(如含碘造影剂)可引起本病,多在造影侧发生。含汞药物,如胍乙啶、保泰松、长春新碱等,也可引起。腮腺及其他唾液腺可同时出现急性肿胀、疼痛与压痛。

八、腮腺区良性肿瘤

以腮腺多形性腺瘤最常见。多为生长多年的结节性中等硬度的肿块。造影表现为导管被推移位。此外,血管畸形(海绵状血管瘤)、神经纤维瘤、腺淋巴瘤等亦可见到。

九、腮腺区囊肿

腮腺本身的囊肿罕见。有时可见到第一鳃裂囊肿和第二鳃裂囊肿。前者位于腮腺区上部,与外耳道相接连；后者常位于腮腺区下部，下颌角和胸锁乳突肌之间。此等囊肿易破裂而形成窦道。

十、腮腺恶性肿瘤

腮腺本身的恶性肿瘤不少见，各有其特点，如遇生长较快的肿块，与皮肤及周围组织粘连，有局部神经症状，如疼痛、胀痛，或有面神经部分受侵症状；造影显示导管系统中断和缺损，或出现碘油池。均应考虑恶性肿瘤。

全身性恶性肿瘤，如白血病、霍奇金病等，亦可引起腮腺肿大，但罕见。

十一、嗜酸性粒细胞增多性淋巴肉芽肿

为良性慢性腮腺区肿块，可时大时小。肿区皮肤瘙痒而粗糙，末期血象嗜酸性粒细胞增多，有时可伴有全身浅层淋巴结肿大。

十二、症状性腮腺肿大

多见于慢性消耗性疾病，如营养不良、肝硬化、慢性酒精中毒、糖尿病等，有时见于妊娠期及哺乳期。腮腺呈弥散性均匀肿大，质软，左右对称，一般无症状，唾液分泌正常。随全身情况的好转，肿大的腮腺可恢复正常。

十三、单纯性腮腺肿大

多发生在青春期男性，亦称青春期腮腺肿大。多为身体健康、营养良好者。可能为生长发育期间某种营养成分或内分泌的需要量增大造成营养相对缺乏，而引起腮腺代偿性肿大。肿大多为暂时的，少数则因肿大时间过久而不能消退。

另外，肥胖者或肥胖病者因脂肪堆积，亦可形成腮腺肿大。

十四、舍格伦(Sjogren)综合征

舍格伦综合征主要有三大症状，即口干、眼干及结缔组织病(最常为类风湿关节炎)。如无结缔组织病存在，则被称为干燥综合征。约有 1/3 的患者有腮腺肿大，或表现为弥散性肿大，或呈肿块样肿大。根据临床表现、腮腺流量检查、唇腺活检、腮腺造影、放射性核素扫描、实验室检查等的发现，诊断应无困难。

十五、咬肌良性肥大

可发生于单侧或双侧，原因不明。单侧咬肌肥大可能与偏侧咀嚼有关。无明显症状，患者主诉颜面不对称。检查时可发现整个咬肌增大，下颌角及升支(咬肌附着处)亦增大。患者咬紧牙齿时，咬肌明显可见，其下方部分突出，似一软组织肿块。

十六、咬肌下间隙感染

典型的咬肌下间隙感染常以下颌角稍上为肿胀中心，患者多有牙痛史，特别是阻生第三磨牙冠周炎史。有咬肌区的炎性浸润，严重的开口困难等。腮腺分泌正常。

十七、黑福特(Heerfordr)综合征

或称眼色素层炎，是以眼色素层炎、腮腺肿胀、发热、脑神经(特别是面神经)麻痹为特点的一组症状。一般认为是结节病的一个类型。结节病是一种慢性肉芽肿型疾病，如急性发

作，并同时在眼和腮腺发生，称之为黑福特综合征，其发生率约占结节病的3%～5%。

多见于年轻人，约65%在30岁以下。眼都症状，如虹膜炎或眼色素层炎，常发生于腮腺肿大之前，单眼或双眼先后或同时发生并反复发作，久之可致失明。患者可有长期低热。有单侧或双侧腮腺肿大，较硬，结节状，无痛。肿胀病变从不形成化脓灶，可消散，亦可持续数年。可有严重口干。面神经麻痹多在眼病及腮腺症状后数日至6个月出现。其他神经，如喉返神经、舌咽神经、展神经等的麻痹症状，亦偶有发现。

第二章 口腔疾病的预防与保健

第一节 口腔卫生状况与口腔保健措施的分级

将患者口腔卫生状况和治疗方法在临床上进行明确的分级，能增进临床口腔医师和患者之间的交流，增进临床口腔医师和卫生政策制订者之间的交流，便于评价服务区域居民口腔保健规划。世界卫生组织推荐的口腔卫生状况分级系统，包括恢复健康所需的相应口腔保健措施，简称 SI 指数(Thestates and intervention index)。这种措施是一种从 0～-0.9 的分级表(表2-1)，其中。表示不需要任何口腔保健措施，-0.9 则为口腔保健的最高限度。关于后者，应注意除这种口腔卫生以外所需的保健措施，就是口腔外科与保健范畴以外的事了。

表 2-1 用 SI 指数表示口腔卫生状况和措施的分级

分级等级	口腔卫生状况	口腔保健措施类型一
0	口腔卫生完好	不需任何措施
-0.0	不明	定期检查
-0.1	有菌斑、牙龈出血	经口腔医师指导后进行自我口腔保健
-0.2	早期(可逆性)龋齿，牙结石，色素	牙齿保健(如刮治术，涂氟)
-0.3	错位美容缺陷，牙颌畸形	正畸保健，稀齿拉紧，位置端正
-0.4	牙支持组织疾病，牙周袋，牙松动	牙根面洁治、磨光，处理牙周袋，恢复牙稳固
-0.5	龋齿、牙釉质与牙本质腐蚀	充填龋洞，修补牙冠
-0.6	牙髓及髓质疾患	治疗牙髓
-0.7	牙龋坏无法修复	口腔组织的手术治疗：拔牙，去除口腔病灶，修复损伤
-0.8	1～3 个牙齿连续缺失需要修复和改善美观，咀嚼	恒牙置换，粘接牙冠或嵌入牙冠
-0.9	牙齿脱落所剩无几或完全无牙	局部或全口托牙装配

分级表内一方面负数绝对值越大，表示口腔卫生状况越差；另一方面所需口腔保健措施也就越复杂。再者，措施越来越复杂时，花费也随之增长。治疗失败与治疗错误的危险也随之增加。治疗时和治疗后的疼痛与不适感也会增加。在设计此指数过程中，所有这些因素都已考虑在内。

口腔卫生状况分级为患者口腔卫生状况诊断分级提供了基础，而表示诊断的数字系统，也可用来保存流行病学记录。既然每一级口腔卫生状况都有一套相应的疗法，那么 SI 指数也可用来划分在不同 SI 指数情况下所需要的设备和器械。

SI 指数的另一好处是，与适当的口腔组织模型一起来表示口腔疾病和防治结果时，可以用做口腔健康教育和健康促进的简单工具。这样的教育可使人们作出正确决定，选择究竟需要哪一种口腔保健措施。这一措施在发展中国家居民中特别需要，因为那里口腔保健机构和资源经常是有限的。

一、口腔健康状况调查的设计与实施

口腔健康调查(oral health survey)是口腔预防医学研究的基本方法。口腔健康调查在口腔预防医学中应用广泛,它描述人群口腔疾病的分布情况、发生情况、传播方式、流行强度,用于评价口腔卫生干预措施的效果等。21 世纪是预防医学的世纪,口腔健康调查的作用更为广泛。

口腔健康调查的主要作用有:

(1)对人群中口腔卫生状况的分布及其发展趋势进行测量。

(2)对某些重要因素,包括生物学、社会、经济、文化等因素对口腔健康的影响作出评价。

(3)探索存在的口腔卫生问题及对策、方法。

(4)对口腔卫生服务设施的利用情况及其发展趋势进行评估及测量。

(5)评价有关口腔卫生政策及干预措施实施后的效果。

(一)口腔健康调查设计

口腔健康调查必须注意口腔疾病本身的特点,进行样本和调查方法的设计,应特别考虑到两种主要的口腔疾病——龋病和牙周疾病的特点:①疾病与年龄有密切关系;②龋病的破坏是不可逆的,疾患现状不仅代表现有龋患数量也包括了既往病史;③随着患病率上升,疾病的严重程度相应增加;④这些口腔常见疾病存在于全部人群,差别只在于患病率与严重程度;⑤大量证据表明,不同社会经济和环境条件的人群龋病的发病是有差别的;⑥标准检查包括对每个受检对象作多方面的检查。

1.调查设计

为了达到预期的调查目的,在进行调查以前必须要有周密和全面的调查设计,使调查结果充分显示其科学性和可靠性。为了使世界各国和地区的口腔健康调查的资料具有统计学的可比性,必须采用全球统一的调查标准和方法,世界卫生组织特别重视基本的口腔健康调查方法。1971 年出版了《口腔健康调查的基本方法》(Oral Health SurveysBasic Methods)手册,以后又不断修订,于 1978 年、1987 年、1997 年分别出版了第二、三、四版。

2.调查目的

调查的目的是根据防治工作的需要来确定的,通过调查指标具体化,也是选择调查指标的依据。调查者必须回答以下 5 个问题:①要调查什么?②调查结果作什么用?③说明什么问题?④采用什么方式调查?⑤为什么采用这种方式?

调查目的的选择将决定调查的方法和内容,同时也决定调查的项目和对象以及指数的选择。口腔健康调查可有很多不同的目的,如为了制定预防规划及措施,进行一般的调查,了解当地龋病牙周病患病情况;为了了解某种口腔疾病发病率偏高的原因;对特定人群的口腔健康状况及有关因素开展调查等。

一般来讲,口腔健康调查的目的不外乎为了解口腔保健及医疗的问题,对现状进行了解为以后确定对策收集基本的资料;为了解影响医疗及保健的环境及因素收集资料;对口腔医疗保健活动进行评价,对开展的项目、措施的效果做出判断。

制定口腔健康调查计划前,应有明确的目的,应当根据口腔疾病防治工作的实际需要来

确定调查研究的目的。目的不同则调查的内容、方法、对象和范围也就不同，例如，了解某地区 12 岁儿童的龋齿患病率，调查对象为某地区小学六年级的学生，不属于这一范围者不调查。

（二）调查对象与方法

调研人群是依据调查目的进行选择的，一旦明确调查目的即决定了调查对象。如全国第二次口腔流行病学调查，调查对象以集体常年居住的城、乡居民为主，幼儿园、学校、工厂、机关单位、自然村和敬老院等。调查对象的年龄为：6 岁、12 岁、15 岁、18 岁、35～44 岁、65～74 岁。其中 12 岁及 15 岁需为当地出生及成长者，凡由外地迁入或出生后在外地生活一段时间后再转回者不作为调查对象。

调查的目的确定以后，就要根据人力、物力选择最合适的调查方法，根据调查范围的不同可分为：

1.试点调查（pilot survey）

在进行大规模的正式调查以前，所进行的小型调查，通过试点调查可初步了解群体患病的变异情况，发现其他尚未列入的调查项目，试点调查还可以使参加调查者的人员统一标准，取得调查经验。WHO 推荐先对有代表性的 1～2 个年龄人群进行调查，首选 12 岁组，以获得少量的参考资料。

2.捷径调查（pathfinder survey）

世界卫生组织为制定口腔卫生工作计划而推荐的一种调查方法，其目的是为在较短时间内了解某群体口腔健康状况，并估计在该群体中开展口腔保健工作所需的人力、物力。由于这种方法通常只检查有代表性的指定年龄组的人群（5 岁、12 岁、15 岁、35～44 岁、65～74 岁），所以节省时间和人力。

3.抽样调查（Sampling survey）

是由于人力、物力和时间限制而经常采用的调查方法，抽样调查是根据随机化的原则从总体中抽取一定数量的观察单位进行调查，用以估计总体的情况，抽样的方式有单纯随机抽样（Simple Random Sampling）、系统抽样（Systematic Sampling），分层抽样（Stratified Sampling）、整群抽样（Cluster Sampling）、多级抽样（Multistage Sampling）也称阶段抽样等。整群抽样、单纯随机抽样、分层抽样等可先后交叉重复使用。我国第二和第三次口腔健康流行病学调查就采用这种方法。

口腔流行病学调查方法很多，在实际工作中，往往应根据不同情况结合应用，灵活掌握。例如把机械抽样同分层抽样结合等。

（三）样本大小

样本大小（sample size）与调查研究所要求的精密度有关，精密度要求愈高样本量就愈大。精密度确定之后，必须估计某种口腔疾病在群体中的变异程度，换句话说，是否患病情况与群体均值之间存在差别。如与群体平均值的变异程度愈大，在同一精密度的情况下，需要的样量本也就愈大。如果不知道人群龋病患病情况，有必要在调查开始之前对疾病的患病情况进行了解和估计。一个直接和有效估计人群中龋患状况的方法是把人群划分为有、无龋病。例如，可以在预计龋病患病状况可能存在明显差别，但又便于检查的 2～3 个当地学校中，检查不同经济状况 2～3 个班的学生。当无龋学生人数比例大于 20%，其患龋率是低的，如果 5%～20% 儿童无龋，患龋率为中等；如果无龋儿童的比例小于 5%，则认为患龋率高。这种患龋率高低的估计可用于决定调查的样本数量，指导完成调查计划及样本设计表的填写。

（四）调查指标与项目

调查指标是根据调查目的而确定。一个理想的口腔健康调查指标，应符合下列标准：能客观地反映疾病情况，能从数量差异反映疾病的各阶段，易于掌握和应用，简单易行，适用于大面积调查，重复性好，能进行统计学处理等。调查人群中不同疾病的患病情况应使用不同的指标。

调查项目是根据调查目的所要求预期分析指标而定，调查项目要求精选，主要项目不能遗漏，要采用统一名词术语。

分析项目为预期分析指标整理统计时所必需的原始资料，例如调查在学校学生的患龋率、龋均等预期分析指标，调查表就必须有"性别"、"年龄"、"各牙位患龋"等项目供统计分析的直接原始资料。包括龋病情况和治疗需要、牙周疾病情况、颞颌关节情况、口腔黏膜损害、牙釉质混浊/牙釉质发育不全、氟牙症情况、口腔卫生状况、口腔义齿情况、牙颌异常、急需处理的情况等。

备考项目为确保分析项目填写完整、正确，便于检查，补充和更正而设备考项目，通常不直接用于分析，例如姓名、学校名称、班级、单位等。备考项目有助于明确调查对象和复查，调查者的签名和调查日期有助于查询与明确责任。

（五）调查表格与标准

检查表及其所列项目都必须使用标准代号，否则调查资料就难以进入计算机标准程序进行统计，从而无法完成资料的整理和总结工作。即使调查表中某些项目的资料不予收集或记录，某些项目不适合于所检查的人群，代号亦须保持不变。

表格的设计为便于以后计算机进行处理，各格旁边均有记录代号的说明。每格都编有一识别符号（圆括号内的小数字），该代号代表计算机程序上的一个位置。为了减少错误，所有进入计算机的数字必须填写清楚，有的数字常易混淆，如 1 和 7、2 和 4、6 和 0，为了避免混淆和保证统计结果准确，数字应按下列方式以印刷体书写：

1 2 3 4 5 6 7 8 9 0

采用字母作代号时，例如记录乳牙检查结果，必须用大写字母如下：

A B C D E

关于表格内牙位标记，国际上均采用 1970 年国际牙科联盟（international dental federation，简写 FDI）所提出的二位数标记法，第一位数字说明牙齿所在分区，第二位数字表示牙齿在牙列中的位置。

在确定某一牙齿的位置时，建议首先读象限的代号，然后读代表牙位的数字，如右上侧第二切牙读"1、2"，不读"12"；左下第三磨牙读"3、8"不读"38"。

即采用表格形式把调查项目有顺序地排列供调查者使用，附世界卫生组织 1997 年制定的口腔健康调查供参考。

二、调查步骤

进行一次口腔健康调查，通常分 3 个阶段进行，准备阶段、实施阶段和资料审核阶段。

（一）准备阶段

调查前应确定调查的实施计划，包括调查的协调、统一的调查标准、调查器材准备等。

1.调查的协调

调查计划拟定后就应与有关卫生行政机构取得联系，得到他们的同意和支持后，再进一步与被调查者的单位联系取得同意，向被调查者说明调查意义与目的，以及具体调查计划，以便得到他们支持与配合，使调查工作能顺利进行。

2.标准一致性试验

统一调查标准。在口腔检查中，口腔医师对口腔疾病的临床症状的结果、诊断等，在医疗水平、仪器设备、检查手段等其他因素基本相同的情况下，仍可能出现判断的不一致。口腔健康检查结果出现差异主要有两个原因：一是龋病、牙周病早期病损极小，临床难以诊断，甚至疾病发展到相当程度也可能漏诊或误诊；二是生理和心理因素如疲劳、研究兴趣、决断能力、视力、触觉等都可在不同程度上，甚至经常地影响检查者的判断力。

防止口腔医师出现判断的不一致的方法是：口腔疾病的诊断标准要明确；调查前要认真培训，对于诊断标准要统一认识；进行调查前要做标准一致性试验(calibration)。实际工作中由于重复观察造成的判断不一致很难避免，只能采取措施控制在最低限度，同时应当选用适当的统计方法评价其判断的一致性的程度。

临床试验研究中把重复观察的一致性分为：同一口腔医师对同一患者进行两次以上观察做出判断的一致性(intraobserver agreement)和两个或多个口腔医师对同一对象进行观察作出判断的一致性(interobserver agreement)。尽管检查者之间评价个体的口腔状况可能存在差异，但在评价群体的状况时，则应接近一致。在进行流行病学调查前对参加检查的人员进行训练，使他们的临床诊断达到一致，这点非常重要。

检查方法的标准化和一致性的目的是保证对进行观察与记录的各种疾病及状况有一致的解释、认识和统一的检查方法；保证每个检查者均按统一标准进行检查；使检查者之间的差异减少到最低限度。

调查前必须对调查者进行培训，使调查者检查标准一致，以达到统一认识、统一标准、统一方法。然后作标准一致性试验，不合格者不能参与调查。

只要可能，应聘请有经验的流行病学专家进行培训指导，并在校准试验中作为统一标准的参照，以确保标准一致。培训工作一般需要两天，再加上两天作为一致性试验的时间，根据训练检查者的数量和调查所采用的指标数量，也可能需要额外的时间，最好在训练和校准之间安排几天的间隔时间，使检查者有时间吸收、理解调查指标的知识和实践调查的方法。

当只有一个检查者而得不到有经验专家指导时，他应该首先进行练习，选取一组包括各种复杂口腔疾病的10个患者进行检查。然后该检查者应确定当他采用这些诊断标准，连续2天内，对大约20人的同一组疾病检查两次所得到的一致性。这些患者应经过预选，应包括在主要调查中将会遇到的全部病种，通过比较两次检查结果，就能估计出检查者诊断错误的程度和性质。如果差错大，则应进一步复习对标准的解释，再进行校准练习，直到检查中达到满意的一致性。一般认为一致性应达到85%～90%。

组织检查者进行调查时，对每个检查者本身(检查者本人的重复性)和检查者之间的差别(检查者之间的一致性重复性)都必须进行评价。如缺乏经过训练的可靠的检查者作为参照，每个都应检查相同的 20 名或 20 名以上患者，然后比较结果。发现有较大差异性，应重新检查，通过讨论找出诊断差异。一组检查者采用共同标准达到适当的一致性是非常重要的。如果某些检查者不按要求作检查和记录，并坚持不改正，则应将其从调查组调离。对可能参加检查工作的人来说，在校准试验工作开始前应该懂得，取得标准化检查结果的能力并不一定反映他们的临床水平。

除非所有检查者应用一致标准进行检查，否则就不能客观地反映不同地区、不同人群的患病状况及严重程度，甚至做出错误的估计。由于检查者之间总是存在差异，因此在实际调查中，建议全部检查者都应按相同的比例检查样本中每一主要人群组。

3.复查

在长期连续的检查过程中，检查者掌握诊断标准可能发生改变。为了检测和改正，以减少这一倾向，推荐进行复查。为此目的建议每一个检查者在主要调查中复查 5%～10%（不少于 25 人）的儿童。要尽可能使检查者不知道他是在作复查，否则会影响复查的进行和质量。大规模的调查最好在调查开始（如标准一致性试验时），调查中途和结束时都安排复查。多数检查者参加调查时，应指定一名有经验的流行病学家在整个调查过程中作为检查标准的参照者。标准者参照者至少应对由某一检查者检查的 25 个调查对象进行复查。

4.调查器材准备

调查前应将所需的器械准备好，调查过程中应有人专门负责消毒，除所用材料为高压消毒外，其检查器械的消毒，建议在 2%戊二醛溶液中浸泡 30 分钟，然后以消毒蒸馏水或盐水洗后备用。

调查所用的器械及用品应轻便，一般需要下列器械及用品：平面口镜、镊子、盛消毒溶液的容器、洗手盆（一盆盛清水，一盆盛肥皂水）、擦手纸及肥皂、棉球（去除牙面食物残渣用）、调查表、复写纸、硬的书写板及夹子、削尖的铅笔、橡皮擦和记录指南及检查标准。

5.感染控制

在调查过程中检查者有责任保证适当的感染控制。当训练检查者时，应强调正确使用口镜和探针完成全部口腔检查而不可使用手指接触口腔组织以避免交叉感染。

推荐使用一次性口罩和手套，戴保护眼镜。每个检查者应有足够的器械以保证其余的检查器械按照消毒液生产厂家的建议时间浸泡。在消毒前对器械的清洗和干燥也十分重要。感染控制和废物的抛弃也应遵循目前国家规定的有关条例、要求和标准。

6.检查用光

整个调查中尽量使用一致的光源，如果调查的地点都有电，最好使用蓝-白色光的轻便检查灯。使用一般的人工光源（黄红色）则较自然光和正确的人工光源难以发现口腔组织的炎症和改变。如果使用人工光源，检查中都一致使用人工光源。如果检查的地区没有电，则全部都应在自然光下检查。

（二）实施阶段

在作好调查前准备工作，确定调查点之后，即开始进入调查工作实施阶段。

为使调查工作有条不紊地进行，提高工作效率，现场的布置也很重要。现场环境要安静、光源要充足，检查与记录人员对面就座，以便记录者听清楚检查者的指令代号，一般要求用印刷体标记，字体要清楚。安排好检查场所的出入口，尽量减少受检者等候的时间。

调查负责人应掌握全部过程，深入到各调查点了解进展情况，发现问题及时解决，切忌埋头于检查工作而忘了自己的组织管理责任，调查负责人还应把每日的情况作重点摘要的记录，如检查的时间、地点、人数、发现的特殊情况等，这些情况有助于调查资料分析，当每个调查点结束时，还要组织调查员把调查记录仔细检查一遍，发现问题，及时解决。

（三）审核阶段

调查后，应将所得数据及早进行严格核对，坚决剔除一些不完整、不可靠的数据，审核的主要要求是：调查表格中前后相关的事项，必须有合理的一致性，填写的标准和记录符号应统一，表格中所列的项目应全部填写。资料审核应与调查同时进行，边调查边审核。或在调查后立即进行，若有误漏，应及时弥补。忽略这方面的工作将会带来不必要的错误，降低调查结果的完整性和正确性。

三、数据整理和统计

调查工作结束以后，按原设计要求将原始数据按照标准的计算程序进行整理，在无条件使用计算机的地区，可采用手工整理计数方法进行，以便于作数据的整理。

（一）数据整理

把调查数据按一定的标志分组，正确的设计分组才能显示出数据的内部规律性，分组合理与否直接影响结果的分析判断，合理分组就是坚持在同质的原则下，用明确的指标将全部调查数据，按设计好的整理表进行归纳，便可获得所需要的基本数据，供统计分析用。例如龋病的分组一般按年龄、性别、地区、民族等，通过这样的分组方法所整理出来的数据就能反映该地区龋病流行的规律。分组设计取决于调查目的、数据性质和样本含量的大小，分组的标准要明确具体、易于区分。

世界卫生组织对龋病和牙周病流行病调查提出了以下标准年龄分组：19岁前可按单个年龄或选择年龄分组，如选择6岁、9岁、12岁、15岁、17岁岁分组。以后每5岁和每10岁再行分组，每5岁一组，即20岁～、25岁～、30岁每10岁一组，即35岁～、45～、55岁～以及65岁以上组。

分组整理也要随时审核数据有无错误。审核数据包括逻辑检查和计算检查，逻辑检查是从数据的相互关系中检查是否合乎逻辑，有无矛盾，计算检查是检查各数字相加是否符合总计，检查无误才能进行统计分析。

（二）数据统计分析

在口腔健康调查中，往往采用抽样研究的方法，而抽样研究就不可避免会产生抽样误差。调查数据的统计就是运用统计方法对调查结果进一步计算，按照相应指标，进行分析对比，辨别其患病率差异是否显著，各种调查数据结果相关性如何，从而掌握口腔疾病流行的规律，阐明人群中的口腔健康状况，为开展口腔保健工作打下基础，可使用电子计算机进行统计分析。

在我国，随着电子计算机的逐渐普及，计算机技术在统计分析的运用已开始受到了越来越广泛的重视，已经成为数据统计分析不可缺少的精确而有效的工具。计算机整理可以借助各种软件，如 Foxbase、FoxPro、dBaseⅢ等数据库软件，如 Spss、ASA、Excel、Epi info 等应用软件对于口腔健康调查的数据进行统计非常有用。在使用计算机对数据进行统计分析的过程中,一些统计软件不仅能将统计结果快速地运算出来,而且能以统计表与统计图的形式显示出来。这就有利于对调查数据的分析和调查结果的形成。同时,也正因为计算机的使用,口腔健康调查从设计到数据的收集和整理的整个过程中,对规范性的要求也就更为严格。

在正式使用计算机对数据进行统计分析之前,必须学会统计软件的使用方法。使用计算机对数据进行统计分析一般需要专门的统计软件。简单的统计软件也可以自己进行设计。

第一步,用计算机进行数据处理,是在计算机进入统计程序的数据输入准备状态以后,将调查中收集到的原始数据输入计算机,输入的内容只能是各种数据的数字代码。

第二步,将各种原始数据的代号存贮在数据文件中的准备位置(输入计算机)。

第三步,对这些文字符号所代表的变量加以明确说明,将对所有主要变量的解释输入计算机。

第四步,指出遗漏或无效资料的数字代码,并输入计算机。

第五步,计算机执行各种统计指令。从而获得精确的统计分析资料。这方面可参阅有关医学卫生统计书籍。

(三)偏倚的预防和控制

口腔流行病学的研究对象是人群,而人群生活在社会中、具有变异性,这就使得临床口腔流行病学的临床试验比实验室实验难度更大。目前已经证实,在口腔医学临床试验中影响结果真实性的误差有两种,一种是误差,另一种是偏倚。

1.误差(error)

临床试验中把试验中的原始数据与真实值之差,样本的统计量与相应参数之差统称为误差。误差的分类有多种,粗略地可以分为非随机误差和随机误差两大类。随机误差(random error)是在抽样调查过程中产生的,是抽样研究中固有的,由于机遇所造成,不能避免,它的产生是有一定规律的,可测量其大小,并能通过抽样设计和扩大样本来加以控制。非随机误差可以分为非系统误差和系统误差两种,非系统误差是在试验过程中研究者由于偶然的失误造成的误差,假若它们的值是恒定不变的,或者是遵循着一定的规律变化则称为系统误差。

2.偏倚(bias)

是指在临床试验中,由于某些非试验因素的干扰所形成的系统误差歪曲了处理因素的真实效果。偏倚与误差有着密切的关系,实际上它是一种系统误差,尽管大小不一定恒定,其方向是恒定的,造成检查结果与实际情况不符。在临床试验设计和研究过程中,存在许多非试验因素,研究者事前并不知道,因而偏倚只能进行控制而不可能完全避免。

偏倚存在于整个口腔医学临床试验过程中,来源复杂,表现多样。从阅读文献到设计阶段,从科研实施到资料整理分析,均应注意偏倚的预防和处理。要取得研究的成功,达到预期的目的,都必须做好临床试验设计,了解临床试验中偏倚的来源,预防和控制临床试验中偏倚的发生。

(1)选择性偏倚:样本人群的选择方法错误时,研究对象的代表性很差,使研究结果与总体人群患病情况之间有误差,这种由于纳入研究对象的方法不正确而产生的偏倚称为选择性偏倚(selection bias)。例如选人试验组和对照组的病例的病情、年龄、性别差异悬殊,影响到两组最后的试验结果。纳入标准和排除标准规定的不明确或不正确都可能产生选择性偏倚。

以口腔医院患者作为研究对象时，其样本构成与人群中同样的病种在患病率、研究因素的发生率方面可能是不同的。这是因为在不同规模、不同层次的口腔医院中，由于其服务对象与服务地区的不同，患者来源不一致；研究者倾向于收治自己专长领域的病例，而其他病例得不到同等程度的重视；患者的就诊情况受到经济条件、地理条件的限制而千差万别。因此，通过口腔医院病例样本得出的研究结论不能代表总体的真实情况。以志愿者为研究对象时，由于其合作程度，或较差的工作生活条件而与非志愿者构成明显差别。从电话簿随机挑选的人群往往只能代表一定的社会经济层次，而不能代表总体。因某种疾病需频繁就医者，可能诱导口腔医师发现该病与其他因素的虚假联系。

研究者本人可能有意识地选择自己喜好的文献，文献中也可能只发表了有利于作者假说的结果。这样，在临床试验设计时除了研究者设想的结果外，其他结果将被忽视。预防这种偏倚的方法是在临床试验设计前全面复习文献。

失诊偏倚又称无应答偏倚(unresponsive bias)，无应答偏倚实际就是漏查。在随机抽样时，属于样本人群中的受检查者，由于主观或客观原因未能接受检查，如未接受检查的人数超过抽样人数的30%，结果就可能出现偏倚。防止的办法是在调查前做好组织工作，对受检者做好宣传工作，努力改善调查方式，使受检者积极配合。

(2)测量性偏倚：在试验过程中对研究对象进行观察或测量而造成的偏倚称为测量性偏倚(information bias)。主要来自4个方面。

1)因检查器械等造成的偏倚：在龋病、牙周疾病流行病学研究中，各指数的应用是基于临床检查。因此，检查器械不规范，现场工作条件差，如光线不足等，都可造成系统误差。如检查龋病和牙周病时，按WHO要求使用牙周探针与使用临床探针，结果就会不同。不同仪器测出的变量范围、均值可能不同，随机误差的分布不同。除了在实验初期应对之校准以外，在整个研究过程中还要有规律地、反复对所使用的仪器设备进行再校准，弄清其测量误差及使用特点。因此，研究者应该对观察者及其所使用的仪器设备，定期记录，以便发现偏倚时准确查找，做出必要的修正。

2)因沾染和干扰引起的偏倚：沾染(contamination)即对照组的患者接受试验组的处理措施，提高了对照组的有效率，其结果是造成了试验组和对照组之间差异缩小的假象。干扰(interference)则是指试验组从试验外接受了对试验因素有效的药物或措施(非处理措施)，提高了试验组的有效率，其结果是扩大了试验组和对照组之间的差异。前者缩小了两组的差别，后者则扩大了两组的差别，但都不是真正由于治疗方案造成的差别。预防这种偏倚的方法，仍应从严格执行盲法入手，并严格执行设计方案的规定。

3)因调查对象引起的偏倚：在询问疾病的既往史和危险因素时，调查对象常常因时间久远，难以回忆而回答不正确，这种偏倚称回忆偏倚(recall bias)。有时调查对象对询问的问题不愿意真实回答，使结果产生误差，这种偏倚称报告偏倚(reporting bias)。如在调查个人收入情况时，常常得不到真实的回答。调查口腔卫生习惯，没有刷牙习惯的人有时要隐瞒，使记录不属实。防止的办法是设计中尽量避免被调查者回忆很久以前的事，并作好动员解除顾虑。

4)因检查和诊断结果的不一致引起的偏倚：由于口腔医师造成的检查结果误差，为检查偏倚(examiner bias)。口腔医师偏倚有两种：一是口腔医师之间偏倚(interexaminer bias)，这是由于调查队伍中数名临床口腔医师，当他们对同 1 名受检者做口腔检查时，由于标准掌握不一致，导致结果有误差；二是口腔医师本身偏倚(intra examiner bias)，是由 1 名口腔医师给 1 名患者(或健康者)做口腔检查时，前后 2 次检查结果不一致造成的。

因此，研究者应该了解这些不同的口腔医师，设计严格的操作或测量程序，有规律地对口腔医师进行复查，以保证所有口腔医师均按规定进行观察和测量。

防止口腔医师偏倚的方法是：口腔疾病的诊断标准要明确；调查前要认真培训，对于诊断标准要统一认识；调查前要做标准一致性试验(calibration)。

(3)混杂性偏倚：在分析性或试验性研究中，研究者试图确定某种因素对结局的作用。由于某些非试验因素与试验因素同时并存的作用影响到观察的结果，造成混杂因素的偏倚，简称混杂性偏倚(confounding bias)，这种非试验因素称为混杂因素。在口腔医学临床试验中，要获得尽可能相似的两个或多个组进行比较，有时是非常困难的。用可能引起混杂的因素进行配对可减少或控制偏倚，但仍可能有未知的重要变量存在。减少这种未知变量造成偏倚的重要手段之一是真正做到随机。随机可用于试验因子的分配、试验对象的筛选，也可用来减少顺序效应，即受试者随机地分配为先接受一种处理，再接受另一种处理。通过将试验组与对照组配对，或通过分析时的分层，可控制混杂。但应注意在配对和分层时，只能用混杂因素作为控制因素。在某些情况下，为了节约样本含量、节省试验时间等种种原因，研究者可以保留少数偏倚事前未加控制，待统计分析时再作处理。

在研究过程中各种偏倚往往是同时在起作用，表现为混杂因素的干扰，设计时应当采用多种措施进行综合处理。另外，即便是十分完善的临床试验设计，也很难保证研究结果丝毫不受偏倚的影响，因此在做出试验结论时，应当持审慎态度而不能绝对化。

预防和控制偏倚是任何一个口腔医师都必须面对的严肃课题。随机、对照、盲法与足够的样本量是主要的预防和控制偏倚的手段。对口腔医师进行训练，对观察用仪器设备反复校准，正确应用医学统计学方法也是非常重要的。对偏倚的认识和防止也是一个不断深化的过程，对控制偏倚的策略的探讨和交流将有助于提高口腔医学临床试验水平。

第二节　菌斑控制

牙菌斑是引起口腔两大感染性疾病的一龋病，牙周病的始动因子，没有牙菌斑就没有龋病，牙周病。有效控制菌斑是早期防治的关键。要达到菌斑控制的目的，必须了解牙面的不洁状态，掌握菌斑的临床评估方法，评价菌斑控制程度，才能彻底去除菌斑以及准确评价菌斑控制的效果。

一、菌斑显示

口腔卫生与菌斑清除密切相关，漱口、刷牙后可用菌斑染色剂来显示残余菌斑。根据菌斑残余的程度来检测漱口、刷牙的效果。牙面附着的菌斑较薄，颜色与牙齿相似，不用菌斑显示剂染色难以发现。在有效控制菌斑的基本操作方法中，除了刷牙和牙间隙的清洁方法外，菌斑显示剂的应用也包含在内。

菌斑染色液主要是用于指导刷牙方法和评价患者口腔清洁的效果。牙菌斑虽然能用探针等擦过牙面来判断，但对微量附着的菌斑却很容易被忽略，使用菌斑染色液可使微量的菌斑染色而被显示出来，从而使患者达到自我教育，自动使用清洁工具以提高菌斑控制的质量。菌斑显示常用于口腔医师在指导患者口腔卫生时；或作为患者为维护良好口腔卫生时应用。例如患者第一次就诊经过菌斑染色并计算出百分率以后，可让患者亲自观察沉积的菌斑，以后通过医师和患者共同的努力，每次复诊都要复查并记录在案，然后可逐渐观察菌斑控制记录的百分率升降变化，并可让患者亲眼看到菌斑减少后，牙周症状的改善情况，而树立信心。为了有效地控制菌斑，只有在口腔医师和患者的共同努力下才可能实现。

(一)菌斑显示剂的种类、组成及特点

菌斑的主要成分是微生物及其代谢产物所形成的有机质，这些有机质具有染色的功能。菌斑显示剂，通常按外用药物来对待，从保健的角度出发也应确保人体的安全。理想的菌斑显示剂应具备如下要求：菌斑着色容易、色调鲜明，染色度强，与口腔组织的颜色容易区别。在自然条件下容易脱色；无异味；对面部组织和衣物不染色；对口腔黏膜无刺激性、无致癌性；有防腐性或杀菌性。

在室内光线或无阳光的情况下，菌斑被染出的颜色，能与牙齿和口腔软组织的颜色有明显区别；根据菌斑的形成过程，微生物的含量及其代谢活性，能够显示不同的颜色。目前，常应用的菌斑显示剂的性质，均未能完全达到上述要求。使用目前一些常用菌斑显示剂有利于口腔疾病防治工作的开展。为便于选择，必须对它的特征、适应证及使用方法应有了解。

(二)常用菌斑显示剂

1.Skinnetfe 染色剂

结晶碘(iodine crystals)3.3g，碘化钾(potassium iodine)1g，磺化锌(zinc iodide)1g，蒸馏水 16mL，甘油 16mL 配制而成。

染色性非常好，呈墨黑色，在短期内可自然脱色。但是对黏膜刺激性强，具有特殊的不适味道，同时染色性较差近来应用较少，目前应用碱性品红者较多。

2.Skinnet 氏染色剂

结晶碘 3.3g，碘化钾 1g，碘化锌 1g，甘油 16mL，蒸馏水 16mL。或：碘化钾 1.6g，结晶碘 1.6g，水 13.4mL，甘油加至 30.0mL。

染色性欠佳，带黄褐色染色，极短时间内可脱色。对黏膜刺激强，有不快味道。

3.0.5%碱性品红液

碱性品红 15g，酒精 100mL，蒸馏水 1000mL，加热至 60～70℃溶解。

染色性很好，呈紫红色，浓染，染色 1 小时后也不容易脱色。但是对黏膜刺激强，有不适味道。

4.市售菌斑显示剂产品，包括藻红片

染色性：较好，淡红染色，缓慢自然脱色。味欠佳，几乎无刺激。双染色菌斑染色液染色性较好，陈旧菌斑染成蓝色，新菌斑染成红色，自然脱色，有不适感，几乎无刺激。

5.荧光菌斑染色剂

成分主要为荧光素钠，在特殊蓝色光线照射下菌斑显出黄色，日光下不显色。

(三)显示剂的使用方法

菌斑显示剂的类型有液剂和片剂之分。使用液剂时，可用棉球涂布，或稀释后含漱染色。

使用片剂时，在口内嚼碎与唾液充分混匀，用舌涂布于牙面，反复活动30秒。显示剂在使用前需漱口，用药后再漱口或冲洗，无菌斑附着部位的染色被洗掉，有菌斑附着的区域则呈现一定染色。在使用中，个别人可能对显示剂中某些成分有过敏反应，故使用前注意询问过敏史。

二、机械性措施

刷牙或使用牙线、牙签、洁治等机械方法是去除牙菌斑、清洁牙、保持口腔卫生的重要措施。一般漱口大多是利用水在口内流动的冲击力去除滞留的食物残屑，能暂时减少口腔微生物的数量，使口腔保持清新，但漱口的力量不足以去除菌斑。

（一）刷牙

刷牙是每个人日常的自我口腔保健措施，是机械去除菌斑和软垢最常用的有效方法。刷牙还能起到按摩牙龈、增进牙龈组织的血液循环、促进龈上皮角化的作用，从而提高牙龈对有害刺激因子的抵抗力，增强牙周组织的防御能力，维护牙龈健康。很多研究提示，每天坚持正确方法刷牙，可减少龈炎的发生。国内有实验表明，儿童在停止刷牙后7天即发生了龈炎，说明刷牙是预防牙周病的有效口腔卫生措施。刷牙虽然是维护口腔卫生的有效方法，但有报道单纯的刷牙平均只能清除50%左右的菌斑，难以消除邻面菌斑。因此，除了刷牙外，还需要采用一些特殊的牙间清洁器，如牙线、牙签、牙间刷等去除牙间隙的菌斑。

（二）牙线

牙线可用棉、麻、丝、尼龙或涤纶制成，不宜过粗或太细。有含蜡或不含蜡，也有含香料或含氟牙线。含蜡牙线一般用来去除牙间隙的食物残渣和软垢，但不容易去净菌斑。不含蜡牙线上有细小纤维与牙面接触，有利于去除牙菌斑。也有研究表明，含蜡和不含蜡牙线在去除菌斑方面没有显著性差异。牙周病患者使用牙线之前，应首先进行龈上洁治和根面平整，如邻面充填体有悬突存在应磨光，使之与牙齿的解剖外形一致，以免钩住牙线使牙线磨损而容易拉断。牙线的使用方法如下：取一段长20～25cm的牙线，将线的两端合拢打结形成一个线圈。或取一段30～40cm长的牙线，将其两端各绕在左右手的中指上。清洁右上后牙时，用右手拇指及左手食指掌面绷紧牙线，然后将牙线通过接触点，拇指在牙的颊侧协助将面颊牵开。清洁左上后牙时转为左手拇指及右手食指执线，方法同上。清洁所有下牙时可由两手食指执线，将牙线轻轻通过接触点。两指间牙线长度为1～1.5cm。牙线通过接触点，手指轻轻加力，使牙线到达接触点以下的牙面并进入龈沟底以清洁龈沟区。应注意不要用力过大以免损伤牙周组织。如果接触点较紧不容易通过，可牵动牙线在接触点以上做水平向拉锯式动作，逐渐通过接触点。将牙线贴紧牙颈部牙面并包绕牙面，使牙线与牙面接触面积较大，然后上下牵动，刮除邻面菌斑及软垢。每一个牙面要上下剔刮4～6次，直至牙面清洁为止。再以上述同样的方法进行另一个牙面的清洁。依上法进入相邻牙间隙逐个将全口牙齿的邻面菌斑彻底刮除。注意勿遗漏最后一个牙的远中面，且每处理完一个区段的牙后，以清水漱口，漱去被刮下的菌斑。如果手指执线不便，可用持线柄（floss holder）固定牙线后，通过接触点，清洁邻面。

（三）牙签

在牙龈乳头退缩或牙周治疗后牙间隙增大时，可用牙签来清洁邻面和根分叉区。常用的牙签有木质和塑料的。木质牙签要有足够的硬度和韧性，避免折断；表面要光滑，没有毛刺，以免刺伤牙龈；横断面以扁圆形或三角形为佳。塑料牙签则根据牙间隙和龈乳头的解剖形态，设计成匕首形，尖端和刀口圆钝且薄，易于进入牙间隙。

使用方法时将牙签以45°角进入牙间隙，牙签尖端指向殆面，侧面紧贴邻面牙颈部，向殆方剔起或做颊舌向穿刺动作，清除邻面菌斑和嵌塞的食物，磨光牙面，然后漱口。

使用中要注意勿将牙签压入健康的牙龈乳头区，以免形成人为的牙间隙。使用牙签时动作要轻，以防损伤龈乳头或刺伤龈沟底，破坏上皮附着。

（四）牙间刷及橡胶按摩器

牙间刷适用于龈乳头丧失的邻间区，以及暴露的根分叉区和排列不整齐的牙邻面。特别是对去除颈部和根面上附着的菌斑比牙线和牙签更有效，使用起来比牙线方便。牙间刷分刷毛和持柄两部分。刷毛插在持柄上，可经常更换。持柄、刷毛形状大小不等，刷毛有瓶刷式和锥形的单撮毛式。橡胶按摩器由锥体橡胶及金属或塑料柄构成，或将锥体形橡胶装置在牙刷柄的末端则使用更加方便。橡胶按摩器的主要作用是按摩牙龈，增强血液循环和上皮组织的角化程度，同时可通过橡胶的机械作用去除邻面颈部的牙菌斑，以维护牙周组织的健康使用时将橡胶末端置入牙间隙按摩牙龈组织，并去除龈沟及邻面菌斑。

（五）龈上洁治术和根面平整术

属于由专业人员进行操作的非手术治疗范畴。由专业人员用机械方法帮助去除菌斑、白垢、牙石等局部刺激因子，恢复牙周组织健康。

三、药物及化学方法

在机械性方法控制菌斑的基础上，配合药物可有效地控制菌斑，达到预防和治疗牙周病的目的。药物必须依靠一些载体，如含漱剂、牙膏、口香糖、牙周袋冲洗液、缓释装置等才能被传递到牙周局部，起到控制菌斑的作用。

作为控制菌斑的药物应具有以下特点：

（1）能杀灭菌斑微生物或防止其生长繁殖，对特异性致病菌有效。

（2）性质稳定，不受口腔和菌斑中其他成分的影响。

（3）快速杀灭微生物，不引起细菌的耐药性。

（4）对口腔组织和全身均无有害副作用或副作用少，不引起机体的变态反应。

下面介绍几种常用的控制菌斑药物。

（一）氯己定

氯己定又称洗必泰（hibitane），化学名称为双氯苯双胍己烷，系二价阳离子表面活性剂，常以葡萄糖酸洗必泰（chlorhexidine gluconate）的形式使用。

洗必泰抗菌斑的作用机制是：

（1）减少了唾液中能吸附到牙面上的细菌数：洗必泰吸附到细菌表面，与细菌细胞壁的阴离子作用，增加了细胞壁的通透性，从而使洗必泰容易进入细胞内，使胞浆沉淀而杀灭细菌，因此吸附到牙面上的细菌数减少。

（2）洗必泰与唾液酸性糖蛋白的酸性基团结合，从而封闭唾液糖蛋白的酸性基团，使唾液糖蛋白对牙面的吸附能力减弱，抑制获得性膜和菌斑的形成。

（3）洗必泰与牙面釉质结合，覆盖了牙面，因而阻碍了唾液细菌对牙面的吸附。

（4）洗必泰与 Ca^{2+} 竞争，而取代 Ca^{2+} 与唾液中凝集细菌的酸性凝集因子作用，并使之沉淀，从而改变了菌斑细菌的内聚力，抑制了细菌的聚积和对牙面的吸附。

洗必泰主要用于局部含漱，涂擦和冲洗，也可用含洗必泰的凝胶或牙膏刷牙以及用洗必泰涂料封闭窝沟。

洗必泰能较好地抑制龈上菌斑形成和控制龈炎。使用 0.12%或 0.2%洗必泰液含漱，每天 2 次，每次 10mL，每次 1 分钟，可抑制菌斑形成达 45%～61%，龈炎可减少 27%～67%。

洗必泰的副作用表现在：

（1）使牙、修复体或舌背上发生染色，特别是树脂类修复体的周围和牙面龈 1/3 处，呈棕黄色；染色沉积在牙表面，不透入牙内，可通过打磨、刷牙或其他机械方法去除。

（2）洗必泰味苦，必须在其中加入调味剂。

（3）对口腔黏膜有轻度的刺激作用。很多实验表明洗必泰对人和动物毒性很低，口腔局部使用是安全的。除了抗菌斑与龈炎外，还可用于口内手术之后，用于预防根面解及作为龈下冲洗剂。与氟化亚锡一起使用时，应在用洗必泰液含漱后 0.5～1 小时再用氟化物，以防止作用相互抵消。

（二）甲硝唑

甲硝唑（metronidazole）又称为灭滴灵，属抗厌氧菌感染药，属抗厌氧菌感染药，对牙周病致病菌有明显的抑制和杀灭作用。它是一种有效地控制菌斑的药物，当甲硝唑含漱液在口腔中浓度达 0.025mg%时，即能抑制牙周常见厌氧菌，当达到 3.125mg%时，放线菌也被抑制。每日含漱灭滴灵 2～3 次，对防治龈炎、牙龈出血、口臭、牙周炎均有良好效果，还对口腔滴虫阿米巴原虫感染有抑制作用，且对口腔黏膜无刺激反应。此外，甲硝唑的缓释药物或控释系统也已研制成功，大大提高了局部用药对牙周病的治疗效果。

该药部分自唾液排泄，故口服后不但在血清中有效，而且在唾液中也有效。如果长期服用，应注意观察可能出现的一些副作用。

（三）替硝唑

替硝唑（tinidazole）为甲硝唑的同类药物，二者具有相似的抗菌谱，但化学结构稍有不同，故抗厌氧菌活性增强，半衰期延长，不良反应减少。有实验表明在用替硝唑含片治疗成人牙周炎时，其抑制革兰阳性厌氧菌作用强于甲硝唑。

（四）抗生素

局部和全身应用抗生素能不同程度地控制菌斑、消除炎症，可用于牙周病的治疗，以及辅助牙周病的预防。四环素是治疗牙周炎最常用的抗生素，特别对局限性青少年牙周炎的疗效超过单独外科治疗。口服四环素后，龈沟液中四环素的浓度是血液中的 2～10 倍。对革兰阳性及革兰阴性细菌、螺旋体、牙龈类杆菌、产黑色素类杆菌等均有抑制作用。四环素、二甲胺四环素能抑制牙周袋内螺旋体的生长，结合机械性措施能提高疗效。四环素还可通过抑制中性白细胞胶原酶来抑制结缔组织破坏。

强力霉素对伴放线杆菌有特殊的抑制效果，因此可供选做预防和治疗青少年牙周炎的药，它对组织的穿透力较强，半衰期较长，所以用药剂量较小，该药还能控制牙周炎的活动期。

螺旋霉素对革兰阳性菌的抑制力较强，对革兰阴性菌也有一定的抑制作用。能有效地控制变链菌、黏性放线菌、产黑色素类杆菌及螺旋体。药理检验表明，服药后龈沟液中浓度较血液中浓度高 10 倍。

5%卡那霉素糊剂局部涂擦可减少菌斑的堆积。此外，青霉素、万古霉素对龈下菌斑也有抑制作用。

虽然某些抗生素对牙周病的治疗有较好的疗效，但使用抗生素作为控制菌斑预防牙周病的方法是不适宜的。长期使用可抑制口腔中正常菌群而导致菌群失调，并且可能产生耐药菌株。此外，还有药物交互作用的问题。

(五)其他药物

1.酚类化合物又称香油精(essential oils)

主要为麝香草酚、樟脑酚和甲基水杨酸盐混合而成的抗菌斑制剂，商品名为 Listerine(26.9%酒精，pH 值 5.0)。主要用做漱口剂，每天 2 次，可快速渗透牙菌斑的生物膜，发挥杀死细菌的功效，有研究报道可减少菌斑量及降低龈炎指数平均 35%。

2.季铵化合物系一组阳离子表面活性剂

能杀灭革兰阳性和革兰阴性细菌，特别对革兰阳性菌有较强的杀灭作用，其机制是与细胞膜作用而影响其渗透性，最终细胞内容物丧失。季铵化合物主要包括氯化苄乙氧铵(benzethonium chloride)和氯化十六烷基吡啶(cetylpyridium chloride)。一般以 0.05%的浓度作为漱口剂，可抑制菌斑的形成和龈炎的发生。长期使用可能出现牙染色、烧灼感或促进牙结石的形成等副作用。该制剂在口腔内很快被清除，故不能保持疗效。

3.血根碱(sanguinaria)

是从血根属植物(如美洲血根草根、白屈菜全草等)中提出的生物碱，具有抗菌斑和抗龈炎作用，常含于漱口剂及牙膏中使用，其中含 0.03%氯化血根碱和 0.2%氯化锌。使用这种牙膏和含漱剂与对照组比较两者在控制菌斑、龈炎和牙龈探诊出血方面均有显著性差异。

4.氟化亚锡(SnF_2)

氟化亚锡牙膏临床试验结果表明减少龈炎 14.6%～18.8%，牙龈出血 18.6%～20.5%，其作用机制为抑制细菌黏附、生长和碳水化合物代谢，明显减少细菌生长，干扰菌斑代谢过程，降低菌斑毒力。微生物学研究证实，氟化亚锡还与根面反应，减少牙本质过敏。氟化亚锡是活性较高的抗菌剂，锡离子进入细菌细胞并滞留，从而影响细胞的生长和代谢，因此能抑制菌斑形成。用 1.64%的氟化亚锡做龈下冲洗，能抑制龈下菌斑，并能延缓牙周再感染。用 0.4%氟化亚锡凝胶涂刷牙面，也可抑制菌斑形成。氟化亚锡漱口液浓度为 0.1%，牙膏浓度为 0.45%。

5.三氯羟苯醚(triclosan)

又叫三氯生，是一种广谱抗菌剂。能有效抑制多种革兰阳性与阴性细菌。许多国家作为抗菌剂用于日用卫生品，医院里用做皮肤抗菌剂。口腔用于牙膏，漱口液具有广谱抗菌活性。在抑制浓度($0.1～1.0\mu g/mL$)可阻止细菌对必需氨基酸的摄取，杀菌浓度($0.3～5.0\mu g/mL$)则可使细菌浆膜结构破坏，细胞内容物外漏。其抗微生物的主要作用部位是细菌的胞浆膜。三氯羟苯醚加入共聚体(聚乙烯甲醚顺丁烯二酸，PVM/MA，商品名为 Gan-trez)可使牙釉质和颊黏膜摄取更多的三氯羟苯醚，增加其在牙菌斑、唾液、釉质及口腔软组织的滞留，增加有效的抗菌浓度与抗菌活性，更有效地减少菌斑形成。共聚体还是理想的抗牙石制剂，可抑制晶体的生长率，但不侵蚀或损伤釉质面，主要是局部作用，而不产生全身性吸收的影响。

　　牙周病是牙周组织局部的感染，因此多主张局部用药，使药物直接到达病变部位而达到预防和治疗目的。因此，上述药物一般做局部涂擦，含于牙膏中作局部刷洗，含于漱口液中做含漱用以及龈下冲洗。但药物在局部的停留时间较短，不能发挥长效作用。利用控释系统将含有药物的控释装置置于牙周袋中，可使药物的抑菌效果持续较长时间。

四、控制相关因素

　　去除与牙周病关系密切的不良因素，是预防牙周病不可缺少的有效措施。

　　(一)改善食物嵌塞

　　由于引起食物嵌塞的原因是多方面的，因此只有明确造成食物嵌塞的原因，才能采取相应的方法，及时矫治食物嵌塞。用选磨法矫治部分垂直食物嵌塞。对于牙面的重度磨损或不均匀磨损，可通过选磨法重建食物溢出沟，恢复牙的生理外形，调整边缘嵴，恢复外展隙，来防止食物嵌塞，也可重新制作引起食物嵌塞的修复体，并矫治牙列不齐等。对于水平食物嵌塞，可考虑做食物嵌塞矫治器，或用牙线、牙签剔除嵌塞的食物。

　　(二)调𬌗

　　创伤𬌗虽然不是引起牙周炎的直接原因，但它能加重和加速牙周炎的破坏进程，妨碍牙周组织的修复。调𬌗是通过磨改牙外形、牙体和牙列修复、正畸方法使牙移动、正颌外科手术以至拔牙等，消除早接触，消除𬌗干扰，建立起有利于牙周组织的功能性咬合关系，减少对牙周组织的创伤，促进牙周组织的修复和症状及功能的改善。调𬌗一般适用于那些因𬌗干扰或早接触引起了咬合创伤而发生病理改变的患者。调𬌗一般在控制了龈炎和牙周炎之后进行。因为在炎症期有些牙有移位，待炎症消退后，患牙又有轻度的复位，此时调𬌗更准确些。

　　(三)破除不良习惯

　　吸烟对牙周健康的影响是一个普遍问题，应引起广泛关注。如广泛宣传戒烟，改革烟草生产工艺，减少烟气中的有害成分；加强口腔卫生保健措施，改善吸烟者的口腔卫生状况，减少和消除吸烟对牙周组织造成的危害。有试验表明，在口腔健康教育中加入戒烟内容是减少患者吸烟、保护牙周健康的有效辅助措施。

　　对有磨牙症的患者要除去引起磨牙症的致病因素，制作𬌗垫矫治顽固性磨牙症，并定期复查。

　　(四)预防、矫治牙𬌗畸形

　　牙𬌗畸形可造成菌斑滞留，咬合力不平衡，导致牙周组织损伤的发生和发展。因此，对牙𬌗畸形进行预防和矫治是治疗及预防牙周病所必要的手段。预防牙𬌗畸形包括：

　　(1)宣传教育，提高母亲的预防意识。

　　(2)给予儿童有利于颌面部组织正常生长发育的食物。

　　(3)预防和治疗龋病，保持乳牙牙体完整。

　　(4)及时处理乳恒牙替换障碍。

　　(5)处理多生牙、先天缺牙。

　　(6)及时纠正口腔不良习惯。矫治已经发生的各种牙𬌗畸形，如牙错位、牙列拥挤、反𬌗、深覆𬌗、锁𬌗等。

　　在正畸治疗中应注意：

(1)设计和用力要恰当，避免对牙周造成创伤。

(2)矫治器位置安置适当，以免损伤牙龈。

(3)随时观察矫治牙的动度，如出现咬合创伤，立即纠正。

(4)矫治过程中实施严格的菌斑控制措施，以减少牙周病的发生。

(五)制作良好的修复体

制作精良合理的修复体及令其重新产生的功能性刺激是维持牙周健康必不可少的基础。为了增进牙周的健康，在修复体制作过程中应注意：固定修复体的边缘应放在适当的位置；修复体的邻接面和𬌗面应有良好的外形和接触点，避免食物嵌塞；桥体、卡环、基托的设计制作要尽可能减少菌斑和食物残渣的堆积，便于自洁。

在修复牙体缺损时，牙邻面的银汞合金或复合树脂充填物悬突粗糙不平，容易沉积菌斑。同时充填物悬突还压迫牙龈，刺激牙龈，引起龈炎症，并可进一步造成牙周组织损伤。因此，可用金刚石针磨除充填物悬突，然后用细砂纸磨光邻面，注意恢复接触点，避免引起食物嵌塞。必要时去除充填物重新充填。

(六)提高宿主抵抗力

全身因素关系到牙周组织对局部刺激因素的反应，影响着牙周组织破坏的严重程度和修复能力。因此，牙周病的预防不仅要消除和控制局部刺激因素，还需要提高机体的抵抗力。积极治疗和控制与牙周病发生有关的全身性疾病，如内分泌紊乱、糖尿病、营养代谢性疾病、血液病及遗传性疾病。

合理的营养可促进牙周结缔组织的代谢和生理性修复。因此，经常补充富含蛋白质，维生素 A、维生素 D、维生素 C 及钙和磷的营养物质，可增强牙周组织对致病因子的抵抗力和免疫力。

加强对高危人群的监测。青春期和妊娠期是牙周病特别是龈炎发生的高危期，除了积极调整内分泌平衡外，特别要注意对高危人群的专业性口腔卫生护理，定期口腔检查，进行常规的牙周冲洗和洁治。同时加强个人及家庭口腔卫生护理，免于细菌及其毒性产物对牙龈组织的侵袭。

牙周病是一种慢性感染疾病，为了保证治疗后牙周组织快速恢复健康，并防止复发，治疗后的维护和牙周病的预防同样重要。最好的牙周维护治疗期为每 3 个月 1 次。一般在牙周治疗完成后 3 个月即开始复查，详细了解患者的全身情况和牙周局部状况，有无新的问题发生；仔细检查龈组织的情况、龈沟深度、有无牙龈出血、骨质的修复动态，牙松动度、菌斑控制情况。有目的地针对具体情况进行口腔卫生指导，要求患者继续进行个人口腔卫生护理，彻底消除牙菌斑，定期做龈上洁治和根面平整，消除菌斑和牙石，维持健康、清洁的口腔生态环境，使愈合或正在愈合的牙周组织免受细菌斑的再侵袭，防止牙周附着再丧失，使受损的牙周组织长期处于健康状态。

综上所述，牙周病的预防必须采取自我口腔保健与专业性防治相结合的综合性措施，才能消除引起牙周病的始动因子——菌斑微生物及其毒性物质，控制其他局部因素对牙周组织的影响，提高宿主的抗病能力，降低牙周组织对疾病的易感性。

第三节　龋病的预防措施

一、氟化物的局部应用

氟化物的局部应用是采用不同的方法将氟化物直接用于牙齿表面,其方法通常分为个人使用和专业人员应用。可以个人使用的氟化物制剂含氟浓度较低,也比较安全,包括:含氟牙膏、含氟漱口水等。需要专业人员应用的氟化物局部应用方法包括局部涂氟和使用含氟涂料、含氟凝胶及含氟泡沫等。氟化物的局部应用范围较广,既适用于未实施全身用氟的低氟区或适氟地区,也可与全身用氟联合使用,以增强氟化物防龋效果。氟化物的局部应用适于平滑面龋较多的人群,尤其多用于儿童和青少年。氟化物的局部应用一般能降低龋齿的发病率20%～40%,特别对平滑面龋齿的预防效果更明显。

(一)局部涂氟

1.适应证

(1)牙冠大部分萌出的乳牙和年轻恒牙。

(2)乳磨牙、年轻恒磨牙的咬合面及颊舌面窝沟。

(3)乳牙融合牙的融合沟。

(4)龋齿易感人群。

2.禁忌证

(1)高氟地区、氟斑牙流行地区。

(2)已发生龋齿或牙髓炎的牙齿。

3.常用产品

(1)2%氟化钠(NaF)溶液(氟离子浓度:9200mg/L)

(2)8%～10%氟化亚锡(SnFz)溶液(氟离子浓度:19500～24300mg/L)

(3)1.23%酸性磷酸氟(APF)溶液(氟离子浓度:12300mg/L)

(4)38%的氟化氨银溶液($(NH_3)_2F$)(氟离子浓度:45000mg/L)

4.操作步骤

(1)清洁牙面(邻面使用牙线清洁)、棉球隔湿、吹干。

(2)用棉球蘸所选的氟化药物溶液反复涂布3～4分钟。

(3)取出隔湿棉球,30分钟内不漱口、不进食。

(4)2%氟化钠溶液每周涂布一次,连续四次为一个疗程。学龄儿童每两年一个疗程,直至恒牙全部萌出;其他氟化物溶液每半年涂布一次。

5.注意事项

(1)涂药的整个过程中注意隔湿。

(2)涂药前一定要清洁好牙齿。

(3)氟化亚锡溶液味苦涩,有金属味道,对牙龈有刺激作用,还可使牙齿变色,因此,常难被儿童接受。

(4)氟化氨银溶液易致牙面着色,故不用于恒前牙。

(5)操作时药液不宜过多,注意不要将药液涂到牙龈或口腔黏膜上。

(6)对窝沟较深的牙齿，可在涂布的基础上实施窝沟封闭术。

6.质量控制

(1)为了取得更好的效果，一般恒牙刚萌出后2～3年内容易患龋，因此，从乳前牙萌出（1岁）到第二恒磨牙萌出（13岁）这段时期，每6个月一次，每年两次，对口腔内已萌出的牙进行涂布。

(2)要掌握涂布含氟溶液的使用量，氟化物溶液的急性中毒剂量因使用对象的年龄而异，酸性磷酸氟的成人中毒剂量约12.5mL（250mg NaF），1～12岁儿童则为成人剂量的1/3～1/2。因此，涂布时要特别注意使用量，成人全口涂布用药量必须为2mL以内，通常1mL为宜。

(3)发现龋齿进一步发展，形成龋洞，应行龋齿充填术。

(4)局部涂氟需要专业人员在诊室或有条件的社区口腔卫生服务中实施。

(二)含氟涂料

1.适应证

(1)易患龋的儿童青少年。

(2)预防正畸患者龋和老年人根面龋。

(3)牙本质敏感。

2.禁忌证

(1)有牙龈炎、口腔溃疡的患者。

(2)支气管哮喘患者。

3.常用产品

(1)Duraphat（氟离子浓度：22600mg/L）

(2)Fluor Protector（氟离子浓度：1000mg/L）

4.操作步骤

(1)牙刷彻底清洁牙面。

(2)棉纱卷隔湿。

(3)棉球或气枪吹干牙面。

(4)用小刷子或棉签将约0.3～0.5mL涂料直接涂抹于牙面上，并可借助牙线将涂料带到邻面。

(5)张口1分钟。

(6)1小时之内不进食，当晚不刷牙，以保证涂料与牙面的最长时间接触，不脱掉。

(7)一般推荐每隔6个月涂布一次。

5.注意事项

(1)涂布之后，涂料可以在几分钟之内在口腔内的潮湿环境中凝固，涂膜一般可以保持24～48小时。

(2)含氟涂料所需剂量小，操作时间短暂，很快凝固，因此，尽管含有的氟化物浓度很高，也减少了吞咽的危险，很少发生呕吐。

(3)在使用产品之前，详细阅读产品说明书，并按照说明书的指示操作。

6.质量控制

(1)每半年复查一次，并加强氟化物涂布一次。

(2)发现龋齿进一步发展，形成龋洞，应行龋齿充填术。

(3)含氟涂料需要专业人员实施。

(三)含氟凝胶

1.适应证

(1)龋齿高度易感人群。

(2)猖獗龋、根面龋患者。

(3)牙本质敏感。

(4)戴矫治器的正畸患者。

(5)准备接受头颈部放射治疗的患者。

(6)患口干综合征的患者。

2.常用产品

(1)1.23%酸性磷酸氟(APF)凝胶(氟离子浓度：12300mg/L)

(2)2%中性氟化钠(NaF)凝胶(氟离子浓度：93400mg/L)

3.操作步骤

(1)用磨光糊剂和橡皮杯清洁牙面，用牙线清洁牙邻面。

(2)用大小适宜的泡沫塑料托盘装入适量含氟凝胶(2～3mL)，压入上下牙列，轻轻咬动后固定4分钟，然后取出托盘。

(3)操作过程中始终使用排唾器。

(4)拭去粘附在牙面上和牙间隙里的凝胶。

(5)30分钟内禁食、禁水、不漱口、不吞咽口水。

(6)第一年每三个月应用一次，随后每半年应用一次。

(7)应用氟凝胶过程中，专业人员不得离开患者。

4.注意事项

(1)选择合适的托盘，托盘的大小应适合牙列，能覆盖全部牙齿，有足够的深度覆盖到牙颈部的黏膜。

(2)托盘内的凝胶要适量，做到既能覆盖全部牙齿，又避免凝胶过多使患者感到明显不适或被咽下，一次不超过4mL。

(3)患者应保持垂直体位，头部略前倾以避免上颌托盘内的凝胶流出刺激咽部，同时使用排唾器。

5.质量控制

(1)含氟凝胶成本较高，不宜成为群体防龋的一项公共卫生措施。

(2)含氟凝胶必须由专业人员在医院和诊所中使用。如果用于学校高危人群，必须在口腔医师的监督指导下，由经过培训的卫生人员操作。

(四)含氟泡沫

1.适应证

(1)预防儿童龋齿。

(2)预防老年人根面龋。

(3)戴矫治器的患者。

(4)准备接受头颈部放射治疗的患者。

(5)患口干综合征的患者。

2.常用产品

23%酸性磷酸氟(APF)泡沫(氟离子浓度：12300mg/L)；

3.操作步骤

(1)用磨光糊剂和橡皮杯清洁牙面，用牙线清洁牙齿邻面；

(2)用大小适宜的泡沫塑料托盘装入适量含氟泡沫，压入上下牙列，轻轻咬动后固定4分钟，然后取出托盘；

(3)拭去粘附在牙面上和牙间隙里的泡沫；每半年应用一次。

4.注意事项

(1)选择合适的托盘，托盘的大小应适合牙列，能覆盖全部牙齿，有足够的深度覆盖到牙颈部的黏膜。

(2)托盘内的泡沫要适量，通常 1mL；患者应保持垂直体位，头部略前倾。

(3)可以不使用排唾器。

(4)患者应用含氟泡沫之后 30 分钟内不漱口、不进食、不吞咽口水。

(5)应用含氟泡沫过程中，专业人员不得离开患者。

5.质量控制

(1)含氟泡沫与含氟凝胶相比，减少了每次氟化物的用量，而且不需要吸唾装置就可以减少口内氟化物的滞留量，避免了儿童摄入过量氟化物的危险，因此，逐渐替代了含氟凝胶。

(2)含氟泡沫必须由专业人员在医院和诊所中使用。如果用于学校高危人群，必须在口腔医师的监督指导下，由经过培训的卫生人员操作。

(五)氟水漱口

1.适宜年龄、浓度、用量和频率

(1)5～6 岁儿童。

1)0.05%氟化钠(NaF)漱口液：每日 1 次，每次 5mL，每次含漱 1 分钟。

2)0.2%氟化钠(NaF)漱口液：每周一次，每次 5mL，每次含漱 1 分钟。

(2)6 岁以上。

1)0.05%氟化钠(NaF)漱口液：每日 1 次，每次 10mL，每次含漱 1 分钟。

2)0.2%氟化钠(NaF)漱口液：每周 1 次，每次 10mL，每次含漱 1 分钟。

2.操作步骤

(1)漱口液的配制：氟水漱口液要有专人配制，搅拌要彻底，避免沉淀。浓度要准确以保证安全、有效。

(2)项目前训练：在项目开始前，要对儿童进行训练。方法是用自来水进行漱口模拟训练，即用 5mL 自来水嘱儿童漱口 1 分钟，然后将口腔里的水吐净，避免咽下。项目前训练要反复进行 5 次，在确保儿童具有控制吞咽能力的情况下，才能开始用氟水漱口。

(3)漱口液的发放：漱口液的发放要有专人负责(老师或校医)，计量要准确，每个儿童要有自己的小口杯。

(4)漱口时要鼓动两颊以保证漱口液能接触所有牙面。漱口时间为 1 分钟。漱口完毕要将漱口液吐净，吐到自己的小口杯里。嘱 30 分钟内不进食、不漱口。整个过程要有专人(老师或校医)监督，并使用定时钟以确保时间。

(5)收拾漱口杯：若统一使用一次性的口杯可由值日生收集，若同学自备口杯，可在课间各自冲洗后收起来。

3.注意事项

在有条件的情况下，可选用厂家生产的小包装(5mL 或 10mL)的氟水漱口液，以保证浓度和量的准确性，使用起来简便易行且省时间。

4.质量控制

(1)氟水漱口可以是个人应用的氟化物局部应用措施，但用于学龄儿童时，仍需要有家长的监督。

(2)学校口腔卫生服务项目中常采用氟水漱口措施预防龋齿，对于低年级学生，需要有老师的监督。

二、窝沟封闭

窝沟封闭又称点隙裂沟封闭(pit and fissure sealant)，是指不去除牙体组织，用一种粘结性树脂材料涂布在牙冠咬合面、颊舌面点隙裂沟，保护牙釉质不受细菌及代谢产物侵蚀，达到预防龋病发生的一种有效防龋方法。窝沟封闭使用的粘结性树脂材料称为窝沟封闭剂。当牙面的窝沟被封闭之后，原存于窝沟中的细菌的营养来源被断绝，新的细菌也不能进入，一方面起到了预防龋病发生的作用，另一方面也能阻止已存在的早期龋损继续发展。窝沟封闭在提供有效、高质量的龋病预防措施中起到了非常重要的作用。

(一) 窝沟封闭的适应证与非适应证

1.窝沟封闭的适应证

(1)窝沟深，特别是可以插入或卡住探针的(包括可疑龋)。

(2)口腔内其他牙，特别对侧同名牙患龋或有患龋倾向。

(3)乳牙龋病患病程度重的儿童，恒牙萌出时首先考虑窝沟封闭。

牙萌出后达到𬌗平面即适宜作窝沟封闭，一般是萌出后 4 年之内。乳磨牙在 3~4 岁，第一恒磨牙在 6~7 岁，第二恒磨牙在 11~13 岁为最适宜封闭的年龄。釉质发育不全，窝沟点隙有早期龋损，𬌗面有充填物但存在未作封闭的窝沟，可根据具体情况决定是否作封闭。总之，封闭的最佳时机是牙齿完全萌出，龋齿尚未发生的时候。

2.窝沟封闭的非适应证

(1)𬌗面无深的点隙沟裂、自洁作用较好。

(2)患者不合作，不能配合正常操作。

(3)牙齿尚未完全萌出，被部分牙龈覆盖。

(二) 窝沟封闭的操作方法与步骤

窝沟封闭的操作可分为清洁牙面、酸蚀、冲洗和干燥、涂布封闭剂、固化、检查六个步骤(图 2-1)。封闭是否成功，完全依赖于每一个步骤的认真操作，这是封闭剂完整保留的关键。

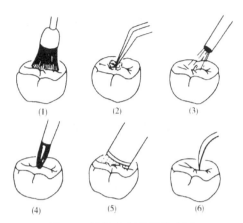

图 2-1　窝沟封闭的操作步骤

1.清洁牙面

酸蚀与封闭前首先应对牙面,特别是窝沟作彻底清洁,方法是在低速手机上装好锥形小毛刷或橡皮杯,蘸上适量清洁剂刷洗牙面(也可采用干刷)。清洁剂可以用浮石粉或不含氟的牙膏,要注意不使用含有油质的清洁剂或过细磨料。彻底冲洗牙面后应冲洗漱口,去除清洁剂等,再用尖锐探针清除窝沟中残余的清洁剂。如果有条件,最好在放大装置(4 倍)下检查窝沟情况,对于点隙沟裂有可疑解的,可以采用空气喷磨法,或用最小号球钻或金刚砂钻磨除龋坏牙釉质。

2.酸蚀

清洁牙面后即用棉纱球隔湿,将牙面吹干后用细毛刷、小棉球或小海绵块蘸上酸蚀剂放在要封闭的牙面上。酸蚀剂可为磷酸液或含磷酸的凝胶,酸蚀面积应为接受封闭的范围,为牙尖斜面的 2/3。一般认为凝胶使酸蚀区较好地固定在某一部位。应轻轻操作,以保证酸蚀的牙釉质表面接触到新鲜的酸。

恒牙酸蚀时间一般为 20~30 秒,乳牙酸蚀 60 秒(也可按某种封闭剂的要求进行)。注意酸蚀过程中不要擦拭酸蚀牙面,因为这会破坏被酸蚀的牙釉面,降低粘结力。放置酸蚀剂时要注意酸的用量适当,不要溢出到口腔软组织,还要注意避免产生气泡。

3.冲洗和干燥

酸蚀后用蒸馏水彻底冲洗,通常用水枪或注射器加压冲洗牙面 10~15 秒,边冲洗边用排唾器吸干,去除牙釉质表面的酸蚀剂和反应产物。如用含磷酸的凝胶酸蚀,冲洗时间应加倍。冲洗后立即交换干棉卷隔湿,随后用无油无水的压缩空气吹干牙面约 15 秒,也可采用挥发性强的溶剂,如无水酒精、乙醚,辅助干燥。封闭前保持牙面干燥,不被唾液污染是封闭成功的关键。压缩空气干燥牙面较用洗耳球干燥牙面的封闭脱落率低。使用棉卷可起到很好的隔湿作用,还可采用专门提供的三角形吸湿纸板放置在颊黏膜或使用橡皮障等。在很大程度上,隔湿也依赖患者的合作。

酸蚀牙面干燥后呈白色雾状外观,如果酸蚀后的牙釉质没有这种现象,应重复酸蚀。操作中要确保酸蚀牙面不被唾液污染,如果发生唾液污染,则应再冲洗牙面,彻底干燥后重复酸蚀 60 秒。

4.涂布封闭剂

采用自凝封闭剂时,每次封闭前要取等量 A、B 组份(分别含有引发剂和促进剂)调拌混匀。调拌时要注意掌握速度以免产生气泡,影响固化质量。自凝封闭剂固化时间一般为 1～2 分钟,通常调拌 10～15 秒,完全混匀后在 45 秒内即应涂布,此后自凝封闭剂进入初凝阶段,粘度增大,流动性降低,故调拌和涂布要掌握好时机,在初凝阶段前完成。涂布后不要再污染和搅动。

光固化封闭剂不需调拌,直接取出涂布在牙面上,如连续封闭多颗牙,注意不宜取量过多,因为光固封闭剂在自然光下也会逐渐凝固。

涂布方法:用细刷笔、小海绵或制造厂家的专用供应器,将封闭材料涂布在酸蚀牙面上。注意使封闭剂渗入窝沟,使窝沟内的空气排出,并放置适量的封闭材料以覆盖殆面的全部酸蚀面。在不影响咬合的情况下尽可能有一定的厚度,有时可能会有高点,但 2～3 天后就可被磨去。如果涂层太薄就会缺乏足够的抗压强度,容易被咬碎。

5.固化

自凝封闭剂涂布后 1～2 分钟即可自行固化。光固化封闭剂涂布后,立即用可见光源照射。照射距离约离牙尖 1mm,照射时间要根据产品类型与可见光源性能决定,一般为 20～40 秒。照射的部位要大于封闭剂涂布的部位。完成后漱口和用棉卷将表面的氧化物去除。

6.检查

封闭剂固化后,用探针进行全面检查,了解固化程度,粘结情况,有无气泡存在,寻找遗漏或未封闭的窝沟并重新封闭,观察有无过多封闭材料和是否需要去除,如发现问题及时处理。如果封闭剂没有填料可不调殆,如使用含有填料的封闭剂,又咬合过高,应调整咬合。封闭后还应定期(三个月、半年及一年)复查,观察封闭剂保留情况,脱落时应重作封闭。

对已完成封闭的儿童应作好记录,以便复查。

(三)有关窝沟封闭效果的几个问题

1.唾液污染酸蚀釉面

在进行封闭时,酸蚀后唾液污染是封闭剂脱落的主要原因之一。唾液污染酸蚀后的釉面,形成新的获得性膜,阻止了封闭剂与釉质表面的化学及机械结合。可溶性膜又形成了细菌及代谢产物渗入的间隙,造成了龋易感的条件及封闭剂脱落的原因。因此,操作中出现唾液污染,应重新酸蚀,并加强隔湿,再行封闭。

2.酸蚀与龋病的易感

封闭剂脱落后,酸蚀面是否使龋的易感性增强,是我们关注的问题。目前研究证明,封闭剂脱落后,局部釉质表面比未封闭处耐酸,患龋也较少。可能是釉质微孔中保留了树脂突的封闭作用。但不能就此不作处理,还应再次作封闭。

3.早期龋的封闭

研究证明早期龋做封闭,可使龋停止发展。至于封闭剂是否可替代早期龋充填,还要进一步探讨。不过龋损是否长期停滞发展,还应看封闭后,龋损处存留菌斑及酸性代谢产物是否不易清除,菌斑长期滞留仍有致龋危险。

4.开展窝沟封闭

有效减少龈病发生窝沟封闭是减少窝沟龋的有效措施。不需要特殊贵重设备,操作简便,对患者省时、省钱、无牙组织损伤。但这项工作还有待普及与加强管理，包括：提高口腔专业人员对窝沟封闭的认识；大力培养初级口腔技术人员开展窝沟封闭；健全社区防治，为窝沟封闭开展创造条件；将窝沟封闭作为健康教育的内容。

第四节 特殊人群口腔健康保健

一、儿童口腔保健

(一)婴幼儿及学龄前儿童口腔保健

1.婴幼儿及学龄前儿童口腔保健的特点

儿童保健是预防保健工作最重要的部分。进行儿童的预防保健，可以取得比其他任何一个时期更大的效益和更好的效果，从小就树立预防为主的思想，可以大大提高接受者成年后的生活质量。

胚胎发育早期易受遗传、感染以及摄入药物的影响，容易受损伤而致畸形，要避免在此阶段受到有害因素的刺激，并补充所需的丰富蛋白质、脂肪、糖、维生素和微量元素，以保证胚胎的正常发育。

在婴儿时期，无龋和完全保持牙龈健康是此阶段的工作目标。乳牙于出生后6个月左右开始萌出，到2岁半后出齐，同时恒牙胚也在发育。乳牙萌出后，婴幼儿口腔健康及如何早期建立良好的卫生习惯是父母和预防保健者应重视的问题，特别是父母应充分正确认识其重要性。如喂奶和断奶的方法不正确，小儿常常养成吸吮手指的不良习惯；不正确的咬合习惯，可造成牙列排列不齐等牙颌畸形；同时，长期使用奶瓶并喂养加有糖类的乳汁或果汁，可引起奶瓶龋；因牙齿龋坏和喂养不正确还可以导致婴幼儿营养不足、食量减少、咀嚼不充分，以致牙颌系统生理刺激不够，对身心发展影响很大。

随着儿童的生长发育，从乳牙萌出前期、乳牙萌出期、乳牙列完成期，到学龄前后期的恒牙萌出、牙颌系统进入了混合牙列期，乳牙的龋病患病率逐渐增高，因此保护乳牙、预防龋病、保持乳牙列的完整及维护新生恒牙的健康十分重要，保护第一恒磨牙则是预防工作的重点。如果此阶段口腔健康管理不佳，将严重影响恒牙列的建立。

2.婴幼儿及学龄前儿童口腔保健的内容

(1)家庭口腔卫生保健：父母或保育员在婴幼儿牙齿萌出之前，哺乳后应每天晚上用手指缠消毒纱布，擦洗儿童口腔内的牙龈和腭部，清洁口腔；牙萌出后用同样的方法清洁牙齿，并逐步将牙刷运用于儿童口腔清洁。随着儿童的成长，父母在口腔医师指导下教会儿童刷牙。原则是使父母和儿童在学习刷牙时感到舒服，即选择适当体位、适宜的光线保证口腔的可见性；选用不同的牙刷(硅橡胶指套式牙刷)；由父母帮助和监督刷牙；应慎用牙膏注意预防奶瓶龋的发生，1岁以后停止使用奶瓶，改用杯子喂流质。3～6岁是儿童心理发展的重要时期，绝大多数儿童在幼儿园度过，此阶段重点培养儿童建立良好的口腔卫生习惯，掌握正确刷牙方法，保护新萌出的恒牙。

(2)幼儿园的口腔卫生保健：培养婴幼儿良好的口腔卫生和饮食习惯十分重要，主要工作有：对幼儿园老师进行培训；对儿童开展适宜的群体预防工作；口腔专业人员定期检查口腔并实施预防措施；培养儿童良好口腔卫生习惯；促进家长与幼儿园的配合，保护儿童的牙齿，促进口腔健康。

（3）氟化物的应用：补充氟化物是儿童时期开展口腔预防工作中的一项重要措施，其防龋效果已得到广泛的认可。可采用氟滴或氟片的给药方式，达到全身和局部的双重效果。要在医师监督下个别或集体使用氟化物，并保持每半年的口腔复查，注意观察有无牙、牙列、咬合等异常情况发生，发现问题及时处理。

（二）学生口腔保健

1.学生口腔保健的特点

小学生处于恒牙萌出、乳牙依次替换完毕的混合牙列时期，牙颌系统快速发育成长，变化较大，此期的保健对恒牙列和牙颌关系的健康非常重要；同时，随着恒牙不断萌出，患龋率逐年增高一，早发现、早治疗是确保预防效果的基础。通过学校口腔健康教育，针对存在的问题，建立学生口腔健康的新观念，对不健康行为进行早期干预，提高学生自我保健的能力和意识。

2.学生口腔保健的内容

学生口腔保健的目的是保持牙齿与牙周组织的健康。其要求是提供口腔健康服务，每年至少1次口腔健康检查，建立健康保健卡及信息管理系统；在口腔检查基础上，有组织和计划地提供牙科治疗服务，重视病和牙周疾病的预防；正确使用牙齿清洁用品。

口腔保健的具体内容是：①监测学生健康状况；②对学生进行健康教育；③培养良好口腔卫生习惯；④预防常见疾病；⑤防止牙齿意外伤害。

二、妊娠期妇女的口腔保健

（一）妊娠期口腔保健的特点

制病是孕产妇易患的口腔疾病。牙齿患龋与口腔卫生状况有着密切关系，由于妊娠的母体处于特殊的生理变化中，多种因素可造成口腔内环境不洁，如妊娠性呕吐使 pH 值下降，饮食习惯和结构的变化，口腔卫生的放松，以及有口腔疾病而未及时治疗，妊娠期容易出现情绪上的异常波动等，均可导致龋病的发生。因此，预防龋病发生，关系到胎儿的安全与孕妇的口腔健康。同时，妊娠期妇女有 36%～100%患有牙龈炎，其临床表现为牙间乳头肿大，牙龈颜色暗红或鲜红，质地松软，轻探诊时出血明显。牙龈炎多发生在妊娠 2～4 个月，妊娠中期达到高峰，分娩后逐步消失。通过口腔卫生健康教育和菌斑控制措施的训练，可以有效预防妊娠期牙龈炎。

（二）妊娠期口腔保健的内容

坚持口腔健康教育，正确掌握妊娠期口腔保健方法。即局部用氟，正确刷牙；做好定期口腔健康检查，早发现疾病，早治疗；控制菌斑，预防妊娠性牙龈炎的发生，慎重使用药物；保证孕妇的营养，促进胎儿健康，特别是在牙齿的发育阶段，避免因营养缺乏导致牙齿钙化不全、釉质发育不全等。

三、老年人的口腔保健

（一）老年人的口腔特点

与全身情况一样，老年人的口腔状况随年龄增加都会发生相应的变化，如牙体和牙髓结构的变化、矿化程度增高、牙周膜弹性与表面组织结构消失、黏膜变薄、胶原密度增加、牙龈萎缩与牙周附着水平丧失明显、牙间隙增宽、牙根暴露、根面龋增加、牙列的完整性被破坏、义齿增加等，造成老年人生活质量降低，影响其整体的健康水平。

(二)老年人口腔保健的目标

要求 80 岁的老年人至少应保持 20 颗功能牙，维持最基本的口腔功能状态，或者通过最低限度的修复，尽可能恢复口腔功能，提高老年人的生活质量。

(三)老年人口腔保健的内容及措施

1.提高老年人自我口腔保健能力和意识

针对老年人普遍存在的口腔卫生问题、心理状态、旧传统观念与习惯，开展口腔卫生健康教育宣传活动，选择老年人适用的牙刷，正确刷牙，定期洁牙，正规剔牙，每餐后漱口；对有义齿的老年人，保护基牙免受不良因素的刺激。老年人的口腔卫生保健活动尽量由本人完成，避免因各种原因而不能坚持，医务人员或家庭成员的帮助是十分必要的。

2.定期口腔健康咨询和检查

老年人可每半年检查 1 次，但最好 3 个月检查 1 次，发现问题及时处理。由于老年人身体状态的改变，加之口腔情况较差，检查与清洁是十分必要的。在每次检查时，应了解老年人的口腔状态、对口腔健康的认识、心理状态的改变，针对问题作出相应咨询和有效的建议。纠正不良的卫生习惯与生活方式，进行特殊的口腔护理。

3.营养状态

人体进入老年期后，机体的各器官、组织发生退行变化，口腔组织随机体衰老出现消化功能减弱，味觉及咀嚼功能下降，对食物爱好和需要发生明显的变化。因此，老年人应减少食糖量，改用糖代用品，增加蛋白质、矿物质、维生素的摄入量，合理使用氟化物。在调整饮食的同时，做好口腔保健操，提高口腔各组织的适应能力，减缓老化的速度，增进健康。

4.老年口腔卫生的社区服务

老年口腔卫生服务坚持大卫生的观念，坚持以预防为主的方针，其目的是在社区解决 80%以上居民的口腔卫生和疾病问题，为他们全程提供优质的口腔医疗保健服务。在社区开展健康教育及口腔健康咨询，定期口腔健康检查，建立社区健康档案，进行口腔疾病诊断，让预防、治疗、保健和康复一体化全方位服务于社区，提供综合性整体口腔保健医疗。

四、残疾人的口腔保健

联合国教育、科学与文化组织对残疾者的定义是"因身体或精神功能减退，丧失了谋求和保持一个适于就业机会的人"。残疾人可能因某种原因造成的口腔健康问题是多方面的，但残疾人的口腔疾病与非残疾人一样是可以预防和控制的，这需要与预防保健者、口腔专业人员、医疗保健机构的充分配合才能实现。

(一)残疾人口腔保健的特点

残疾人由于自身口腔疾病未能及时诊治，并发各种口腔损伤与障碍；或因各种疾病引起全身损伤、障碍和残疾，使残疾人缺乏口腔自我保健的能力，造成口腔卫生状况恶化，进一步加重口腔疾病，导致以咀嚼功能为主的生理功能、以语言信息交流为主的社会功能和以美观为主的社会心理功能的失常。

(二) 残疾人口腔保健的内容

残疾人的口腔卫生问题主要是龋病和牙周疾病，同时还有先天性缺陷、错颌畸形、牙颌面外伤等。

1.重视残疾人口腔保健

残疾人的口腔保健工作是预防工作的一个重要工作内容，需要得到各级卫生行政领导的支持，以及全社会的关心。残疾人由于口腔保健主动性差，保健要求低，给预防工作的开展造成一定影响。因此，应提高为残疾人服务的主动性，帮助其改变认识，争取双方良好的合作，使预防工作行之有效。为残疾人提供最基本的口腔卫生保健服务和由口腔专业人员开展的多方面诊疗活动，是提高残疾人口腔健康和生活质量的有力保障。

2.残疾人口腔保健的具体措施

残疾人中，残疾儿童是口腔保健的重点人群，对他们进行早期口腔卫生指导、功能训练和教育十分重要。对生活能自理的儿童，应鼓励其坚持开展口腔保健项目；对不能自理的儿童，应由其监护者帮助完成口腔保健活动。口腔卫生指导应从幼儿时期开始，教会父母或监护者坚持帮助儿童做好口腔保健；选用适宜的口腔卫生用品，如电动牙刷、牙线、牙签、开口器、水冲装置等，帮助儿童清洁牙齿和口腔组织；合理使用氟化物，如氟化牛奶、氟滴和氟片等。将窝沟封闭剂用于残疾儿童预防龋病效果十分理想，减少糖与甜食摄入频率也很重要。定期为残疾人进行检查、洁治，提供健康教育。

第三章　牙体非龋性疾病

第一节　牙体慢性损伤

一、磨损

单纯的机械摩擦作用造成牙体硬组织缓慢、渐进性地丧失称为磨损。在正常咀嚼过程中，随年龄的增长，牙齿𬌗面和邻面由于咬合而发生的均衡的磨耗称为生理性磨损，牙齿组织磨耗的程度与年龄是相称的。临床上，常由某种因素引起个别牙或一组牙，甚至全口牙齿的磨损不均或过度磨损，称为病理性磨损。

(一)病因

(1)牙齿硬组织结构不完善，发育和矿化不良的釉质与牙本质易出现磨损。

(2)𬌗关系不良，𬌗力负担过重无𬌗关系的牙齿不发生磨损，甚至没有磨耗；深覆𬌗或有𬌗干扰的牙齿磨损重。缺失牙齿过多或牙齿排列紊乱可造成个别牙或一组牙负担过重而发生磨损。

(3)硬食习惯多吃粗糙、坚硬食物的人，如古代人、一些少数民族，全口牙齿磨损较重。

(4)不良习惯工作时咬紧牙或以牙咬物等习惯可造成局部或全口牙齿的严重磨损或牙齿特定部位的过度磨损。

(5)全身性疾病如胃肠功能紊乱、神经官能症或内分泌紊乱等，导致咀嚼肌功能失调而造成牙齿磨损过度；唾液内黏蛋白含量减少，降低了其对牙面的润滑作用而使牙齿磨损增加。

(二)病理

因磨损而暴露的牙本质小管内成牙本质细胞突逐渐变性，形成死区或透明层，相应部位近髓端有修复性牙本质形成，牙髓发生营养不良性变化。修复性牙本质形成的量，依牙本质暴露的面积、时间和牙髓的反应而定。

(三)临床表现及其并发症

1.磨损指数

测定牙齿磨损指数已提出多种，其中较完善和适合临床应用的是 SmithB-GN 和 Knight JK 提出的，包括牙齿的𬌗、颊(唇)、舌面、切缘及牙颈部的磨损程度在内的牙齿磨损指数(5度)。

0 釉面特点未丧失，牙颈部外形无改变。

1 釉面特点丧失，牙颈部外形丧失极少量。

2 釉质丧失，牙本质暴露少于表面积的 1/3，切缘釉质丧失，刚暴露牙本质，牙颈部缺损深度在 1mm 以内。

3 釉质丧失，牙本质暴露多于牙面的 1/3，切缘釉质和牙本质丧失，但尚未暴露牙髓和继发牙本质，牙颈部缺损深达 1～2mm。

4.釉质完全丧失，牙髓暴露或继发牙本质暴露，切缘的牙髓或继发牙本质暴露，牙颈部缺损深度＞2mm。

2.临床表现和并发症

随着磨损程度的增加，可出现不同的症状。

(1)釉质部分磨损：露出黄色牙本质或出现小凹面。一些磨损快、牙本质暴露迅速的病例可出现牙本质过敏症。

(2)当釉质全部磨损后：殆面除了周围环以半透明的釉质外，均为黄色光亮的牙本质(图3-1)。牙髓可因长期受刺激而发生渐进性坏死或髓腔闭锁；亦可因磨损不均而形成锐利的釉质边缘和高陡牙尖，如上颌磨牙颊尖和下颌磨牙舌尖，使牙齿在咀嚼时受到过大的侧方箍力产生殆创伤；或因充填式牙尖造成食物嵌塞，发生龈乳头炎，甚至牙周炎；过锐的牙尖和边缘还可能刺激颊、舌黏膜，形成黏膜白斑或褥疮性溃疡。

(3)牙本质继续迅速磨损，可使髓腔暴露，引起牙髓病和根尖周病。

(4)全口牙齿磨损严重，牙冠明显变短，颌间距离过短可导致颞下颌关节病变和关节后压迫症状。

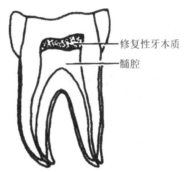

图3-1 殆面釉质磨损

(四)防治原则

(1)去除病因：如改正不良习惯、调殆、修复缺失牙及治疗引起磨损的全身疾病等。

(2)对症治疗：磨损引起的牙本质过敏症可行脱敏治疗。

(3)个别牙齿重度磨损与对殆牙之间有空隙的，深的小凹面用充填法治疗；牙齿组织缺损严重者可在牙髓治疗后用高嵌体或全冠修复。

(4)多个牙齿重度磨损可用殆垫适当抬高颌间距离。

二、磨牙症

睡眠时有习惯性磨牙或清醒时有无意识的磨牙习惯称为磨牙症。

(一)病因

磨牙症的病因虽然至今尚未明确，但与下列因素有关。

1.精神因素

口腔具有表示紧张情绪的功能。患者的惧怕、愤怒、敌对、抵触等情绪，若因某种原因难以表现出来，这些精神因素，特别是焦虑、压抑、情绪不稳等可能是磨牙症病因的重要因素之一。

2.殆因素

神经紧张的个体中，任何殆干扰均可能是磨牙症的触发因素。磨牙症患者的殆因素多为正中殆早接触，即牙尖交错位殆干扰，以及侧方殆时非工作侧的早接触。临床上用调殆的方法也能成功地治愈部分磨牙症。殆因素是口腔健康的重要因素，但是否为引起磨牙症的媒介尚有争议。

3.中枢神经机制

目前有趋势认为磨牙与梦游、遗尿、噩梦一样，是睡眠中大脑部分唤醒的症状，是一种与白天情绪有关的中枢源性的睡眠紊乱，由内部或外部的、心理或生理的睡眠干扰刺激所触发。

4.全身其他因素

与寄生虫有关的胃肠功能紊乱、儿童营养缺乏、血糖血钙浓度、内分泌紊乱、变态反应等都可能成为磨牙症的发病因素。有些病例表现有遗传因素。

5.职业因素

汽车驾驶员、运动员，要求精确性较高的工作，如钟表工，均有发生磨牙症的倾向。

(二)临床表现

患者在睡眠时或清醒时下意识地作典型的磨牙动作，可伴有嘎嘎响声。磨牙症可引起牙齿殆面和邻面的严重磨损，可出现牙磨损并发的各种病症。顽固性磨牙症会导致牙周组织破坏、牙齿松动或移位、牙龈退缩、牙槽骨丧失。磨牙症还能引起颞下颌关节功能紊乱症、颌骨或咀嚼肌的疲劳或疼痛、面痛、头痛并向耳部、颈部放散。疼痛为压迫性和钝性，早晨起床时尤为显著。

(三)治疗原则

1.除去致病因素

心理治疗，调殆，治疗与磨牙症发病有关的全身疾病等。

2.对症治疗

治疗因磨损引起的并发症。

3.对顽固性病例

应制作雅殆，定期复查。

三、楔状缺损

牙齿的唇、颊或舌面牙颈部的硬组织在某些因素长期作用下逐渐丧失，形成的两个光滑斜面组成楔状缺损。

(一)病因

楔状缺损的发生和发展与下列因素有关。

1.不恰当的刷牙方法

唇(颊)侧牙面的横刷法是导致楔状缺损的主要因素之一。其根据为：①此病不见于动物；②少发生在牙的舌面；③不刷牙者很少发生楔状缺损；④离体实验横刷牙颈部可以制造典型的楔状缺损，且为旋转法刷牙所造成牙体组织磨损量的 2 倍以上。

2.牙颈部结构

牙颈部釉牙骨质交界处是整个牙齿中釉质和牙骨质覆盖量最少或无覆盖的部位，为牙体结构的薄弱环节，加之牙龈在该处易发生炎症和萎缩，故该部位耐磨损力最低。

3.酸的作用

龈沟内的酸性环境可使牙颈部硬组织脱矿，受摩擦后易缺损。唾液腺的酸性分泌物、喜吃酸食、唾液 pH 值的变化、胃病返酸等均与缺损的发生有关。

4.应力疲劳

牙齿萌出至建立咬合关系后，即开始承受咀嚼压力。根据断裂力学理论，牙齿硬组织中长期应力集中的部位可以产生应力疲劳微裂，导致硬组织的损伤甚至断裂。已有生物力学研究证实，当给牙齿与牙长轴呈 45°角方向的载荷时，颊侧颈部应力集中系数最大；模拟𬌗力疲劳的人牙离体实验已证明在实验牙颊舌向纵剖面的颊半侧颈部牙本质中，用扫描电镜见到多条方向一致的细微裂纹，而其他处无类似发现；该实验还表明横刷牙、酸蚀和𬌗力疲劳三因素作用的积累与协同导致了实验性楔状缺损的发生，其中𬌗力因素对楔形缺损的形成和加深起了重要的作用。临床研究结果证实楔状缺损的患病与咬合力的增加和积累关系密切，与患牙承受水平𬌗力和创伤𬌗力关系密切。

(二)临床表现

(1)多见于中年以上患者的前磨牙区，其次是第一磨牙和尖牙。有时范围涉及第二恒磨牙以前的全部牙齿，常见邻近数个牙齿，且缺损程度可不相同。偶见年轻患者单个牙齿的楔状缺损，均伴有该患牙的𬌗干扰。中老年人中，该病的发病率可达 60%～90%。

(2)缺损多发生在颊、唇侧，少见于舌侧。调查资料表明老年人中，舌侧缺损的患病率达 15.2%，好发牙位是第一、二磨牙。

(3)楔状缺损由浅凹形逐渐加深，表面光滑、边缘整齐，为牙齿本色。

(4)楔状缺损达牙本质后，可出现牙本质过敏症，深及牙髓时可引起牙髓和根尖周病。缺损过多可导致牙冠折断。

(三)防治原则

1.消除病因

检查𬌗干扰并行调整，改正刷牙方法。

2.纠正口腔内的酸性环境

改变饮食习惯，治疗胃病，用弱碱性含漱液漱口，如2%小苏打溶液。

3.修复缺损

患牙出现缺损必须进行修复，黏结修复效果好。

4.对症治疗

出现其他病症应进行相应的治疗。

四、酸蚀症

酸蚀症是牙齿受酸侵蚀，硬组织发生进行性丧失的一种疾病。20 世纪，酸蚀症主要指长期与酸雾或酸酐接触的工作人员的一种职业病。随着社会进步和劳动条件的改善，这种职业病明显减少。近十几年来，饮食习惯导致的酸蚀症上升，由饮食酸引起的青少年患病率增高已引起了人们的重视。反酸的胃病患者，牙齿亦可发生类似损害。

(一) 病因

酸蚀症的致病因素主要是酸性物质对牙组织的脱矿作用，而宿主的因素可以影响酸性物质导致酸蚀症的作用。有发病情况的调查研究发现无论饮食结构如何，酸蚀症仅发生于易感人群。

1.酸性物质

(1)饮食酸：酸性饮料(如果汁和碳酸饮料)的频繁食用，尤其青少年饮用软饮料日趋增加。饮食酸包括果酸、柠檬酸、碳酸、乳酸、醋酸、抗坏血酸和磷酸等弱酸。酸性饮料 pH 值常低于 5.5，由于饮用频繁，牙面与酸性物质直接接触时间增加导致酸蚀症。

(2)职业相关酸性物质：工业性酸蚀症曾经发生在某些工厂，如化工、电池、电镀、化肥等工厂空气中的酸雾或酸酐浓度超过规定标准，致使酸与工人牙面直接接触导致职业性酸蚀症。盐酸、硫酸和硝酸是对牙齿危害最大的三类酸。其他酸，如磷酸、醋酸、柠檬酸等，酸蚀作用较弱，主要集聚在唇侧龈缘下釉牙骨质交界处或牙骨质上。接触的时间愈长，牙齿破坏愈严重。与职业相关的酸蚀症，如游泳运动员在氯气处理的游泳池中游泳，因为 Cl_2 遇水产生 $HClO_2$ 和 HCl；可发生牙酸蚀症，还如职业品酒员因频繁接触葡萄酒(pH3～3.5)发生酸蚀症等。

(3)酸性药物：口服药物，如补铁药、口嚼维生素 C、口嚼型阿司匹林及患胃酸缺乏症的患者用的替代性盐酸等的长期服用均可造成酸蚀症。某种防牙石的漱口液(含 EDTA)也可能使牙釉质表面发生酸蚀。

(4)胃酸：消化期胃液含 0.4%盐酸。胃病长期返酸、呕吐及慢性酒精中毒者的胃炎和反胃均可形成后牙舌面和腭面的酸蚀症，有时呈小点状凹陷。

2.宿主因素

(1)唾液因素：口腔环境中，正常分泌的唾液和流量对牙表面的酸性物质有缓冲和冲刷作用。如果这种作用能够阻止牙表面 pH 值下降到 5.5 以下，可以阻止牙酸蚀症发生。如果唾液流率和缓冲能力降低，如头颈部放疗、唾液腺功能异常或长期服用镇静药、抗组胺药等，则牙面接触酸性物质发生酸蚀症的可能性就更大。

(2)生活方式的改变：酸性饮食增多的生活习惯，尤其在儿童时期就建立的习惯，或临睡前喝酸性饮料的习惯是酸蚀症发生的主要危险因素。剧烈的体育运动导致脱水和唾液流率下降，加上饮用酸性饮料可对牙造成双重损害。

(3)刷牙因素：刷牙的机械摩擦作用加速了牙面因酸脱矿的牙硬组织缺损，是酸蚀症形成的因素之一。对口腔卫生的过分关注，如频繁刷牙，尤其是饭后立即刷牙，可能加速酸蚀症的进展。

(4)其他因素：咬硬物习惯或夜磨牙等与酸性物质同时作用，可加重酸蚀症。

(二) 临床表现

(1)前牙唇面釉质的病变缺损(以酸性饮料引起的酸蚀症为例)可分为 5 度(图 3-2)。

1 度：仅牙釉质受累。唇、腭面釉质表面横纹消失，牙面异样平滑、呈熔融状、吹干后学色泽晦暗；切端釉质外表熔融状，咬合面牙尖圆钝、外表熔融状、无明显实质缺失。

2 度：仅牙釉质丧失。唇、腭面牙釉质丧失、牙表面凹陷、凹陷宽度明显大于深度；切端沟槽样病损；咬合面牙尖或沟窝的杯口状病损。

3 度：牙釉质和牙本质丧失，牙本质丧失面积小于牙表面积的 1/2。唇、腭面牙釉质牙本质丧失、切端沟槽样病损明显、唇面观切端透明；咬合面牙尖或沟窝的杯口状病损明显或呈弹坑状病损。

4 度：牙釉质和牙本质丧失，牙本质丧失面积大于牙表面积的 1/2。各牙面的表现同"3"度所描述，范围扩大加深，但尚未暴露继发牙本质和牙髓。

5 度：釉质大部丧失，牙本质丧失至继发牙本质暴露或牙髓暴露，牙髓受累。

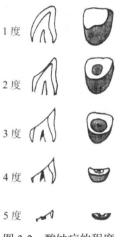

图 3-2 酸蚀症的程度

(2)酸蚀患牙对冷、热和酸刺激敏感。

(3)酸蚀 3～4 度已近髓腔或牙髓暴露，可继发牙髓炎和根尖周病。

(4)与职业有关的严重患者，牙感觉发木、发酸，并可伴有其他口腔症状，如牙龈出血、牙齿咀嚼无力、味觉减退，以及出现全身症状，如结膜充血、流泪、畏光、皮炎、呼吸道炎症、嗅觉减退、食欲缺乏、消化障碍。

(三)防治原则

(1)对因治疗改变不良的生活习惯、改善劳动条件、治疗有关的全身疾病。

(2)个人防护与职业有关的患者使用防酸口罩，定期用 3%的小苏打溶液漱口，用防酸牙膏刷牙。

(3)对症治疗对牙齿敏感症、牙髓炎和根尖周病的治疗。

(4)牙体缺损可用复合树脂修复或桩冠修复。

五、牙微裂

未经治疗的牙齿硬组织由于物理因素的长期作用而出现的临床不易发现的细微裂纹，称为牙微裂，习惯上称牙隐裂。牙微裂是导致成年人牙齿劈裂，继而牙齿丧失的一种主要疾病。

(一)病因

1.牙齿结构的薄弱环节

正常人牙齿结构中的窝沟和釉板均为牙齿发育遗留的缺陷区，不仅本身的抗裂强度最低，而且是牙齿承受正常𬌗力时应力集中的部位，因此是牙微裂发生的内在条件。

2.牙尖斜面牙齿

在正常情况下，即使受到应力值最小的0°轴向力时，由于牙尖斜面的存在，在窝沟底部同时受到两个方向相反的水平分力作用，即劈裂力的作用。牙尖斜度愈大，所产生的水平分力愈大。因此，承受力部位的牙尖斜面是微裂发生的易感因素。

3.创伤性𬌗力

随着年龄的增长，可由于牙齿磨损不均出现高陡牙尖，正常的咀嚼力则变为创伤性𬌗力。原来就存在的窝沟底部劈裂力量明显增大，致使窝沟底部的釉板可向牙本质方向加深加宽，这是微裂纹的开始。在𬌗力的继续作用下，裂纹逐渐向牙髓方向加深。创伤性𬌗力是牙微裂发生的重要致裂因素。

4.温度作用

釉质和牙本质的膨胀系数不同，在长期的冷热温度循环下，可使釉质出现裂纹。这点可解释与咬合力关系较小的牙面上微裂的发生。

(二) 病理

微裂起自窝沟底或其下方的釉板，随𬌗力作用逐渐加深。牙本质中微裂壁呈底朝𬌗面的三角形，其上牙本质小管呈多向性折断，有外来色素与荧光物质沉积。该陈旧断面在微裂牙完全劈裂后的裂面上，可与周围的新鲜断面明显区分。断面及其周边常可见牙本质暴露和并发龋损。

(三) 临床表现

(1)牙微裂好发于中老年患者的磨牙𬌗面，以上颌第一磨牙最多见。

(2)最常见的主诉较长时间的咀嚼不适或咬合痛，病史长达数月甚至数年。有时咬在某一特殊部位可引起剧烈疼痛。

(3)微裂的位置磨牙和前磨牙𬌗面细微微裂与窝沟重叠，如磨牙和前磨牙的中央窝沟，上颌磨牙的舌沟，向一侧或两侧延伸，越过边缘嵴。微裂方向多为𬌗面的近远中走行，或沿一主要承受𬌗力的牙尖，如上颌磨牙近中舌尖附近的窝沟走行。偶见颊舌向微裂纹。

(4)检查所见患牙多有明显磨损和高陡牙尖，与对𬌗牙咬合紧密，叩诊不适，侧向叩诊反应明显。不松动但功能动度大。

(5)并发疾病微裂纹达牙本质并逐渐加深的过程，可延续数年，并出现牙本质过敏症、根周膜炎、牙髓炎和根尖周病。微裂达根分歧部或牙根尖部时，还可引起牙髓-牙周联合症，最终可导致牙齿完全劈裂。

(6)患者全口𬌗力分布不均，患牙长期𬌗力负担过重，即其他部位有缺失牙、未治疗的患牙或不良修复体等。

(7)X线片可见到某部位的牙周膜间隙增宽，相应的硬骨板增宽或牙槽骨出现X线透射区，也可以无任何异常表现。

(四)诊断

1.病史和早期症状

较长期的咬合不适和咬在某一特殊部位时的剧烈疼痛。

2.叩诊

分别各个牙尖和各个方向的叩诊可以帮助患牙定位，叩痛显著处则为微裂所在位置。

3.温度试验

患牙对冷敏感时，以微裂纹处最显著。

4.裂纹的染色检查

2%～5%碘酊或其他染料类药物可使已有的裂纹清晰可见。

5.咬楔法

将韧性物，如棉签或小橡皮轮，放在可疑微裂处作咀嚼运动时，可以引起疼痛。

(五)防治原则

1.对因治疗

调整创伤性𬌗力，调磨过陡的牙尖。注意全口的𬌗力分布，要尽早治疗和处理其他部位的问题，如修复缺失牙等。

2.早期微裂的处理

微裂仅限于釉质或继发龋齿时，如牙髓尚未波及，应作间接盖髓后复合树脂充填，调𬌗并定期观察。

3.对症治疗

牙髓病、根尖周病应作相应处理。

4.防止劈裂

在作牙髓治疗的同时，应该大量调磨牙尖斜面，永久充填体选用复合树脂为宜。如果微裂为近远中贯通型，应同时作钢丝结扎或戴环冠，防止牙髓治疗过程中牙冠劈裂。多数微裂牙单用调𬌗不能消除劈裂性的力量，所以在对症治疗之后，必须及时作全冠保护。

六、牙根纵裂

牙根纵裂系指未经牙髓治疗的牙齿根部硬组织在某些因素作用下发生与牙长轴方向一致的、沟通牙髓腔和牙周膜间隙的纵向裂缝，该病首先由我国报告。

(一)病因

本病病因尚不完全清楚，其发病与以下因素密切相关。

1.创伤性𬌗力及应力疲劳

临床资料表明，患牙均有长期负担过重史，大多数根纵裂患者的牙齿磨损程度较正常人群严重，𬌗面多有深凹存在。加上邻牙或对侧牙缺失，使患牙较长时期受到创伤性𬌗力的作用；根纵裂患者光𬌗分析结果证实，患牙在正中𬌗时承受的接触合力明显大于其他牙；含根管系统的下颌第一磨牙三维有限元应力分析表明，牙齿受偏离生理中心的力作用时，其近中根尖处产生较大的拉应力，且集中于近中根管壁的颊舌面中线处。长期应力集中部位的牙本质可以发生应力疲劳微裂，临床根纵裂最多发生的部位正是下颌第一磨牙拉应力集中的这个特殊部位。

2.牙根部发育缺陷及解剖因素

临床有25%～30%的患者根纵裂发生在双侧同名牙的对称部位，仅有程度的不同。提示了有某种发育上的因素。上颌第一磨牙近中颊根和下颌第一磨牙近中根均为磨牙承担𬌗力较重而牙根解剖结构又相对薄弱的部位，故为根纵裂的好发牙根。

3.牙周组织局部的慢性炎症

临床资料表明，牙根纵裂患者多患成人牙周炎，虽然患者牙周炎程度与患牙根纵裂程度无相关关系，但患牙牙周组织破坏最重处正是根纵裂所在的位点。大多数纵裂根一侧有深及根尖部的狭窄牙周袋，表明患牙牙周组织长期存在的炎症对根纵裂的发生、发展及并发牙髓和根尖周的炎症可能有关系。长期的颌创伤和慢性炎症均可使根尖部的牙周膜和牙髓组织变为充血的肉芽组织，使根部的硬组织——牙本质和牙骨质发生吸收。而且受损的牙根在创伤性𬌗力持续作用下，在根尖部应力集中的部位，沿结构薄弱部位可以发生微裂，产生根纵裂。

(二)病理

裂隙由根尖部向冠方延伸，常通过根管。在根尖部，牙根完全裂开，近牙颈部则多为不全裂或无裂隙。根尖部裂隙附近的根管壁前期牙本质消失，牙本质和牙骨质面上均可见不规则的吸收陷窝，偶见牙骨质沉积或菌斑形成。牙髓表现为慢性炎症、有化脓灶或坏死。裂隙附近的根周膜变为炎症性肉芽组织，长入并充满裂隙内。裂隙的冠端常见到嗜伊红物质充满在裂隙内。

(三)临床表现

(1)牙根纵裂多发生于中、老年人的磨牙，其中以下第一磨牙的近中根最多见。其次为上磨牙的近中颊根。可单发或双侧对称发生，少数病例有2个以上的患牙。

(2)患牙有较长期的咬合不适或疼痛，就诊时也可有牙髓病或(和)牙周炎的自觉症状。

(3)患牙牙冠完整，无牙体疾患，𬌗面磨损3度以上，可有高陡牙尖和𬌗面深凹，叩诊根裂侧为浊音，对温度诊的反应视并发的牙髓疾病不同而变化。

(4)患牙与根裂相应处的牙龈可有红肿扪痛，可探到深达根尖部的细窄牙周袋，早期可无深袋；常有根分歧暴露和牙龈退缩，牙齿松动度视牙周炎和颌创伤的程度而不同。

(5)患者全口牙𬌗力分布不均，多有磨牙缺失，长期未修复。患牙在症状发生前曾是承担𬌗力的主要牙齿。

(四)X线片表现

1.纵裂根的根管影像

均匀增宽，增宽部分无论多长均起自根尖部。有四种表现：①根管影像仅在根尖1/3处增宽；②根管影像近1/2～2/3增宽；③根管影像全长增宽；④纵裂片横断分离。

(1)患根的根管影像仅在根尖1/3处增宽。

(2)患根根管影像近1/2～2/3增宽。

(3)患根根管影像全长增宽。

(4)患根纵裂片横断分离，增宽部分无论多长均起自根尖部。

2.牙周组织表现

可有患根周围局部性骨质致密，牙周膜间隙增宽，根分歧部骨质丧失及患根周围的牙槽骨垂直吸收或水平吸收。

(五)诊断

(1)中老年人牙冠完整的磨牙，有长期咬合痛，并出现牙髓、牙周炎症状，应考虑除外根纵裂。

(2)磨牙一侧有叩痛,叩诊浊音,有深及根尖的细窄牙周袋。

(3)患牙根髓腔特有的 X 线片表现是诊断牙根纵裂的主要依据。如 X 线片上根髓腔不清可改变投照角度。

(4)注意对照同名牙的检查与诊断。

(六)鉴别诊断

(1)牙根纵裂发生于未经牙髓治疗的活髓牙齿,可与根管治疗后发生的牙根纵裂鉴别。

(2)牙根纵裂 X 线片显示起自根尖部的呈窄条增宽的根管影像可与因牙髓肉芽性变造成的内吸收相鉴别,后者 X 线片表现为髓室或根管某部位呈圆形、卵圆形或不规则膨大的透射区。

(3)牙根纵裂患牙牙冠完整无任何裂损,可与牙冠劈裂导致的冠根纵劈裂相区别。

(七)治疗原则

(1)解除𬌗干扰,修复牙体形态,充填𬌗面深凹。

(2)对症治疗并发牙髓根尖周病、牙周炎时,作相应的牙髓、牙周治疗。

(3)如健根牙周组织正常,可行患根的截根术或半切除术,除去纵裂患根,尽量保留部分患牙。

(4)全口牙列的检查、设计治疗,使全口𬌗力负担均衡。

七、𬌗创伤性磨牙根横折

磨牙,尤其是第一、二恒磨牙是人类口腔中承担𬌗力的主要牙齿,其中承受应力较大的牙根在创伤性𬌗力作用下有可能发生折断,并导致一系列并发症。国内学者首先报道了这类𬌗创伤性磨牙根横折病例。

(一)病因

1.患牙长期承受过重的𬌗力和创伤性𬌗力

患者口内有多个缺失牙长期未修复,有不良修复体或其他患牙未治疗,根折患牙在出现症状前是承担咀嚼力的主要牙齿,而且侧方𬌗时尤其在非工作侧有明显的𬌗干扰。

2.磨牙应力集中的解剖部位

生物力学实验证实多根牙因其解剖特点,在受力时各根的应力分布是不均衡的,如上第一磨牙,牙根分叉显著,在正中咬合时,腭根受力最大。当侧方𬌗非工作侧有𬌗干扰时,腭根颈 1/3 与中 1/3 交界处应力值最大,牙齿硬组织长期应力集中部位可以产生应力疲劳微裂。在牙体和牙周组织健康的磨牙,该部位是创伤性𬌗力导致根横折的易感区。

3.突然的咬合外伤

如吃饭时咯小砂子、不慎误咬筷子等。这种外力不同于一般的外伤力量,它选择性地作用在患牙咬合时承受压力最大的牙根特定部位,造成折断。

(二)临床表现

好发于中、老年人无牙体疾患的上磨牙腭根,其次是远中颊根。

(1)患牙长期咬合不适或痛,可有急性咬合外伤史。

(2)牙冠完整,叩诊不适或痛,根折侧叩诊浊音。

(3)可并发牙髓病、根尖周病及患根的牙周疾病。

(4)患牙可有 1～2 度松动，功能性动度 2～3 度。

(5)侧方殆干扰以非工作侧为主，全口殆力分布不均衡。

(三)X 线片表现

患牙的某一根有 X 线透射的横折线(图 3-3)，还可有牙周膜间隙增宽，偶见折断的根尖移位。

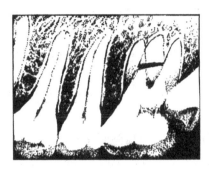

图 3-3　上磨牙腭侧根创伤性横折 X 线片

(四)诊断

除考虑临床表现之外，X 线片表现是主要诊断指征。开髓后患根在折断线处的异常，探诊可协助诊断。

(五)治疗原则

1.调整咬合

去除患牙非工作侧箱干扰，注意均衡全口殆力负担。

2.对症治疗

牙髓活力正常且患根牙周组织正常者，可不作牙髓治疗，定期观察。已并发牙髓、根尖周病者作相应治疗。

3.折断根处理

折断的部位如不与龈袋相通，可行保守治疗(根管治疗)；如果相通，则行手术治疗(根尖手术、截根术或半根切除术)。

第二节　牙齿外伤

牙齿外伤指牙齿受到各种机械力作用所发生的急剧损伤，常见于上前牙。牙齿受急剧外伤后，可以引起牙体硬组织、牙周组织、牙髓组织的损伤，临床常见几种损伤同时发生。牙齿外伤多为急诊，处理时应首先注意患者的全身情况，查明有无颅脑损伤和其他部位的骨折等重大问题。牙齿外伤也常伴有牙龈撕裂和牙槽突的折断，均应及时诊断处理。常见的牙齿外伤有牙震荡、牙折、牙脱位和牙脱臼，其中牙折包括牙不全冠折、冠折、根折和冠根折。

突然加到牙齿上的各种机械外力，其性质、大小、作用方向不同，造成了各种不同类型的损伤。直接外力，如工具打在牙上、摔倒时前牙碰地，多造成前牙外伤；间接外力，如外力撞击颏部时，下牙猛烈撞击上牙，通常造成前磨牙和磨牙的外伤；高速度的外力易致牙冠折断，低速度强度大的外力易致牙周组织损伤。

下面分别叙述各类牙齿外伤的病理、临床表现和防治原则。

一、不全冠折

牙面釉质不全折断，牙体组织无缺损。临床常见，但易被忽略，又称为裂纹。

（一）病理

从牙釉质表面开始与釉柱方向平行的折断线可止于釉质内，也可到达釉牙本质界（图3-4）。裂纹常可在釉板的基础上加重。

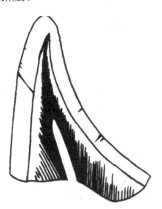

图3-4　不全冠折纵剖面磨片

（二）临床表现

在牙齿的唇（颊）面有与牙长轴平行、垂直或呈放射状的细微裂纹。可无任何症状或有对冷刺激一过性敏感的症状。

（三）治疗原则

(1) 无症状者可不处理。

(2) 年轻恒牙有症状者可作带环冠，用氧化锌丁香油糊剂黏着6～8周，以待修复性牙本质形成。

(3) 少量调𬌗。

二、冠折

（一）临床表现

冠折有两种情况如下（图3-5）。

1.冠折未露髓

仅限于冠部釉质或釉质和牙本质折断，多见于上中切牙近中切角或切缘水平折断，偶见折断面涉及大部分唇面或舌面。牙本质折断者可出现牙本质过敏症，有时可见近髓处透红、敏感。

2.冠折露髓

折断面上有微小或明显露髓孔，探诊和冷热刺激时敏感。如未及时处理，露髓处可出现增生的牙髓组织或发生牙髓炎。

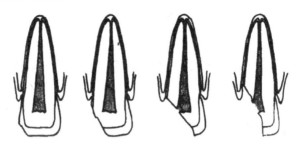

图 3-5　冠折的各种表现

（二）病理

牙本质暴露后，成牙本质细胞突发生变性或坏死，形成透明牙本质、修复性牙本质或死区。牙髓如果暴露，其创面很快便有一层纤维蛋白膜覆盖，下方有多形核白细胞浸润；牙髓内组织细胞增多，以后这些炎症浸润向深部蔓延。

（三）治疗原则

1.少量釉质折断

无症状者调磨锐利边缘，追踪观察牙髓情况。

2.少量釉质、牙本质折断者

断面用对牙髓刺激小的水门汀覆盖，6～8周后若无症状，用复合树脂修复。

3.牙本质折断

近髓者年轻恒牙应间接盖髓，6～8周后或待根尖形成后用复合树脂或嵌体修复。成人牙可酌情作间接盖髓或根管治疗。

4.冠折露髓者

成年人可作根管治疗后修复牙冠；年轻恒牙应作直接盖髓或活髓切断术，待根尖形成后再作根管治疗或直接作牙冠修复。

三、根折

（一）病理

根折后，折断线处牙髓组织和牙周膜出血，然后发生凝血，牙髓和牙周膜充血。近牙髓端成牙本质细胞和牙髓细胞增殖，部分进入折断线；近牙周膜端，牙周结缔组织增生，并进入折断线。

（二）临床表现

（1）多发生在成年人。根折的部位不同，表现的松动度和叩痛不一（图3-6）。根折发生在根尖1/3处，无或轻度叩痛，有轻度松动或不松动；如果中1/3或近龈1/3根折，则叩痛明显，叩诊浊音，2～3度松动；患牙对殆前伸时，用手指放在唇侧龈可扪及异常的松动度。有时可见患牙轻微变长。

（2）牙髓活力测定结果不一牙齿外伤后，当时牙髓活力测验无反应，不一定说明牙髓坏死，不必立即作牙髓治疗，应定期观察。

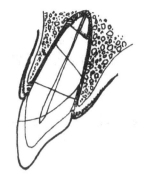

图 3-6 根折的不同部位和冠根折

(3)X 线片表现牙根不同部位有 X 线透射的折断线。如果颊舌面折断部位不在同一水平面上(斜行根折)或根部不止一处折断时，X 线片上可显示不止一条折断线。

(三)诊断

主要依靠 X 线片表现。根折后近期 X 线检查折断线显示不清时，应换不同角度投照，或待 2 周后再拍 X 线片，可清楚显示折断线。

(四)治疗原则

(1)测定并记录牙髓活力情况。活力尚存的患牙应定期复查，若日后发生牙髓坏死，再作根管治疗。

(2)根尖 1/3 处根折的患牙，如牙髓状况良好，可调后观察。

(3)其余部位的根折，如未与龈沟相通者需复位、固定。一般固定 3 个月。

(4)折断线与口腔相通者，一般应拔除。如残留断根有一定长度，可摘除断端冠，作根管治疗，然后作龈切除术；必要时作翻瓣术，并修整牙槽嵴的位置，以延长临床牙冠，或用正畸方法牵引牙根，再以桩冠修复。

(五)根折的愈合

动物实验观察到的根折后修复过程与骨折愈合过程类似，但断根处血液供应差，修复过程缓慢，易受口腔内多种因素的影响。如牙齿动度、感染、断端分离的程度和固定条件等。

根折的俞合有四种情况(图 3-7)。

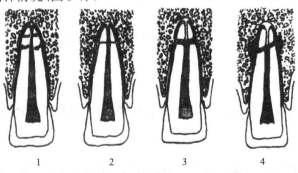

1   2   3   4
图 3-7 根折的愈合类型

1.硬组织愈合；2.结缔组织愈合；3.骨和结缔组织愈合；4.折断处感染，不能愈合

1.硬组织愈合

患牙无不适、临床检查无叩痛、不松动、牙龈正常、功能良好。牙髓活力正常或略迟钝，根管治疗后X线片上原折断线消失，是牙齿根折的理想愈合。修复的硬组织近髓端有牙本质、骨样牙本质，外周端为牙骨质。

2.结缔组织愈合

临床表现同上，但X线片上原折断线仍清晰可见。临床该类愈合并不少见，常在复位、固定不当时出现。

3.骨和结缔组织愈合

临床表现同上，X线片见断片分离、有骨组织长入、断裂处围绕两断端的是正常的牙周组织。根折发生于牙槽突生长发育完成之前，即成年之前的病例可出现该类型愈合。

4.折断线感染不能愈合

牙齿松动、有叩痛、牙髓坏死、牙龈有瘘管，可并发急、慢性根尖周炎。X线片见折断线增宽，周围牙槽骨出现X线透射区。发生该种情况，则应该做折断根尖摘除手术或拔除。

四、冠根折

(一)临床表现

折断线累及牙冠和根部，均与口腔相通，牙髓往往暴露。患牙断片动度大，触痛明显。

(二)治疗原则

多数患牙需拔除。少数情况下，折断线距龈缘近或剩余牙根较长则可摘除断冠后，作根管治疗，再行牙冠延长术、正畸牵引或外科拔出方法。暴露残冠后，桩冠修复。

五、牙震荡

牙震荡是牙周膜的轻度损伤，又称为牙挫伤或外伤性根周膜炎。

(一)病理

根尖周围的牙周膜充血、渗出，甚至轻微出血。常伴有牙髓充血和水肿。

(二)临床表现

牙齿轻微酸痛感，垂直向或水平向叩痛(+)～(++)，不松动，无移位。可有对冷刺激一过性敏感症状。X线片表现正常或根尖牙周膜增宽。

(三)治疗原则

少量调𬌗，测定并记录牙髓活力情况。定期观察直至恢复正常。

六、牙脱位

(一)病理

牙脱位时，部分牙周膜撕裂，血管神经断裂，使牙齿的相应部分与牙槽骨脱离，并常有部分牙槽骨骨折。

(二)临床表现

临床有3种脱位情况：突出性脱位；侧向脱位；挫入性脱位(图3-8)。

1.挫入性脱位

患牙牙冠明显短于正常邻牙，牙根嵌入牙槽窝中，有牙槽骨壁的折断。X线片见患牙根尖的牙周膜间隙消失。常见于乳牙或年轻患者的恒牙。

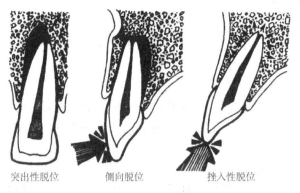

突出性脱位　　　　侧向脱位　　　　挫入性脱位

图 3-8　牙脱位

2.突出性脱位

患牙松动 3 度，较邻牙长出，有时 2~3 个牙齿同时发生。X 线片见根尖部牙周膜间隙明显增宽。

3.侧向脱位

患牙向唇、舌或远中方向移位，常伴有牙槽窝侧壁的折断和牙龈裂伤。X 线片有时可见一侧根尖周膜间隙增宽。

(三)治疗原则

1.测定并记录牙髓活力情况，定期观察，发生牙髓坏死后，行根管治疗。

2.嵌入性脱位，年轻恒牙不必强行拉出，日后可自行萌出；成年人应用正畸方法牵引出患牙，或在局麻下复位、固定。

3.其他脱位牙齿应局麻下复位、固定。治疗愈早，预后愈好。

七、牙脱臼

(一)病理

牙脱臼时，牙周膜完全断裂，牙齿与牙槽骨完全分离。

(二)临床表现

患牙从牙槽窝中脱出，常见患者手拿牙齿就诊，有些患者则将患牙遗弃。

(三)治疗原则

(1)尽快作再植术，在脱臼后 30 分钟内再植，成功率可达 90% 以上；最好在脱臼后 2 小时内再植，尚可有效地防止日后牙根吸收的发生；牙齿在口外停留 1 日以内再植，也有成功的可能。

(2)再植术后 1 周，作根管治疗，根管内封氢氧化钙制剂 3~6 个月，在此期间可更换氢氧化钙制剂 1~3 次。然后行根管充填。

(3)向患者宣教，脱臼的牙齿应立即冲洗后放入原位，或保存在生理盐水、口腔内舌下或牛奶内，并尽快就医。

八、牙齿外伤的并发症

（一）牙髓充血

牙齿外伤无论伤势轻重均引起程度不等的牙髓充血，其恢复情况与患者的年龄关系密切，应定期观察其恢复情况。

（二）牙髓出血

牙冠呈现粉红色，可于外伤后当时出现，也可经一定时间后才出现。年轻恒牙微量出血有可能恢复正常，成年人牙不易恢复，日久变成深浅不等的黄色。患牙如无其他症状，不一定作根管治疗。

（三）牙髓暂时失去感觉

牙齿外伤后，牙髓可能失去感觉，对活力测验无反应。经过一段时间（1～13个月）以后，牙髓活力可能缓慢地恢复正常。这种情况多发生于年轻恒牙。因此牙齿外伤后当时，牙髓活力测验无反应不一定说明牙髓坏死，不必立即作牙髓治疗，应定期观察，诊断明确后再处理。

（四）牙髓坏死

脱位、根折、牙齿震荡和处理不当的冠折患牙均可发生牙髓坏死，其中嵌入性脱位的牙髓坏死发生率高达96%。牙根发育完全的外伤牙牙髓坏死发生率明显增高。发生牙髓坏死后，应立即作根管治疗。

（五）牙髓钙变

多见于年轻恒牙的脱位损伤之后，患牙牙冠颜色可略变暗，牙髓活力迟钝或无反应。X线片表现牙髓腔和根管影像消失。如无症状可不处理。

（六）牙根吸收

脱位和根折的外伤牙后期可出现牙根外吸收和牙内吸收。根管治疗时，在根管内封入氢氧化钙可以预防和停止牙根吸收的发生和进行。牙根外吸收患牙偶伴有骨性愈合。

第三节　其他牙体病症

一、牙本质过敏症

牙本质过敏症是指牙齿上暴露的牙本质部分受到机械、化学或温度刺激时，产生一种特殊的酸、"软"、疼痛的症状。牙本质过敏症不是一种独立的疾病，而是多种牙体疾病共有的一种症状。因许多患者以该症为主诉而就诊，其发病机制和治疗均有特殊之处，故在此单独叙述。

（一）病因与机制

1.牙本质的迅速暴露

因磨损、酸蚀、楔状缺损、牙周刮治及外伤等原因导致牙本质迅速暴露，而修复性牙本质尚未形成。此时，由于牙髓神经末梢穿过前期牙本质层分布在牙本质中，直达釉牙本质界；牙本质内的造牙本质的细胞突亦从牙髓直达釉牙本质界，并可延伸到釉质内部，形成釉梭；当牙本质暴露后，外界刺激经由神经传导或牙本质小管内的流体动力传导，可立即引起疼痛症状，故牙齿出现对机械、化学、温度刺激后的特殊敏感症状。牙本质过敏症状可自行缓解。

2.全身应激性增高

当患者身体处于特殊状况时，如神经官能症患者、妇女的月经期和妊娠后期或抵抗力降低时，神经末梢的敏感性增高，使原来一些不足以引起疼痛的刺激亦引起牙齿过敏症；当身体情况恢复正常之后，敏感症状消失。

（二）临床表现

主要表现为激发痛，刺激除去后，疼痛立即消失，其中以机械刺激最为显著。诊断时可用探针尖在牙面上寻找1个或数个敏感点或敏感区，引起患者特殊的酸、"软"、痛症状。敏感点可发现在1个牙或多个牙上。在𬌗面牙本质界或牙颈部釉牙骨质界处最多见。

牙本质敏感指数，根据机械探测和冷刺激敏感部位的疼痛程度分为4度：0°，无痛；1°，轻微痛；2°，可忍受的痛；3°，难以忍受的痛。

（三）治疗原则

（1）治疗相应的牙体疾病，覆盖暴露的牙本质。

（2）调磨过高的牙尖。

（3）敏感部位的脱敏治疗

1)𬌗面个别敏感点用麝香草酚熨热脱敏。

2)颌面多个敏感点或区，用碘化银、氨硝酸银或酚醛树脂脱敏。

3)牙颈部敏感区用含氟糊剂，如75%氟化钠甘油糊剂涂擦脱敏。

4)全口多个牙𬌗面或牙颈部敏感，可用氟离子和钙离子导入法脱敏。也可嘱患者自行咀嚼茶叶、生核桃仁或大蒜，前两者中含大量鞣酸，可使牙本质小管中的蛋白质凝固，从而起脱敏作用。或用含氟牙膏涂擦，均可收到一定脱敏效果。近年来，激光脱敏也已取得一定疗效。

（4）全身应激性增高引起的牙灰质过敏症，除局部处理外，可用耳穴刺激疗法。选用喉、牙、肾、神门、交感、心、皮质下等穴位。

二、牙根外吸收

牙根吸收通常分为牙根外吸收和牙内吸收。牙根表面发生的进行性的病理性吸收称为牙根外吸收。

（一）病因

1.牙齿外伤

创伤和牙周组织的炎症是引起外吸收最常见的原因。

2.牙根周局部的压迫作用

如颌骨内囊肿、肿瘤或阻生、埋伏牙等的压迫作用常引起根尖区的外吸收，使牙根变短。

3.某些口腔科的治疗过程

如无髓牙用高浓度过氧化氢漂白治疗，可引起牙颈部外吸收；根管治疗、根尖手术、正畸治疗以及自体牙移植或再植后引起的外吸收亦不少见。

4.全身性疾病

某些造成体内钙代谢紊乱的系统病，如甲状旁腺功能减退或亢进，钙质性痛风、Gaucher病、Paget病等，也与外吸收发生有关。

5.还有一种少见的原因不明的特发性外吸收表现为多个牙、广泛的、进展迅速的外吸收。

（二）病理

牙根表面类牙骨质层消失，牙骨质出现蚕食状小凹陷，逐渐进行到牙本质。凹陷内可见破骨细胞，根据病理特征可分为以下几类。

1.表面吸收

牙骨质局部而浅表吸收，损伤因素除去后，可由造牙骨质细胞修复。

2.炎症性吸收

如炎症持续存在，则吸收过程继续进行。

3.置换性吸收

骨组织置换了被吸收的牙根，进展缓慢，根吸收与骨性愈合同时存在。

（三）临床表现

一般患牙可长期无任何症状，仅于外吸收发生相当量后在 X 线片上显示牙根表面深浅不等的虫蚀状缺损(图 3-9)。炎症性吸收时，周围有 X 线透射区。置换性吸收时，牙周膜间隙消失，牙槽骨直接与根面附着。严重的进行性根外吸收，牙根全部吸收导致牙冠脱落。

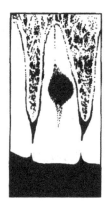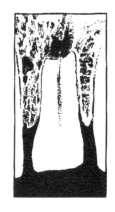

牙内吸收　　　　　　　　牙根外吸收

图 3-9　牙齿吸收 X 线片

（三）防治原则

(1)正确及时地处理，外伤牙齿和变色牙漂白脱色的正确操作，可以防止外吸收的发生。

(2)根管治疗和根管内封置氢氧化钙制剂，可以防止牙根外吸收的发生和发展。

(3)除去压迫因素，如调𬒈、拔除埋伏牙、肿瘤摘除等可以停止外吸收的进行。

(4)牙颈部的外吸收，可在相应牙周或牙髓治疗后，充填修复。

三、牙齿外源性着色

牙颜色的改变指由各种外因和内因造成的牙齿颜色的改变，即牙齿外源性着色和牙齿变色。进入口腔的外来色素或口腔中细菌产生的色素、沉积在牙面称为牙齿外源性着色。

(一)病因及临床表现

1.饮食中的色素

如长期喝茶、吸烟或嚼槟榔的人,牙齿表面,特别是舌面有褐色或黑褐色着色,刷牙不能除去。牙齿的窝沟和表面粗糙处也易有着色。

2.口腔卫生不良

外来色素首先沉着于牙面的黏液膜和菌斑中。口腔卫生不良者,菌斑滞留处易有色素沉着,如近龈缘处、邻接面是经常着色的部位。随着菌斑下方牙面的脱矿,色素也可渗入牙体组织内。

3.药物

长期用氯己定或高锰酸钾溶液漱口或用药物牙膏,如氯己定牙膏,可在牙面形成浅褐或深褐色着色;牙齿局部氨硝酸银浸镀治疗后,相应部位变成黑色。

4.职业性接触

某些矿物质如铁、硫等,牙齿可着褐色;接触铜、镍、铬等,牙面易出现绿色沉着物。

5.其他因素

唾液的黏稠度、酸碱度及口腔内产色素细菌的生长,均与外来色素沉积有关。

(二)防治原则

(1)保持口腔卫生,每日早晚两次正确刷牙,注意要刷净各个牙面。

(2)已有色素沉积的牙面用洁治术清除,注意术后的磨光。

四、牙齿变色

正常牙齿为有光泽的黄白色,因身体和(或)牙齿内发生改变所致的颜色或色泽的变化称为牙齿变色,又称为内源性牙齿着色。牙齿变色包括局部因素造成的个别牙齿变色和全身因素引起的多数牙或全口牙齿的变色,如四环素牙、氟斑牙等。

(一)病因、病理和临床表现

(1)牙髓出血:牙齿外伤或使用砷剂失活牙髓时牙髓血管破裂,或因拔髓时出血过多,血液渗入牙本质小管,血红蛋白分解为有色化合物使牙齿变色。血液渗入牙本质小管的深度和血红蛋白分解的程度直接影响牙齿变色的程度。外伤牙髓出血近期,牙冠呈现粉红色,随血红蛋白分解逐渐变成棕黄色;如果血液仅渗入髓腔壁牙本质浅层,日后牙冠呈现浅灰色;若已渗入牙本质的外层,则牙冠呈浅棕或灰棕色。

(2)牙髓组织分解:这是牙齿变色最常见的原因。坏死牙髓产生硫化氢,与血红蛋白作用形成黑色的硫化铁。黑色素也可来自产色素的病原菌。黑色物质缓慢渗入牙本质小管,牙齿呈灰黑色或黑色。

(3)食物在髓腔内堆积和(或)在产色素细菌作用下,产生有色物质进入牙本质使牙齿变色。

(4)窝洞和根管内用的药物和充填材料:如碘化物、金霉素,可使牙齿变为浅黄色、浅褐色或灰褐色;银汞合金和铜汞合金可使充填体周围的牙齿变黑色;酚醛树脂使牙齿呈红棕色等。

(5)牙本质脱水:无髓牙失去来自牙髓的营养,牙本质脱水致使牙齿表面失去原有的半透明光泽而呈现晦暗灰色。

（二）鉴别诊断

（1）潜行龋患牙冠部可呈墨浸状，看似牙齿变色，但去净解坏腐质后，牙齿组织色泽正常。

（2）严重牙内吸收患牙的牙冠呈粉红色，并非牙齿变色，而是因髓腔扩大，硬组织被吸收变薄，透出牙髓组织颜色所致。

（三）防治原则

1.牙体牙髓病

治疗过程中预防牙齿变色除净牙髓，尤其是髓角处的牙髓；前牙禁用失活剂失活牙髓；牙髓治疗时，在拔髓后彻底清洗髓腔，尽快封闭髓腔，选用不使牙齿变色的药物和材料等。

2.已治疗的无髓牙变色

用30%过氧化氢溶液从髓腔内漂白脱色。

3.脱色效果不佳者

用复合树脂直接贴面或作桩冠修复。

第四章　牙龈疾病

第一节　菌斑性龈炎

菌斑性龈炎在牙周病国际新分类(1999)中归属牙龈病中的菌斑性龈病(dental plaque-induced gingival disease)类，本病在过去称为慢性龈炎(chronic gingivitis)、慢性龈缘炎(chronic marginal gingivitis)，单纯性龈炎(simplegingivitis)等。牙龈的炎症主要位于游离龈和龈乳头，是牙龈病中最常见的疾病，简称牙龈炎(gingivitis)。世界各地区、各种族、各年龄段的人都可以发生。在我国儿童和青少年的患病率在70%～90%左右，成人的患病率达70%以上。几乎每个人在其一生中的某个时间段都可发生不同程度和范围的龈炎。该病的诊断和治疗相对简单，且预后良好，但因其患病率高，治愈后仍可复发。相当一部分的龈炎患者可发展成为牙周炎，因此预防其发生和复发尤为重要。

一、病因

菌斑性龈炎是慢性感染性疾病，主要感染源为堆积在牙颈部及龈沟内的牙菌斑中的微生物。菌斑微生物及其产物长期作用于牙龈，首先导致牙龈的炎症反应，继而引起机体的免疫应答反应。因此菌斑是最重要的始动因子(initial factor)，其他局部因素，如牙石、不良修复体、食物嵌塞、牙错位拥挤、口呼吸等可加重菌斑的堆积，加重牙龈炎症。

患牙龈炎时，龈缘附近一般有较多的菌斑堆积，菌斑中细菌的量也较健康牙周时为多，种类也较复杂。此时菌斑中的G^+球、杆菌的比例较健康时下降，而G^-厌氧菌明显增多，牙龈卟啉单胞菌、中间普氏菌、梭形杆菌和螺旋体比例增高，但仍低于深牙周袋中此类细菌的比例。

二、临床病理

牙龈炎是一种慢性疾病，早期轻度龈炎的组织学表现与健康龈无明显界限，因为即使临床健康牙龈的沟内上皮下方的结缔组织中也有少量的炎症细胞的浸润。1976年，Page和Schroeder根据动物实验的研究、临床和组织学的观察资料，将从健康牙龈到牙周炎的发展过程分为四个阶段，但它们之间并无明确界限，而是移行过程。然而这四个阶段在人类并没得到组织学的全部证实。近年来，对人健康牙龈的组织学观察表明，大多数临床表现为健康的牙龈，其组织学表现类似动物(狗)实验性龈炎的初期和早期病损。牙龈炎的病变局限于牙龈上皮组织和结缔组织内，当炎症扩延到深部牙周组织，引起牙龈及牙周膜胶原纤维溶解破坏，以及牙槽骨吸收，导致牙周袋的形成，此时即为牙周炎。牙龈炎为牙周炎的前期(先导)阶段，包括初期病损(initial lesion)、早期病损(early lesion)、确立期病损(established lesion)三个阶段。重度病损(advanced lesion)是牙龈炎发展到牙周炎的阶段，但并非所有牙龈炎均会发展成牙周炎。初期、早期和确立期病损三者在牙龈组织中的病理和临床表现十分相似，均为慢性非特异性炎症，只是炎症的范围和程度有所不同。

显微镜下所见的牙龈组织学变化不一。最轻度的变化临床可无表现，亚临床状况往往是炎症的早期，只是在龈沟下结缔组织中存在很少量的中性粒细胞、巨噬细胞、淋巴细胞和极少量的浆细胞，局部区域尤其是在沟上皮下方有结缔组织纤维的松解。

菌斑诱导的龈炎特征是红、肿、探诊出血，病变是可逆的，可持续存在，不会进一步发展为结缔组织附着丧失的牙周炎。

三、临床表现

牙龈炎症一般局限于游离龈和龈乳头，严重时也可波及附着龈，炎症状况一般与牙颈部和龈沟内的菌斑及牙石量有关。牙龈炎一般以前牙区为多见，尤其是下前牙区最为显著。

1.患者的自觉症状

刷牙或咬硬物时牙龈出血常为牙龈炎患者就医的主诉症状，但一般无自发性出血，这有助于与血液系统疾病及其他原因引起的牙龈出血鉴别。有些患者可感到牙龈局部痒、胀、不适，口臭等症状。近年来，随着社会交往的不断增加和对口腔卫生的逐渐重视，口腔异味(口臭)也是患者就诊的重要原因和较常见的主诉症状。

2.牙龈色、形、质的变化

健康龈组织暴露于牙菌斑引起牙龈炎症，其临床的典型特征为牙龈色、形、质的改变和龈沟出血(表 4-1)。

表 4-1　健康龈向龈炎发展的临床变化

	正常龈	龈炎
色泽	粉红(某些人群可见黑色素)	鲜红或暗红
外形	龈缘菲薄紧贴牙面呈扇贝状，龈乳头充满牙间隙，龈沟深度≤3mm	龈缘和乳头组织水肿圆钝，失去扇贝状，牙龈冠向和颊舌向肿胀形成假袋(false pocket)
质地	韧有弹性	松软，水肿，施压时易引起压痕
出血倾向	正常探诊和刷牙不出血	探诊后出血，刷牙时出血

(1)色泽：健康龈色粉红，某些人还可见附着龈上有黑色素。患牙龈炎时，由于牙龈组织内血管增生、充血导致游离龈和龈乳头色呈鲜红或暗红，病变严重时，炎症充血范围可波及附着龈。

(2)外形：健康龈的龈缘菲薄呈扇贝状紧贴于牙颈组织水肿牙龈冠向和颊舌向肿胀，龈缘变厚，失去扇贝状，不再紧贴牙面。龈乳头圆钝肥大。附着龈水肿时，点彩也可消失，表面光滑发亮。少数患者的牙龈炎症严重时，可出现龈缘糜烂或肉芽增生。

(3)质地：健康龈的质地致密坚韧。患龈炎时，由于结缔组织水肿和胶原的破坏，牙龈质地松软、脆弱、缺乏弹性，施压时易引起压痕。当炎症较轻且局限于龈沟壁一侧时，牙龈表面仍可保持一定的致密度，点彩仍可存在。

3.龈沟深度和探诊出血

(1)龈沟深度：健康的龈沟探诊深度一般不超过 2～3mm。当牙龈存在炎症时，探诊会出血，或刺激后出血。有时由于牙龈的炎性肿胀，龈沟深度可超过 3mm，但龈沟底仍在釉牙骨质界处或其冠方，无结缔组织附着丧失，X 线片示无牙槽骨吸收。只要消除病因，牙龈组织即可消炎而恢复正常。故牙龈炎是一种可逆性的牙周疾病。

(2)探诊出血：在探测龈沟深度时，还应考虑到炎症的影响。组织学研究证明，用钝头的牙周探针探测健康的龈沟时,探针并不终止于结合上皮的最冠方(即组织学的龈沟底位置),而是进入到结合上皮内约 1/2～1/3 处(图 4-1)。当探测有炎症的牙龈时,探针尖端会穿透结合上皮而进入有炎症的结缔组织内,终止于炎症区下方的正常结缔组织纤维的冠方(图 4-1)。这是因为在炎症时,结缔组织中胶原纤维破坏消失,组织对机械力的抵抗减弱,易被探针穿通。消炎后,组织的致密度增加,探针不再穿透到结缔组织中,使探诊深度减小。因此在炎症明显的部位,牙周探诊的深度常大于组织学上的龈沟(袋)深度。有些患牙的牙龈炎症局限于龈沟(袋)壁上皮的一侧,牙龈表面红肿不明显,然而探诊后却有出血,这对牙龈炎的诊断和判断牙周炎症的存在有很重要的意义。

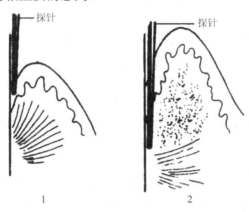

图 4-1 探诊深度

1999 年,国际牙周病新分类提出的龈炎标准中包括了经过彻底的治疗后炎症消退、牙龈退缩、牙周支持组织的高度降低的原牙周炎患者。此时若发生由菌斑引起的边缘龈的炎症,但不发生进一步的附着丧失,亦可诊断为龈缘炎,其治疗原则及转归与单纯的慢性龈缘炎一样。然而,应明确原发的牙龈炎是指发生在没有附着丧失的牙龈组织的慢性炎症。

4.龈沟液量

健康龈的龈沟内存在极少量的龈沟液,牙龈有炎症时,龈沟液量较健康龈增多,其中的炎症细胞、免疫成分也明显增多,炎症介质增多,有些患者还可出现龈沟溢脓。龈沟液量的增加是评估牙龈炎症的一个客观指标。也有人报告牙龈炎时,龈沟内的温度升高,但此变化尚未用作临床指标。

本病在去除菌斑、牙石和刺激因素后,病损可逆转,牙龈组织可恢复正常。

四、诊断与鉴别诊断

1.诊断

菌斑性牙龈炎的诊断主要根据临床表现,即牙龈的色、形、质的改变,但无牙周袋、无新的附着丧失、无牙槽骨吸收,龈缘附近牙面有明显的菌斑、牙石堆积及存在其他菌斑滞留因素等即可诊断。牙龈炎的主要诊断特征见表 4-2。

2.鉴别诊断

(1)早期牙周炎:应仔细检查磨牙及切牙的邻面有无附着丧失,𬌗翼片有无早期的牙槽嵴顶吸收。牙龈炎应无附着丧失，牙槽嵴顶的骨硬板完整连续。

表 4-2　菌斑性龈炎的诊断特征

1.龈缘处牙面有菌斑，疾病主要限于龈缘和龈乳头

2.牙龈色泽、形状、质地的改变，刺激后出血

3.无附着丧失和牙槽骨吸收

4.龈沟液量增加

5.龈沟温度升高

6.菌斑控制及其他刺激因素去除后病损可逆

(2)血液病引起的牙龈出血：白血病、血小板减少性紫癜、血友病、再生障碍性贫血等血液系统疾病，均可引起牙龈出血，且易自发出血，出血量较多，不易止住。对以牙龈出血为主诉且有牙龈炎症的患者，应详细询问病史，注意与上述血液系统疾病相鉴别。血液学检查有助于排除上述疾病。

(3)坏死性溃疡性龈炎：坏死性溃疡性龈炎的临床表现以牙龈坏死为特点，除了具有牙龈自发性出血外，还有龈乳头和边缘龈坏死等特征性损害，可有口臭和假膜形成，疼痛症状也较明显，而菌斑性龈炎无自发痛和自发性出血。

(4)HIV(human immunodeficiency virus，HIV)相关性龈炎：HIV 相关性龈炎在 HIV 感染者中较早出现，临床可见游离龈缘呈明显的线状红色充血带，称作牙龈线形红斑(linear gingival erythema，LGE)。目前认为 LGE 与白色念珠菌感染有关，附着龈可有点状红斑，患者可有刷牙后出血或自发性出血。在去除局部刺激因素后，牙龈的充血仍不易消退。艾滋病患者的口腔内还可出现毛状白斑、Kaposi 肉瘤等，血清学检测有助于确诊。

五、治疗

1.去除病因

牙菌斑是引起菌斑性龈炎的直接病因。通过洁治术彻底清除菌斑、牙石，去除造成菌斑滞留和刺激牙龈的因素，牙龈的炎症可在一周左右消退，牙龈的色、形、质可完全恢复正常。对于牙龈炎症较重的患者，可配合局部药物治疗。常用的局部药物有 1%过氧化氢溶液、0.12%~0.2%氯己定及碘制剂，一般不应全身使用抗生素。

2.防止复发

菌斑性龈炎是可逆的，其疗效较理想，但也容易复发。在去除病因的同时，应对患者进行椅旁口腔卫生指导(chairside oral hygiene instmction)，教会患者控制菌斑的方法，使之能够持之以恒地保持良好的口腔卫生状况，并定期(间隔 6~12 个月)进行复查和治疗，才能保持疗效，防止复发。如果患者不能有效地控制菌斑和定期复查，导致菌斑再次大量堆积，菌斑性牙龈炎是很容易复发的(约在一至数月内)。

六、预防

牙龈炎的预防应从儿童时期做起，从小养成良好的口腔卫生习惯，并定期接受口腔检查，及早发现和治疗。目前我国公众普遍缺乏口腔卫生知识和定期的口腔保健，口腔医务工作者

的迫切任务是广泛开展口腔健康教育，牙周病的预防关键在于一生中坚持每天彻底地清除菌斑。

第二节 青春期和妊娠期龈炎

一、青春期龈炎

青春期龈炎是与内分泌有关的龈炎，在新分类中隶属于菌斑性龈病中受全身因素影响的牙龈病(gingival diseases modified by systemic factors)。

牙龈是性激素作用的靶器官。性激素波动发生在青春期、月经期、妊娠期和绝经期。妇女在生理期和非生理期(如性激素替代疗法和使用性激素避孕药)激素的变化可引起牙周组织的变化，尤其是已存在菌斑性牙龈炎时变化更明显。这类龈炎的特点是非特异性炎症伴有突出的血管成分，临床表现为明显的出血倾向。青春期龈炎为非特异性的慢性炎症，是青春期最常见的龈病。

（一）病因

青春期龈炎与牙菌斑和内分泌明显有关。青春期牙龈对局部刺激的反应往往加重，可能由于激素(最重要的是雌激素和睾丸激素)水平高使得龈组织对菌斑介导的反应加重。不过这种激素作用是短暂的，通过口腔卫生措施可逆转。这一年龄段的人群，由于乳牙与恒牙的更替、牙齿排列不齐、口呼吸及戴矫治器等，造成牙齿不易清洁。加之该年龄段患者一般不注意保持良好的口腔卫生习惯，如刷牙、用牙线等，易造成菌斑的滞留，引起牙龈炎，而牙石一般较少。

成人后，即使局部刺激因素存在，牙龈的反应程度也会减轻。但要完全恢复正常必须去除这些刺激物。此外，口呼吸(常伴有安氏分类 2.1 的错𬌗)、不恰当的正畸治疗、牙排列不齐等也是儿童发生青春期龈炎的促进因素。青春期牙龈病的发生率和程度均增加，保持良好的口腔卫生能够预防牙龈炎的发生。

（二）临床表现

青春期发病，牙龈的变化为非特异性的炎症，边缘龈和龈乳头均可发生炎症，好发于前牙唇侧的牙间乳头和龈缘。其明显的特征是：龈色红、水肿、肥大，轻刺激易出血，龈乳头肥大常呈球状突起。牙龈肥大发炎的程度超过局部刺激的程度，且易于复发。

（三）诊断

(1)青春期前后的患者。

(2)牙龈肥大发炎的程度超过局部刺激的程度。

(3)可有牙龈增生(gingival hyperplasia)的临床表现。

(4)口腔卫生情况一般较差，可有错𬌗、正畸矫治器、不良习惯等因素存在。

（四）治疗

(1)口腔卫生指导。

(2)控制菌斑洁治，除去龈上牙石、菌斑和假性袋中的牙石。

(3)纠正不良习惯。

(4)改正不良修复体或不良矫治器。

(5)经上述治疗后仍有牙龈外形不良、呈纤维性增生者可行龈切除术(ginglvectomy)和龈成形术(gingivoplasty)。

(6)完成治疗后应定期复查，教会患者正确刷牙和控制菌斑的方法，养成良好的口腔卫生习惯，以防止复发。对于准备接受正畸治疗的青少年，应先治愈原有的牙龈炎，并教会他们掌握正确的控制菌斑的方法。在正畸治疗过程中，定期进行牙周检查和预防性洁治(prophy)，对于牙龈炎症较重无法控制者应及时中止正畸治疗，待炎症消除、菌斑控制后继续治疗，避免造成对深部牙周组织的损伤和刺激。

二、妊娠期龈炎

妊娠期龈炎是指妇女在妊娠期间，由于女性激素水平升高，原有的牙龈炎症加重，牙龈肿胀或形成龈瘤样的改变(实质并非肿瘤)。分娩后病损可自行减轻或消退。妊娠期龈炎的发生率报告不一，约在30%～100%之间。国内对上海700名孕妇的问卷调查及临床检查的研究结果显示，妊娠期龈炎的患病率为73.57%，随着妊娠时间的延长，妊娠期龈炎的患病率也提高，妊娠期龈瘤患病率为0.43%。有文献报告，孕期妇女的龈炎发生率及程度均高于产后，虽然孕期及产后的菌斑指数均无变化。

(一)病因

妊娠期龈炎与牙菌斑和患者的黄体酮水平升高有关。妊娠本身不会引起龈炎，只是由于妊娠时性激素水平的改变，使原有的慢性炎症加重。因此，妊娠期龈炎的直接病因仍然是牙菌斑，此外与全身内分泌改变即体内性激素水平的变化有关。

研究表明，牙龈是雌性激素的靶器官，妊娠时雌激素水平增高，龈沟液中的雌激素水平也增高，牙龈毛细血管扩张、淤血，炎症细胞和液体渗出增多。有文献报告，雌激素和黄体酮参与调节牙龈中花生四烯酸的代谢，这两种激素刺激前列腺素的合成。妊娠时雌激素和黄体酮水平的增高影响龈上皮的角化，导致上皮屏障的有效作用降低，改变结缔组织基质，并能抑制对菌斑的免疫反应，使原有的龈炎临床症状加重。

有学者发现妊娠期龈炎患者的牙菌斑内中间普氏菌(Prevotella intermedia)的比率增高，并与血浆中雌激素和黄体酮水平的增高有关。因此在妊娠期炎症的加重可能是由于菌斑成分的改变而不只是菌斑量的增加。分娩后，中间普氏菌的数量降至妊娠前水平，临床症状也随之减轻或消失。有学者认为黄体酮在牙龈局部的增多，为中间普氏菌的生长提供了营养物质。在口腔卫生良好且无局部刺激因素的孕妇，妊娠期龈炎的发生率和程度均较低。

(二)临床病理

组织学表现为非特异性、多血管、大量炎细胞浸润的炎症性肉芽组织。牙龈上皮增生、上皮钉突伸长，表面可有溃疡，基底细胞有细胞内和细胞间水肿。结缔组织内有大量的新生毛细血管，血管扩张充血，血管周的纤维间质水肿，伴有慢性炎症细胞浸润。有的牙间乳头可呈瘤样生长，称妊娠期龈瘤，实际并非真性肿瘤，而是发生在妊娠期的炎性血管性肉芽肿。病理特征为明显的毛细血管增生，血管间的纤维组织可有水肿及黏液性变，并有炎症细胞浸润，其毛细血管增生的程度超过了一般牙龈对慢性刺激的反应，致使牙龈乳头炎性过长而呈瘤样表现。

（三）临床表现

1.妊娠期龈炎

患者一般在妊娠前即有不同程度的牙龈炎，从妊娠2～3个月后开始出现明显症状，至8个月时达到高峰，且与血中黄体酮水平相一致。分娩后约2个月时，龈炎可减轻至妊娠前水平。妊娠期龈炎可发生于个别牙或全口牙龈，以前牙区为重。龈缘和龈乳头呈鲜红或暗红色，质地松软、光亮，呈显著的炎性肿胀，轻触牙龈极易出血，出血常为就诊时的主诉症状。一般无疼痛，严重时龈缘可有溃疡和假膜形成，有轻度疼痛。

2.妊娠期龈瘤

亦称孕瘤。据报告妊娠期龈瘤在妊娠妇女中发生率约为1.8%～5%，多发生于个别牙列齐的牙间乳头区，前牙尤其是下前牙唇侧乳头较多见。通常在妊娠第3个月，牙间乳头出现局限性反应性增生物，有蒂或无蒂、生长快、色鲜红、质松软、易出血，一般直径不超过2cm。有的病例在肥大的龈缘处呈小分叶状，或出现溃疡和纤维素性渗出。严重病例可因巨大的妊娠瘤妨碍进食，但一般直径不超过2cm。妊娠期龈瘤的本质不是肿瘤，不具有肿瘤的生物学特性。分娩后，妊娠瘤大多能逐渐自行缩小，但必须除去局部刺激物才能使病变完全消失。

妊娠妇女的菌斑指数可保持相对无改变，临床变化常见于妊娠期4～9个月时，有效地控制菌斑可使病变逆转。

（四）诊断

(1)孕妇，在妊娠期间牙龈炎症明显加重且易出血。

(2)临床表现为牙龈鲜红、松软、易出血，并有菌斑等刺激物的存在。

(3)妊娠瘤易发生在孕期的第四个月到第九个月。

（五）鉴别诊断

(1)有些长期服用避孕药的育龄妇女也可有妊娠期龈炎的临床表现，一般通过询问病史可鉴别。

(2)妊娠期龈瘤应与牙龈瘤鉴别。牙龈瘤的临床表现与妊娠期龈瘤十分相似，可发生于非妊娠的妇女和男性患者。临床表现为个别牙间乳头的无痛性肿胀、突起的瘤样物、有蒂或无蒂、表面光滑、牙龈颜色鲜红或暗红、质地松软极易出血，有些病变表面有溃疡和脓性渗出物。一般多可找到局部刺激因素，如残根、牙石、不良修复体等。

（六）治疗

(1)细致认真的口腔卫生指导。

(2)控制菌斑(洁治)，除去一切局部刺激因素(如牙石、不良修复体等)，操作手法要轻巧。

(3)一般认为分娩后病变可退缩。妊娠瘤若在分娩以后仍不消退则需手术切除，对一些体积较大妨碍进食的妊娠瘤可在妊娠4～6个月时切除。手术时注意止血。

(4)在妊娠前或早孕期治疗牙龈炎和牙周炎，并接受口腔卫生指导是预防妊娠期龈炎的重要举措。

虽然受性激素影响的龈炎是可逆的，但有些患者未经治疗或不稳定可引发牙周附着丧失。

第三节　药物性牙龈增生

药物性牙龈增生(drug induced gingival hyperplasia)又称药物性牙龈肥大,是指由于全身用药引起牙龈完全或部分的肥大,与长期服用药物有关。在我国 20 世纪 80 年代以前,药物性牙龈增生主要是由抗癫痫药苯妥英钠(phenytoin,又称大仑丁 dilantin)引起。近年来,临床上经常发现因高血压和心脑疾病服用钙通道阻滞剂(calcium channel blocker)以及用于器官移植患者的免疫抑制剂——环孢素等引起的药物性牙龈肥大,而苯妥英钠引起的龈肥大相对少见。目前我国高血压患者已达 1.34 亿,心、脑血管疾病亦随着我国社会的老龄化进一步增加,最近这些疾病又出现低龄化的趋势。依据中国高血压协会的统计,目前我国高血压患者接受药物治疗者约 50%使用钙通道阻滞剂,其中约 80%的高血压患者服用硝苯地平等低价药,由此可见钙通道阻滞剂诱导的药物性牙龈增生在口腔临床工作中会越来越多见。

药物性龈肥大的存在不仅影响到牙面的清洁作用,妨碍咀嚼、发音等功能,有时还会造成心理上的障碍。

一、病因

与牙龈增生有关的常用药物有三类:①苯妥英钠——抗惊厥药,用于治疗癫痫病;②环孢素(cyclosporine)——免疫抑制剂,用于器官移植患者以避免宿主的排异反应,以及治疗重度牛皮癣(psoriasis)等;③钙通道拮抗剂,如硝苯地平——抗高血压药。长期服用这些药物的患者易发生药物性龈增生,其增生程度与年龄、服药时间、剂量有关,并与菌斑、牙石有关。

1.药物的作用

上述药物引起牙龈增生的真正机制目前尚不十分清楚。据报告长期服用苯妥英钠治疗癫痫者约有 40%～50%发生牙龈纤维性增生,年轻人多于老年人。组织培养表明苯妥英钠能刺激成纤维细胞的分裂活动,使合成蛋白质和胶原的能力增强;同时,细胞分泌无活性的胶原溶解酶。由于合成大于降解,致使结缔组织增生。有人报告药物性龈增生患者的成纤维细胞对苯妥英钠的敏感性增高,易产生增殖性变化,此可能为基因背景。环孢素 A 为免疫抑制剂,常用于器官移植或某些自身免疫性疾病患者。1983 年,有学者报告该药引起牙龈肥大,服用此药者约有 30%～50%发生牙龈纤维性增生,另有研究发现服药量＞500mg/d 会诱导牙龈增生。硝苯地平为钙通道阻断剂,对高血压、冠心病患者具有扩张周围血管和冠状动脉的作用,对牙龈也有诱导增生的作用,约有 20%的服药者发生牙龈增生。环孢素和钙通道阻滞剂两药联合应用,会增加牙龈增生的发生率和严重程度。这两种药引起牙龈增生的原因尚不十分清楚,有人报告两种药以不同的方式降低了胶原酶活性或影响了胶原酶的合成。也有人认为牙龈成纤维细胞可能是钙通道阻断剂的靶细胞,硝苯地平可改变其细胞膜上的钙离子流动而影响细胞的功能,使胶原的合成大于分解,从而使胶原聚集而引起牙龈增生。

最近的研究表明,苯妥英钠、环孢素可能通过增加巨噬细胞的血小板生长因子的基因表现而诱导牙龈增生。这些药物能抑制细胞的钙离子摄入(钙是细胞内 ATP 酶活动所必需的)导致牙龈的过度生长。此外,药物对牙龈上皮细胞凋亡的影响作用不可忽视,比如凋亡抑制蛋白 Bel-2,抑癌蛋白 P53、Ki-67 抗原和 c-myc 癌蛋白在药物性增生的牙龈组织内均有阳性表达，甚至有的与物剂量和用药时间呈正相关。这些相关凋亡蛋白的异常表达，可破坏上皮组织的代谢平衡，最终导致龈组织增生。

2.菌斑的作用

菌斑引起的牙龈炎症可能促进药物性牙龈增生的发生。长期服用苯妥英钠，可使原来已有炎症的牙龈发生纤维性增生。有研究表明，牙龈增生的程度与原有的炎症程度和口腔卫生状况有明显关系。人类和动物实验也证实，若无明显的菌斑微生物、局部刺激物及牙龈的炎症或对服药者施以严格的菌斑控制，药物性牙龈增生可以减轻或避免。但也有人报告，增生可发生于无局部刺激物的牙龈。可以认为，局部刺激因素虽不是药物性牙龈增生的原发因素，但菌斑、牙石、食物嵌塞等引起的牙龈炎症能加速和加重药物性牙龈增生的发展。

二、病理

不同药物引起的龈肥大不仅临床表现相似，组织病理学表现也相同。上皮和结缔组织有显著的非炎症性增生。上皮棘层增厚，钉突伸长到结缔组织深部。结缔组织内有致密的胶原纤维束，成纤维细胞和新生血管均增多。炎症常局限于龈沟附近，为继发或伴发。

三、临床表现

药物性龈增生好发于前牙(特别是下颌)，初起为龈乳头增大，继之扩展至唇颊龈，也可发生于舌、腭侧牙龈，大多累及全口龈。增生龈可覆盖牙面 1/3 或更多。病损开始时，点彩增加并出现颗粒状和疣状突起，继之表面呈结节状、球状、分叶状，色红或粉红，质地坚韧。口腔卫生不良、创伤胎、龋齿、不良充填体和矫治器等均能加重病情。增生严重者可波及附着龈并向冠方增大，以致妨碍咀嚼。当牙间隙较大时，病损往往较小，可能由于此处清洁作用较好所致。无牙区不发生本病损。由于牙龈肥大、龈沟加深，易使菌斑、软垢堆积，大多数患者合并有牙龈炎症。此时增生的牙龈可呈深红或暗红色，松软易于出血。增生的牙龈还可挤压牙齿移位，以上、下前牙区较多见。

苯妥英钠性牙龈增生一般在停药后数月之内增生的组织可自行消退。切除增生牙龈后若继续服药，病变仍可复发。

四、诊断与鉴别诊断

1.诊断

(1)患者有癫痫或高血压、心脏病或接受过器官移植，并有苯妥英钠、环孢素、硝苯地平或维拉帕米(verapamil，原名异搏定)等的服药史。一般在用药后的三个月即发病。

(2)增生起始于牙间乳头，随后波及龈缘，表面呈小球状、分叶状或桑葚状，质地坚实、略有弹性。牙龈色泽多为淡粉色。

(3)若合并感染则有龈炎的临床表现，存在局部刺激因素。

2.鉴别诊断

药物性龈增生主要应与伴有龈增生的菌斑性龈炎和龈纤维瘤病相鉴别。

(1)伴有龈增生的菌斑性龈炎：又称为增生性龈炎(hyperplastic gingivitis)，是慢性炎症性肥大，有明显的局部刺激因素，多因长期接触菌斑所引起。增生性龈炎是牙龈肿大的常见疾病，好发于青少年。龈增生一般进展缓慢，无痛。通常发生于唇颊侧，偶见舌腭侧，主要局限在龈乳头和边缘龈，可限于局部或广泛，牙龈的炎症程度较药物性龈增生和遗传性牙龈纤维瘤病重。口呼吸患者的龈增生位于上颌前牙区，病变区的牙龈变化与邻近未暴露的正常黏膜有明显的界限。牙龈增生大多覆盖牙面的 1/3～2/3。一般分为两型。①炎症型(肉芽型)：炎症型表现为牙龈深红或暗红，松软，光滑，易出血，龈缘肥厚，龈乳头呈圆球状增大；②纤维型：纤维型表现为牙龈实质性肥大，较硬而有弹性，颜色接近正常。临床上炎症型和纤维型常混合存在，病程短者多为炎症型，病程长者多转变为纤维型。

(2)龈纤维瘤病：龈纤维瘤病可有家族史，而无服药史。龈增生较广泛，大多覆盖牙面的 2/3 以上，以纤维性增生为主，详见遗传性牙龈纤维瘤病。

五、治疗

1.停止使用或更换引起牙龈增生的药物

停药是最根本的治疗，然而大多数患者的病情并不允许停药。因此必须与相关的专科医师协商，考虑更换使用其他药物或与其他药物交替使用，以减轻副作用。

2.去除局部刺激因素

通过洁治、刮治去除菌斑、牙石，消除其他一切导致菌斑滞留的因素，并指导患者切实掌握菌斑控制的方法。治疗后多数患者的牙龈增生可明显好转甚至消退。

3.局部药物治疗

对于牙龈炎症明显的患者，除了去除菌斑和牙石外，可用 3%过氧化氢液冲洗龈袋，并在袋内置入抗菌消炎的药物，待炎症减轻后再作进一步的治疗。

4.手术治疗

对于虽经上述治疗但增生的牙龈仍不能完全消退者，可进行牙龈切除并成形的手术治疗；对于重度增生的患者为避免角化龈切除过多可采用翻瓣加龈切术的方法术后若不停药和忽略口腔卫生，则易复发。

5.指导患者严格控制菌斑，以减轻服药期间的牙龈增生程度，减少和避免手术后的复发。

对于需长期服用苯妥英钠、硝苯地平、环孢素等药物的患者，应在开始用药前先治疗原有的慢性牙龈炎。

第四节　坏死性溃疡性龈炎

坏死性溃疡性龈炎是局限于牙龈的坏死性炎症，最多为急性发作，又称急性坏死溃疡性龈炎(acute necrotizing ulcerative gingivitis，ANUG)。最早由 Vincent 于 1898 年报告，故称"奋森龈炎"(Vincent gingivitis)。因在本病患者的病变处发现大量的梭形杆菌和螺旋体，故又被称为"梭杆菌螺旋体性龈炎"。第一次世界大战时，在前线战士中流行本病，故又名"战壕口"(trench mouth)。

本病病变累及牙龈组织，无牙周附着丧失。如果病变导致附着丧失则应称"坏死性溃疡性牙周炎"；病变超过膜龈联合则应称"坏死性口炎"。如在急性期疾病未得到适当治疗或反复发作，组织破坏速度转缓，坏死组织不能彻底愈合，则转为慢性坏死性病变。在 1999 年的新分类中"坏死性溃疡性龈炎"和"坏死性溃疡性牙周炎(necro-tizing ulcerative periodontitis，

NUP)"被合并称为"坏死性牙周病(necrotizing periodontal diseases)"。因尚不能确定坏死性溃疡性龈炎和坏死性溃疡性牙周炎是同一种感染的不同阶段,抑或为不同的疾病。坏死性溃疡性龈炎主要发生在青壮年、较贫困地区和国家的营养不良或患传染病(如麻疹、疟疾、水痘)的儿童。目前在经济发达的国家中,此病已很鲜见;在我国也已明显减少。

一、病因

通常认为本病的发生是由于机体在某些条件下,对于口腔内原有的致病菌(梭形杆菌和螺旋体)的抵抗力降低所致,是一种机遇性感染。在病变部位的涂片中可见大量梭形杆菌和螺旋体,并可侵入牙龈组织。但人工接种该两种微生物并不能引起本病,而且它们广泛地存在于慢性牙龈炎和牙周炎的菌斑中。近年来普遍认为下列因素与本病的发生有关。

(1)原已存在的慢性牙龈炎或牙周炎是急性坏死性溃疡性龈炎发生的重要条件,此点已为流行病学调查所证实。由于某些原因,使原已存在的上述两种微生物大量增加和入侵组织,直接或间接地造成组织的损害和坏死。近来还发现患急性坏死性溃疡性龈炎时,中间普氏菌数目增多,患者血清中对该菌的抗体水平比正常人高 8~10 倍。大量菌斑及牙周组织慢性炎症的存在可能是主要的发病条件。

(2)身心因素与本病有密切关系。本病常发生于考试期的学生及工作繁忙休息不足者,或有精神刺激、情绪紧张者。有人报告患者伴有皮质激素分泌增多,可能通过内分泌和自主神经系统的影响改变了牙龈的血液循环、结缔组织代谢及唾液流量等,导致局部抵抗力降低。

(3)绝大部分急性坏死性溃疡性龈炎患者吸烟,且量大。可能吸烟使小血管收缩,吸烟者的口腔白细胞的趋化和吞噬功能低于非吸烟者。但吸烟与本病不一定是因果关系,可能同为精神紧张的结果。

(4)某些全身性易感因素,如营养不良、消耗性疾病等。临床上观察到患者常有维生素 C 摄入不足或缺乏,动物实验表明维生素 B 和 C 缺乏可加重由梭形杆菌和螺旋体引起的感染。一些消耗性疾病,如癌瘤、血液病、射线病等患者易发生本病。艾滋病毒(HIV)感染和艾滋病患者由于辅助性 T 细胞(CD4$^+$)的急剧减少,使局部抵抗力降低,易发生坏死性龈炎或牙周炎。此种患者对常规牙周治疗反应不佳。

二、病理

本病的组织相为牙龈上皮及结缔组织浅层的非特异性急性坏死性炎症。病变由表及里可分为如下几层。

(1)坏死区上皮坏死,代之以由纤维素、坏死的白细胞和上皮细胞、细菌等构成的"假膜"。在坏死区的深部与生活组织之间可见大量的螺旋体和梭形杆菌。

(2)坏死区下方的结缔组织中血管大量增生、扩张充血,并有大量中性多形核白细胞浸润,此区相当于临床所见坏死区下方的红色窄边。

(3)距坏死区更远处的结缔组织内有慢性炎症细胞浸润,主要为浆细胞和单核细胞。电镜观察表明螺旋体可侵入结缔组织内,约深达 0.25mm 处,主要为大型和中型螺旋体。

三、临床表现

本病起病急,疼痛明显。牙龈重度疼痛往往是患者求医的主要原因,但是在病损初起阶段坏死区少而小，中等疼痛。龈自发出血及轻微接触即出血、腐败性口臭等也是该病的主要症状。重度患者可发生下颌下淋巴结肿大和触痛，唾液增多，下颌下淋巴结肿大，低热等。

1.临床检查

病损早期可局限于牙间乳头，其后扩延至边缘龈的唇舌侧。最初病损常见于下前牙的龈乳头区，乳头肿胀、圆钝、色红，个别牙间乳头的顶端发生坏死，使牙间乳头中央凹陷如火山口状，上覆灰白色污秽的坏死物。检查时须将表面的坏死假膜去除，才能见到乳头顶端的破坏。轻症者牙间乳头红肿，外形尚完整，易与龈缘炎混淆。若病变迅速扩展至邻近乳头及边缘龈，则龈缘呈虫蚀状，表面覆坏死假膜，易于擦去，暴露下方鲜红触痛的溃疡面，一般不波及附着龈。在坏死区和病变相对未累及的牙龈区常有一窄的红边为界。

2.细菌学检查

病变区坏死物涂片经瑞氏染色可见大量的梭形杆菌和螺旋体。

急性期如未能及时治疗且患者抵抗力低时，坏死还可波及与牙龈病损相对应处的唇、颊黏膜，成为"坏死性龈口炎(necrotizmg gingivostomatitis)"。若疾病进展迅速不及时治疗还可导致小块或大块牙槽骨坏死，这种状况尤其见于免疫缺陷患者(包括艾滋病患者)。机体抵抗力极度低下者还可合并感染产气荚膜杆菌，使面颊部组织迅速坏死，甚至穿孔，称为"走马牙疳(noma)"，以形容病变发展之快。此时患者有全身中毒症状甚至导致死亡。目前，"走马牙疳"在我国已经基本绝迹。

坏死性溃疡性龈炎若在急性期治疗不彻底或反复发作可转为慢性坏死性龈炎。其主要临床表现为牙间乳头严重破坏，甚至消失，乳头处的龈高度低于龈缘高度，呈反波浪状(reversed architecture)，牙间乳头处颊舌侧牙龈分离，甚至可从牙面翻开，其下的牙面上有牙石和软垢，牙龈一般无坏死物。

四、诊断和鉴别诊断

1.诊断

本病以牙龈的急性坏死为特点，表现为龈乳头"火山口"状破坏(punched-out)，并伴有牙龈自发出血、疼痛。次要的诊断要点有腐败性口臭和假膜形成。龈病损与梭形杆菌、中间普氏菌和螺旋体有关。

(1)好发于精神紧张者和吸烟者，青少年多见。

(2)起病较急，病变发展迅速，常在数天至一周时就诊，龈乳头顶端中央和龈缘呈现虫蚀状坏死。

(3)牙龈自发痛、触痛。

(4)牙龈自发出血。

(5)腐败性口臭明显。

(6)其他。唾液黏稠，淋巴结肿大，低热，疲乏等。

(7)坏死区涂片瑞氏染色可见大量的梭形杆菌和螺旋体。

慢性期的诊断主要根据反复发作的牙龈坏死、疼痛和出血，牙龈乳头消失、口臭等，细菌涂片检查无特殊细菌。

2.鉴别诊断

本病应与下列疾病鉴别：

(1)慢性龈缘炎或牙周炎：该两病均可表现为牙龈的红肿、易出血、口臭等。但一般无疼痛，病程长久，一般无自发性出血，而是在刷牙或进食等时出血，口臭也非腐败性的。牙龈一般无坏死，但在怀疑有轻度急性坏死性溃疡性龈炎可能性时，应仔细检查牙间乳头的邻面顶端部分有无坏死。

(2)疱疹性龈口炎：为病毒感染，多发生于幼儿。起病急，但一般有 38℃ 以上的高热。牙龈充血一般波及全部牙龈而不局限于牙间乳头和边缘龈，还常侵犯口腔黏膜其他部位或唇周皮肤。典型病变为多个小疱，破溃并形成小溃疡，但无坏死。龈缘可有纤维素性渗出膜，但不易擦去。口臭程度轻。有的患者由于全身疾病后抵抗力降低，可同时存在 ANUG 和疱疹性口炎。

(3)急性白血病：白血病本身不会引起急性坏死性溃疡性龈炎，但可由于抵抗力的降低而伴发急性坏死性溃疡性龈炎，两者并存。当检查患者见其龈乳头和边缘龈处有坏死物，同时附着龈又有广泛的炎症和肥大时，应考虑合并有其他隐匿性疾病的可能性。血象检查有助于诊断。

(4)艾滋病患者由于细胞免疫和体液免疫功能低下，常由各种细菌引起机会性感染，可合并坏死性溃疡性龈炎和坏死性溃疡性牙周炎，后者大多见于艾滋病患者。病损发展较快，并向深部牙周组织发展，破坏牙周膜和牙槽骨，形成坏死性溃疡性牙周炎，甚至可形成死骨。患者易发生白色念珠菌或疱疹病毒的感染，口腔内较典型的病损还包括毛状白斑、卡波济肉瘤等。对发展迅速而广泛、常规治疗反应不佳者，应进行血清学检查以除外 HIV 感染。

五、治疗

(1)急性期：初步洁治，轻轻去除大块牙结石，用 3%过氧化氢液擦洗及含漱清除坏死组织。当过氧化氢遇到组织和坏死物中的过氧化氢酶时，能释放出大量的新生态氧，杀灭或抑制厌氧菌。重症者口服甲硝唑或替硝唑等抗厌氧菌药物，甲硝唑每日三次，每次 0.2g，服三天一般可控制病情。若治疗及时得当，病损较快愈合，不留后遗症。

全身还可给予维生素 C 等支持疗法，要充分休息。进行口腔卫生指导也非常重要。更换牙刷，保持口腔清洁，指导患者建立良好的口腔卫生习惯，以防复发。应劝告患者戒烟。

(2)急性期过后的治疗原则同菌斑性牙龈炎。

第五节　牙龈瘤

牙龈瘤(epulis)为牙龈上生长的局限性反应性增生物，是较常见的瘤样病损(具有肿瘤样外形，但不具备肿瘤的生物学特性)。肉芽肿性牙龈瘤又称化脓性肉芽肿(pyogenic granuloma)。

一、病因

一般认为由残根、牙石、不良修复体等局部因素引起，与机械性刺激和慢性炎症有关。有人认为其细胞来源于牙周膜或牙龈的结缔组织。

二、组织病理学

牙龈瘤根据病理变化可分为三型：①肉芽肿性：似炎性肉芽组织，有许多新生的毛细血管及成纤维细胞，有许多的炎症细胞浸润，主要是淋巴细胞和浆细胞，纤维成分少，龈黏膜上皮往往呈假上皮瘤样增生；②纤维性：肉芽组织发生纤维化，细胞及血管成分减少，而纤维组织增多。粗大的胶原纤维束间有少量的慢性炎症细胞浸润。纤维束内可有钙化或骨化发生；③血管性：血管多，似血管瘤。血管间的纤维组织可有水肿及黏液性变，并有炎症细胞浸润。

三、临床表现和诊断

牙龈瘤多见于中、青年，病变发展缓慢。多发生于前磨牙区牙间乳头的颊侧，舌、腭侧较少。牙龈瘤好发于龈乳头。通常呈圆形、椭圆形，有时呈分叶状。大小不一，从数毫米至1～2厘米。有的有蒂，如息肉状，有的无蒂，基底宽广。血管性和肉芽肿性龈瘤质软、色红；纤维性龈瘤质地较硬而韧，色粉红，一般无痛，肿物表面发生溃疡时可感觉疼痛。长期存在的较大牙龈瘤可压迫牙槽骨使之吸收，X线片示局部牙周膜增宽。

四、鉴别诊断

(1)牙龈瘤应特别注意与牙龈鳞癌鉴别。这两种病损临床上有时不易区别，尤其当牙龈鳞癌呈结节状生长，或牙龈瘤表面有溃疡时，常易混淆。鳞癌大多表现为菜花状、结节状、或溃疡状。溃疡表面凹凸不平，边缘外翻似肉芽，可有恶臭。牙松动或脱落，或已拔除。X线片表现可见牙槽骨破坏。局部淋巴结肿大。鳞癌好发于后牙区，龈瘤好发于前牙及前磨牙区。

(2)周缘性巨细胞肉芽肿发生于牙间乳头或龈缘，体积一般较大可覆盖数个牙，表面光滑或呈多叶状，有时松软呈暗红色，但也可呈粉红坚实。确切诊断根据组织学检查，可见牙龈结缔组织内有大量多核巨细胞呈灶性聚集，有散在慢性炎症。

(3)妊娠瘤在妇女怀孕期间易发生(第四个月到第九个月)，分娩后可退缩。

五、治疗

去除刺激因素，如菌斑、牙石和不良修复体，在消除继发的炎症后，手术切除。切口应在瘤体及蒂周围，凿去瘤体相应处的少量牙槽骨，并刮除该处的牙周膜，以免复发。由于其术后易复发的特点，一般主张将患牙拔除。复发率约为15%。

第六节　牙龈退缩(牙龈萎缩)

长期以来习惯于把牙龈缘位置退向根方而使牙根暴露的情况，称之为牙龈萎缩(gingival atrophy)。近年来普遍认为应称之为"牙龈退缩(gingival recession)"。因为它指的是牙龈缘位置的改变，而非牙龈本身的状态。退缩的牙龈组织可以有炎症，也可以健康丽无炎症，只是位置退向根方，并不一定出现牙龈的上皮或结缔组织的萎缩性改变。

一、病因

牙龈退缩的发生率随年龄增大而升高，在儿童约为 8%，而 50 岁之后约为 100%。过去认为是一种生理性的增龄变化，但从未得到过证实。老年人中普遍发生的轻度牙龈退缩可能是长期积累的对牙龈的轻度刺激或创伤所致。

常见的引起牙龈退缩的因素有：①不正确的刷牙方法(大幅度横刷法)及使用过硬的牙刷；②患有牙周炎的牙齿，由于牙周袋的形成，上皮附着位置已迁移至根方，但由于袋壁的炎症、肿胀，使龈缘的位置仍较高。经过牙周治疗或患者改善了口腔卫生，使用药物牙膏等情况下，牙周袋壁的炎症消退，即可发生龈缘位置的退缩，牙根直接暴露于口腔中；③牙齿位置异常，如偏向颊或舌侧，则该侧牙槽骨板较薄，甚至缺如，其表面的牙龈极易因食物摩擦等机械性因素而发生退缩；④唇、颊系带附着位置过于靠近龈缘，或唇、颊肌肉的牵拉作用，可对牙龈发生"剥离"作用(ablation)，引起退缩；⑤船创伤及过度或不恰当的正畸力使受力一侧的骨质发生吸收，也可出现牙龈退缩；⑥曾有人报告一些有精神障碍者，常用指甲、小刀等器物自伤牙龈，造成个别牙的牙龈形状奇特而不规则的退缩或缺损，甚至骨质暴露。

二、临床表现

牙龈退缩可发生在个别牙齿或全口牙龈。唇、颊侧多于舌、腭侧。但上颌磨牙的腭根面也较易发生严重的牙龈退缩，可能因牙根倾斜度较大，船面的重度磨耗使牙冠倾向颊侧，腭根更倾向腭侧，而使腭侧骨质吸收所致。

Stillman 曾报告在创伤时可引起牙龈缘中央部位窄的退缩，而其余部分仍完好或略有肥厚，称之为"Stillman 龈裂(cleft)"。McCall 曾报告创伤可引起龈缘如救生圈状的肥厚，称为"缘突(McCall festoon)"。这种特殊的牙龈形态改变多见于唇颊侧，但它们与船创伤的关系并未得到科学的证实。

牙龈退缩如不合并炎症，除了造成临床牙冠较长，影响美观外，本身并不构成疾病。但暴露的根面容易发生龋齿；根面上较薄的牙骨质被机械地磨去后，易发生楔状缺损或牙本质敏感，甚至因长期刺激而引起牙髓充血和变性；牙间乳头的退缩使邻间隙增大，易造成食物嵌塞和菌斑堆积；龈裂和肥厚的龈缘也会妨碍菌斑的清除，继发更重的炎症和增生。

三、治疗

已经退缩的牙龈，一般难以再生。少数发生于儿童萌牙期(由于牙位不正)或正畸治疗过程中的个别牙龈退缩，在建立正常良好的船关系后，可有一定程度的恢复。对已发生的牙龈退缩，主要是寻找其原因并改正之；并存的龈炎，也应积极治疗，以制止退缩的继续加重。前牙个别的牙龈严重退缩，影响美观者，可用手术方法进行侧向龈瓣转移或游离龈片移植术。对于伴发的症状，如牙本质敏感、根面龋、楔状缺损等，也应进行相应的治疗。

第七节 遗传性龈纤维瘤病

本病又名先天性家族性龈纤维瘤病(congenital famil-ial fibromatosis)或特发性龈纤维瘤病(idiopathic fibroma-tosis)，是一种比较罕见的以全口牙龈广泛性、渐进性增生为特征的良性病变。属于经典的孟德尔单基因遗传性疾病，也可能与某些罕见的综合征和其他疾病相伴随。国外文献报告患病率为 1/750000，国内尚无确切的报告。

一、病因和病理

本病有明显的遗传倾向，通常为常染色体显性遗传，也可有常染色体隐性遗传，但也有非家族性的病例，称为特发性龈纤维瘤病。有关常染色体显性遗传性牙龈纤维瘤病的基因定位与克隆已有研究报告，目前国内外的研究主要定位在 2P21-P22 区域。

组织学所见为龈上皮增生，表面角化或不全角化，钉突明显。牙龈固有层的结缔组织显著增生，胶原纤维增生明显呈束状、排列紧密，血管相对少见，偶有幼稚的成纤维细胞。纤维束间炎症细胞少。

二、临床表现

一般在恒牙萌出后，牙龈即普遍地逐渐增大，可波及全口牙龈的附着龈直达膜龈联合处。也有少数患儿在乳牙期即发病。唇舌侧牙龈均可发生增生，严重者常覆盖牙面 2/3 以上，以至影响咀嚼，妨碍恒牙萌出。增生龈表面呈结节状、球状、颗粒状，龈色粉红，质地坚韧，无明显刺激因素。在增生的基础上若有大量菌斑堆积，亦可伴有牙龈的炎症。增生的牙龈组织在牙脱落后可缩小或消退。患者发育和智力无异常。

本病可作为巨颌症、眶距增宽症、多发性毛细血管扩张、多毛综合征等全身性综合征的一个表征，但临床病例大多表现为单纯牙龈增生的非综合征型。

三、诊断与鉴别诊断

(1)发生于萌牙以后，可波及全口牙龈。多见于儿童，但也可见于成人。

(2)龈颜色正常，坚实，表面光滑或结节状，点彩明显(结缔组织中充满粗大的胶原纤维束和大量的成纤维细胞)。

(3)替牙期儿童可有萌牙困难。

(4)可有家族史。

本病应与药物性龈增生、青春期或妊娠期有关的龈增生鉴别。无家族史的龈纤维瘤病需排除上述病变后方可诊断为特发性龈纤维瘤病。增生性龈炎大多发生于前牙部，炎症明显，一般有明显的局部刺激因素，增生程度相对较轻，无长期服药史和家族史。药物性龈增生有长期服药史，主要累及牙间乳头及龈缘，增生程度相对居中。龈纤维瘤病，多毛综合征的特征除牙龈进行性过长外，伴明显的多毛，患者智力减退、颅变形，偶有男子出现女性型乳房。

四、治疗

(1)控制菌斑，消除炎症。

(2)手术切除肥大的牙龈。可采用内斜切口式的翻瓣术兼作牙龈切除，以保留附着龈，并缩短愈合过程。若龈增生过厚过大可先作水平龈切除再采用内斜切口。本病手术后易复发，复发率与口腔卫生的好坏有关。本病为良性增生，复发后仍可手术治疗，故一般不考虑拔牙。一部分患者在青春期后可缓解，故手术最好在青春期后进行。

第五章 口腔黏膜疾病

第一节 复发性阿弗他溃疡

复发性阿弗他溃疡(recurrent aphthous ulcer，RAU)又称复发性阿弗他性口炎(recurrent aphthous stomatitis，RAS)、复发性口腔溃疡(recurrent oral ulcer，ROU)，是最常见的口腔黏膜溃疡类疾病。调查发现，10%~25%的人群患有该病，在特定人群中，RAU 的患病率可高达 50%，女性的患病率一般高于男性，好发于 10~30 岁。本病具有周期性、复发性、自限性特征，溃疡灼痛明显，故病名被冠以希腊文"阿弗他"(灼痛)。目前病因及致病机制仍不明，无确切的实验室指标可作为诊断依据。

本病相当于中医的"口疮"，属于中医"口破"、"口疡"等范畴。

一、病因病理

1.西医病因病理

(1)病因：病因不明，但存在明显的个体差异。有遗传、环境和免疫"三联因素论"，即遗传背景加上适当的环境因素(包括精神神经体质、心理行为状态、生活工作和社会环境等)引发异常的免疫反应而出现 RAU 特征性病损。也有"二联因素论"，即外源性感染因素(病毒和细菌)和内源性诱导因素(激素的变化、精神心理因素、营养缺乏、系统性疾病及免疫功能紊乱)相互作用而致病。学界的趋同看法是 RAU 的发生是多种因素综合作用的结果。

1)免疫因素：近年对 RAU 的病因研究多集中在免疫学方面，其中又以细胞免疫为主。患者存在细胞免疫功能的下降和 T 淋巴细胞亚群失衡。对 RAU 患者 T 淋巴细胞亚群的分析、功能测定和淋巴因子研究提示，T 淋巴细胞在 RAU 的发病中起重要作用。也有研究发现，RAU 患者的血液循环中存在抗口腔黏膜抗体，血清中循环免疫复合物(CIC)阳性率及依赖抗体的杀伤细胞(ADCC)在 RAU 早期阶段即有活性增加。但作为自身免疫性疾病普遍存在的抗核抗体却未能找到，说明体液免疫和自身免疫反应是 RAU 发病的可能因素之一。所以有学者认为，它可能是一种自身免疫性疾病。

2)遗传因素：家系研究发现，无论父母是否患 RAU，子女出现该病几率不同。父母都患病，其子女的患病几率为 62.1%；父母一方患病者，其子女的患病几率为 43.2%；父母双方均无该病者，其子女的患病几率为 22.8%。进一步以遗传性疾病的单基因遗传、多基因遗传、遗传标记物和遗传物质等三方面对 RAU 的研究表明，RAU 的发病有遗传倾向。

一是单基因遗传研究，常采用家族系谱分析法作为遗传病的重要诊断依据。有人对六个家族四代人中 318 人的患病情况进行分析,发现 RAU 的发病第一代为 23.3%,第二代为 39.9%,第三代为 40%,第四代为 39.4%,有明显的家族性,但没有找到性连锁遗传等单基因遗传的证据。

二是 RAU 患者血液中的 HLA 基因产物一 HLA 抗原的研究表明，患者携带 HLA~ HLA-A2、B12、B5、AW29、DR4 的频率明显高于正常人。利用 HLA-A、B、C 和抗 HLA-DR 的单克隆抗体对 RAU 局部病损组织的上皮细胞进行 HLA-Ⅰ、Ⅱ类抗原的研究，结果发现，溃疡前期 HLA-Ⅰ、Ⅱ类抗原只存在于基底细胞层,溃疡期大量出现于整个上皮层,愈合后 HLA 重新大大减少,其规律与 T 淋巴细胞亚群 CD8+Tc 的变化完全吻合,说明 CD8+Tc 对上皮的破坏与遗传标记物 HLA 基因产生的调控有极其密切的关系。

三是遗传物质研究,微核是染色体断片在细胞分裂过程中形成的一种核外遗传物质。微核出现率反映染色体脆性大小。研究发现,RAU 患者微核率较正常人高,且与溃疡数目有一定关系,外周血淋巴细胞姐妹染色单体交换率(SCE)也有增多现象。患者的染色体结构畸变率、分布及类型在亲子两代均与健康人有明显不同,说明染色体不稳定性结构和 DNA 修复缺损可能是遗传获得方式,对 RAU 发病有影响。

3)系统性疾病因素:临床经验总结和流行病学调查发现,RAU 与消化道疾病(包括胃溃疡、十二指肠溃疡、溃疡性结肠炎、局限性肠炎、肝胆疾病及由寄生虫感染等)和内分泌紊乱(例如月经紊乱)密切相关。

4)感染因素:基于 RAU 某些类型与单纯疱疹病毒引起的疱疹性龈口炎有相似的临床表现,并有人从溃疡表面培养出 L 型链球菌,用分子生物学技术检出幽门螺杆菌且抗菌治疗效果较好,还有人对 283 例 RAU 患者行结核菌素试验,结果 73.5%阳性,67.3%抗结核抗体阳性,故被认为 RAU 与感染有关。另外,有人从病损中分离出腺病毒,然而大部分对病毒进行培养的研究都没能从 RAU 病损区直接分离到 HSV、HHV、EBV、HCMV 等病毒;而且有人认为,由于腺病毒在体内广泛分布,即使在 RAU 病损中检测出阳性结果,其临床意义也不大。因此大多数学者认为,这些感染证据是病因还是继发现象值得进一步探讨,感染是否作为 RAU 的发病因素或 RAU 是否属于感染性疾病目前仍有争议。

5)环境因素:人格问卷调查结果表明,RAU 患者的 A 型行为类型得分高于正常人,回顾发病 1 年内多数人有明显的重要生活事件存在。有人发现,学生的 RAU 复发率在考试前明显上升;经常更换工作岗位的人在工作环境变化时期容易复发 RAU;男性 RAU 患者的好发月份与气候环境的急剧变化呈正相关,说明 RAU 与紧张刺激的心理反应密切相关;国外有人对 RAU 患者常用的 12 种食品添加剂、维生素 B_1、B_2、B_6、B_{12} 及叶酸等摄入情况,血清中缺锌、缺铁、高铜等进行研究,发现均与 RAU 发生有一定的相关性。说明生活节奏和生活习惯、工作、气候、食物、营养等等生活工作环境和社会环境均对 RAU 的发生有一定的影响。

6)其他因素:有关 RAU 发病因素远远不止上述 5 个方面,尚有许多其他因素值得探讨。例如:戒烟、牙膏成分 12-烷硫酸钠、氧自由基、微循环状态异常等等。

(2)病理:病损早期黏膜上皮细胞内及细胞间水肿,可形成上皮内疱。上皮内及血管周围有密集的淋巴细胞、单核细胞浸润;随后有多形核白细胞、浆细胞浸润,上皮溶解破溃脱落形成溃疡。RAU 病损的溃疡期表现为溃疡表面有纤维素性渗出物形成假膜或坏死组织覆盖;固有层内胶原纤维水肿变性、均质化或弯曲断裂,甚至破坏消失;炎症细胞大量浸润;毛细血管充血扩张,血管内皮细胞肿胀,管腔狭窄甚至闭塞,有小的局限性坏死区,或见血管内玻璃样血栓。重型 RAU 病损可深及黏膜下层,除炎症表现外,还有小唾液腺腺泡破坏、腺管扩张、腺管上皮增生,直至腺小叶结构消失,由密集的淋巴细胞替代,呈淋巴滤泡样结构。

2.中医病因病机

中医对 RAU 病因病机的认识，可概括为实证与虚证两方面。

(1)实证：多见于年轻或体质较强患者，溃疡表面呈黄色，周围充血发红明显，灼热疼痛。

1)心火上炎：邪毒内蕴，心经受热；或思虑过度，情志之火内郁，心火亢盛，或心火移于小肠，循经上攻于口均可致口舌溃烂生疮。

2)胃肠积热：平素饮食不节，过食膏粱厚味、辛辣炙煿之品，以致运化失司，胃肠蕴热，热盛化火，循经上攻，熏蒸于口，而致口舌生疮。

3)肝郁化火：内伤七情，情志不舒，肝失条达，肝郁化火；经行之时，经气郁遏更甚，肝火旺盛，上灼口舌而致口疮。

(2)虚证：多见于老龄或衰弱患者，溃疡表面呈灰黄色，周围红晕不明显，疼痛隐隐，病程较长，缠绵不愈。

1)阴虚火旺：由于素体阴虚，或久病伤阴，或因思虑过度，睡眠不足，耗伤阴血，阴虚火旺，虚火上炎而发口疮。

2)脾虚湿困：脾气虚损，而水湿不运，或湿邪困脾，脾失健运，导致脾阳不升，浊阴不降，化生湿热，上熏口腔而导致黏膜溃疡。

3)脾肾阳虚：先天禀赋不足，或久用寒凉，伤及脾肾。脾肾阳虚，阴寒内盛，寒湿上渍口舌，寒凝血瘀，肌膜失却濡养，口疮经久不愈。

二、临床表现

为反复发作的圆形或椭圆形溃疡，具有"黄、红、凹、痛"的临床特征，即溃疡表面覆盖黄色假膜、周围有红晕带、中央凹陷、疼痛明显。溃疡的发作周期长短不一，可分为发作期(前驱期-溃疡期)、愈合期和间歇期，且具有不治自愈的自限性。

根据临床特征通常将 RAU 分为三种类型。

1.轻型复发性阿弗他溃疡(minor aphthous ulcer，MiRAU)

初发患者多为此型，为最常见的一型，约占 80%。起初局灶性黏膜充血水肿，呈粟粒状红点，灼痛明显，继而形成圆形或椭圆形浅表溃疡，直径 5～10mm。溃疡数一般 3～5 个，最多不超过 10 个。散在分布。约 5 天左右开始在溃疡面有肉芽组织形成，创面缩小，红肿消退，疼痛减轻。10～14 天溃疡愈合，不留瘢痕。复发间隙期从半月至数月不等，也有此起彼伏迁延不断的情况。一般无明显全身症状与体征。

2.重型复发性阿弗他溃疡(major aphthous ulcer，MaRAU)重型复发性阿弗他溃疡亦称复发性坏死性黏膜腺周围炎(Periadenitis mucosa necrotica recurrens)或腺周口疮。此型好发于青春期。溃疡大而深，似"弹坑"，深达黏膜下层腺体及腺周组织，直径大于 10mm，周围组织红肿微隆起，基底微硬，表面有灰黄色假膜或灰白色坏死组织。溃疡期持续可达 1～2 个月或更长。每次 1～2 个，疼痛剧烈，愈后有瘢痕或导致组织缺损，溃疡也可在先前愈合处再次复发，导致更大的瘢痕和组织缺损。影响语言及吞咽。初始好发于口角，其后有向口腔后部移行的发病趋势。常伴低热、乏力等全身不适症状和局部区域淋巴结肿痛。

3.疱疹型复发性阿弗他溃疡(herpetiform ulcers，HU)

疱疹型复发性阿弗他溃疡亦称口炎型口疮。其特点是溃疡小，直径 1～2mm，但数目多，有数十个或更多，散在分布如"满天星"，以舌腹、口底多见。相邻的溃疡可融合成片，黏膜充血发红，疼痛加重，唾液分泌增加。可伴有头痛、低热等全身不适及局部淋巴结肿痛等症状。

三、诊断与鉴别诊断

1.诊断要点

由于 RAU 没有特异性的实验室检测指标，因此 RAU 的诊断主要以病史特点(复发性、周期性、自限性)及临床特征(黄、红、凹、痛)为依据，一般不需要做特别的实验室检查以及活检。必要时可做三大常规、免疫功能检查、血液流变学测定、微量元素及内分泌测定，对及时发现与 RAU 关联的系统性疾病有积极意义。对大而深、病程长的溃疡，应警惕癌性溃疡的可能，必要时可以做活检明确诊断。

2.鉴别诊断

(1)重型复发性阿弗他溃疡(MaRAU)：与创伤性溃疡、癌性溃疡、结核性溃疡、坏死性涎腺化生的鉴别。

(2)疱疹型复发性阿弗他溃疡(HU)：与急性疱疹性龈口炎的鉴别。

四、治疗

1.治疗原则

(1)积极寻找 RAU 发生的相关诱因，并加以控制。

(2)加强心理疏导，缓解紧张情绪。

(3)优先选择局部治疗，其中局部应用糖皮质激素已成为治疗 RAU 的一线药物。对于症状较重及复发频繁的患者，采用中西医结合的局部和全身联用药。

由于 RAU 的病因及发病机制尚未完全明确，目前国内外还没有根治 RAU 的特效方法，因此 RAU 的治疗以对症治疗、减轻疼痛、促进愈合、延长间歇期为主。中医辨证论治和外治法在改善患者全身脏腑气血功能状态和减轻局部症状方面疗效较好，中西医结合治疗对病情较重患者具有优势。

2.西医治疗

(1)局部用药：目的是消炎、止痛、防止继发感染、促进愈合，是改善 RAU 症状的有效方法，对此研究报道最多。常用的药物有：

1)消炎类药物。

膜剂：用羧甲基纤维素钠、山梨醇为基质，加入金霉素、氯己定以及表面麻醉剂、皮质激素等制成药膜，贴于患处。也可用羧丙基甲基纤维素(HPC)和鞣酸、水杨酸、硼酸制成霜剂，涂布于溃疡表面，通过脂化作用形成具有吸附作用的难溶性薄膜，起到保护溃疡表面的作用。

软膏或凝胶：用 0.1%曲安西龙(去炎松、醋酸氟羟泼尼松)软膏等涂于溃疡面。

含漱剂：用 0.1%高锰酸钾液、0.1%依沙吖啶液(利凡诺)、0.02%呋喃西林液、3%复方硼砂溶液、0.02%盐酸双氯苯双胍乙烷(氯己定)液等含漱，每天 4～5 次，每次 10mL，含于口中 5～10 分钟后唾弃。但应注意，长期使用氯己定漱口有舌苔变黑、牙齿染色等副作用，停药后舌苔发黑会自行消除。

含片：含服西地碘片，每日 3 次，每次 1 片，具有广谱杀菌、收敛作用；含服溶菌酶片，每日 3～5 次，每次 1 片，有抗菌、抗病毒和消肿止痛作用。

超声雾化剂：将庆大霉素注射液 8 万单位、地塞米松注射液 5mL、2%利多卡因或 1%丁卡因 20mL 加入生理盐水到 200mL，制成合剂后用于雾化，每日 1 次，每次 15～20 分钟，3 天为 1 个疗程。

2)止痛类药物：包括利多卡因凝胶、喷剂，苯佐卡因凝胶，苄达明喷雾剂、含漱液等。仅限在疼痛难忍、严重影响进食和生活质量时使用，以防成瘾。擦干溃疡面后可用棉签蘸取少量止痛药液涂布于溃疡处，有迅速麻醉止痛效果。

3)促进愈合类药物：重组人表皮生长因子凝胶、外用溶液，重组牛碱性成纤维细胞生长因子凝胶、外用溶液。

4)糖皮质激素类药物：曲安奈德口腔糊剂，地塞米松软膏、喷雾剂、含漱液，强的松龙软膏，倍他米松含漱液，氢化可的松黏附片，氟轻松乳膏，丙酸倍氯米松喷雾剂、乳膏等。

5)局部封闭：对经久不愈或疼痛明显的 MaRAU，可做溃疡黏膜下封闭注射，每个封闭点局部浸润注射 5～10mL，有止痛和促进愈合作用。常用曲安奈德混悬液加等量的 2%利多卡因液，每 1～2 周局部封闭 1 次；或醋酸泼尼松龙混悬液加等量的 2%利多卡因液，每周局部封闭 1～2 次。

6)其他局部制剂：氨来咕诺糊剂、口腔贴片，甘珀酸钠含漱液，环孢素含漱液，5-氨基水杨酸乳膏，双氯芬透明质酸酯凝胶，硫糖铝混悬液。

(2)全身用药：目的是对因治疗、减少复发、争取缓解。全身治疗有望在消除致病因素、纠正诱发因子的基础上，改变 RAU 患者的发作规律，延长间歇期，缩短溃疡期，使病情得到缓解。常用的药物和方法有：

1)糖皮质激素：包括泼尼松、地塞米松、泼尼松龙等。该类药物有抗炎、抗过敏、降低毛细血管通透性、减少炎性渗出、抑制组胺释放等多重作用，但长期大剂量使用可出现类似肾上腺皮质功能亢进症、向心性肥胖、痤疮、多毛、闭经、乏力、低血钾、血压升高、血糖尿糖升高、骨质疏松、胃肠道反应、失眠、血栓症等不良反应，已有感染或胃溃疡者可能加重。长期使用后骤然停药可能引起撤药反应。

用药方法以泼尼松片为例，每片 5mg，开始时每日 10～30mg，每日 3 次等量服用；或采取"晨高暮低法"，即早晨服用全日总剂量的 3/4 或 2/3，午后服用 1/4 或 1/3；或采用"隔日疗法"，即将 2 天的总剂量在隔日早晨机体肾上腺皮质激素分泌高峰时 1 次顿服，可提高药效。待溃疡控制后逐渐减量，每 3～5 日减量 1 次，每次按 20%左右递减，维持量为每日 5～10mg。当维持量已减至正常基础需要量(每天 5～7.5mg)以下，视病情稳定即可停药。

2)免疫抑制剂：包括沙利度胺、硫唑嘌呤、环磷酰胺、甲氨蝶呤、环孢素、己酮可可碱等等。这类药物有非特异性地杀伤抗原敏感性小淋巴细胞、抑制其转化为淋巴母细胞、抑制细胞 DNA 合成和细胞增殖等作用。长期大量使用有骨髓抑制、粒细胞减少乃至全血降低、肾功能损伤，可见恶心、呕吐、皮疹、皮炎、色素沉着、脱发、黄疸、腹水等不良反应，故使用前必须了解肝肾功能和血象。

例如，沙利度胺片原是抗晕药和抗麻风反应药，后发现有免疫抑制作用，临床应用于MaRAU等顽固性溃疡有较好疗效。每片25mg，开始剂量为每日100mg，分2次服用，1周后减为每日50mg，连续1~2个月。该药的严重副作用为致畸胎（"海豹婴儿"），故生育期的RAU患者慎用，孕妇禁用。其他副作用有过敏性皮炎、干燥、头晕、嗜睡、恶心、下肢水肿、腹痛等等，停药后一般均能消失。

硫唑嘌呤片每片50mg，每日2次，每次25mg，口服，一般疗程应控制在2周之内，最长为4~6周。

3) 免疫增强剂：包括转移因子、胸腺素、丙种球蛋白等。其中，主动免疫制剂有激发机体免疫系统产生免疫应答的作用。例如，转移因子注射液(TF)注射于上臂内侧或大腿内侧皮下淋巴组织较丰富部位，每周1~2次，每次1支，1mL。胸腺素每支2mg或5mg，每日或隔日肌肉注射1次，每次1支。卡介苗(BCG)，每支0.5mg，每周2~3次，每次1支，肌肉注射，20天为1个疗程。

被动免疫制剂丙种球蛋白等，对免疫功能降低者有效。肌肉注射，每隔1~2周注射1次，每次3~6mL。

4) 生物治疗：干扰素-$\alpha_2 a$、粒-巨噬细胞集落刺激因子、前列腺素E_2、阿达木、依那西普、英夫利昔单抗。

5) 其他治疗药物：包括针对系统性疾病、精神神经症状、营养状态等等内科用药，以及民间不少有效的单方、验方值得研究。

3.中医治疗

(1) 辨证论治。

1) 心火上炎证：溃疡多位于舌尖、舌前部或舌侧缘，数目较多，面积较小，局部红肿疼痛明显；伴口干口渴，心中烦热，小便黄赤。舌尖红，苔薄黄，脉略数。

治法：清心泻火，解毒疗疮。

方药：泻心导赤散加味。火毒甚者，加金银花、连翘、青黛、地丁等；若心热口渴，加栀子、麦冬、玄参；尿赤者，加白茅根、竹叶、大蓟、小蓟等。

2) 胃肠积热证：溃疡多位于唇、颊、口底部位，基底深黄色，周围充血范围较大；伴口干口臭，大便秘结，小便黄赤。舌红绛，苔黄腻，脉滑数。

治法：清热泻火，凉血解毒。

方药：清胃散合凉膈散加减。

3) 肝郁化火证：溃疡数目大小不一，周围黏膜充血发红，常随情绪改变或月经周期而发作或加重；可伴有胸胁胀闷，心烦易怒，口苦咽干，失眠不寐。舌尖红或略红，舌苔薄黄，脉弦数。

治法：疏肝理气，泻火解毒。

方药：丹栀逍遥散加味。若口苦咽干重者，加龙胆草；尿赤热者，加泽泻、车前草；大便燥结者，加瓜蒌仁、大黄。

4) 阴虚火旺证：溃疡数目少，分散，边缘清楚，基底平坦，呈灰黄色，周围绕以狭窄红晕，有轻度灼痛；常伴有头晕目眩，五心烦热，口干咽燥，唇赤颧红。舌红，脉细数。

治法：滋补心肾，降火敛疮。

方药：知柏地黄汤加味。若口干渴明显者，加沙参、麦冬、天花粉；阴虚肝旺者，加夏枯草、决明子、龙胆草、生龙骨、生牡蛎；出现失眠多梦、心肾不交之证，加黄连、肉桂，以引火归原。

5)脾虚湿困证：溃疡数目少，面积较大，基底深凹，呈灰黄或灰白色，边缘水肿，红晕不明显；常伴头身困重，口黏不渴，食欲不振，胃脘胀满，时有便溏。舌质淡，有齿痕，苔白滑腻，脉沉缓。

治法：健脾祛湿。

方药：参苓白术散合平胃散加味。若口疮疼痛、覆盖黄色假膜者，加黄连、车前草；若口疮疼痛深在、经久不愈者，加生黄芪、丹参等。

6)脾肾阳虚证：溃疡量少，分散，表面紫暗，四周苍白，疼痛轻微，或仅在进食时疼痛，遇劳即发；可伴有面色㿠白，形寒肢冷，下利清谷，少腹冷痛，小便多。舌质淡，苔白，脉沉弱无力。

治法：温补脾肾，引火归原。

方药：附桂八味丸加减。若口疮边缘充血者，去附片，加黄柏；口干者去附子、熟地，加生地、麦冬。

(2)外治法。

1)外用散剂：使用时撒敷或吹敷患处。

2)含漱药液：选用金银花、竹叶、白芷、薄荷等量，或黄柏、菊花、决明子、桑叶等量，煎煮过滤，含漱口腔，有清热解毒、消肿止痛的作用。

(3)针灸疗法。

1)体针：选用廉泉、足三里、合谷、曲池、颊车、内关穴。上唇溃疡加入中，下唇溃疡加承浆，颊部溃疡加地仓，舌体溃疡选廉泉。针刺单侧或双侧，针法采用平补平泻，或强刺激，不留针。5~10 次为 1 个疗程。穴位交替选用。

2)耳针：常用穴位有口、舌、神门、胃、皮质下、内分泌、肾上腺、脾、心等。每次可选 3~4 个穴，用王不留行籽贴敷压于穴位，每日稍加压力按摩 3 次，每次 10 分钟。隔日或每 3 日治疗 1 次，双耳交替治疗。

3)穴位封闭：采用维生素 B_1 或维生素 B_{12}、当归注射液等行穴位封闭。取足三里、牵正、曲池、颊车穴。每日 1~2 穴，每次 0.2~0.5mL，隔日或 3 日 1 次。

(4)单方、验方。

1)吴茱萸粉末 12g，用醋调成糊剂，晚睡前敷于两足涌泉穴处，次日晨取下，连敷 3 日，亦可换以附子粉 10g 外敷。

2)细辛研末，用蜂蜜调成糊状，晚睡前敷以伤湿止痛膏，贴敷双侧天枢穴处和脐部，次日晨取下，连敷 3 日。

五、预防与调护

(1)加强体育锻炼，提高机体对疾病的抗御能力。

(2)保持乐观精神，避免焦虑情绪。保证充足睡眠，提高睡眠质量。

(3)避免过食辛辣、肥甘厚腻等刺激之品，以免伤及脾胃。防止粗糙、硬性食物(膨化、油炸食品)和过烫食物对黏膜的创伤。营养均衡，饮食清淡，少食烧烤、腌制、辛辣食物，保持有规律的进餐习惯。

(4)注意生活起居规律，避免过度劳累。

(5)去除口腔局部刺激因素，避免口腔黏膜损伤，保持口腔环境卫生。

六、预后

本病预后良好，很少有严重的并发症。但因迁延反复、缠绵不愈的特点，给患者带来痛苦和不便。有的可迁延反复数十年而不愈，亦可有反复发作一段时间后而自行缓解，不再反复，亦可过一时期又再反复。

第二节　口腔单纯性疱疹

口腔单纯性疱疹由感染单纯疱疹病毒(herpes simplex virus，HSV)引起。人类是单纯疱疹病毒的天然宿主，口腔、皮肤、眼、阴部、神经系统是易感染部位，临床上根据是否首次感染分为原发性疱疹性口炎(primary herpetic stomatitis)和复发性疱疹性口炎(recurrent herpetic stomatitis)两大类。前者以口腔黏膜充血、水疱、浅表性溃疡为临床特征。后者是因潜伏于体内的病毒在感冒、发烧、疲劳等条件下发生的复发性损害，以口唇及口周成簇小水疱、溃破、渗出、结痂为临床特征。本病有自限性，可复发。儿童多原发性疱疹性口炎，成人多复发性疱疹性口炎。原发感染可能在体内广泛扩散，引起脑炎、脑膜炎以及其他危及生命的并发症，但临床较少见。

本病属中医的"口疳"、"口舌生疮"、"热疮"、"热毒口疮"、"口糜"等范畴。

一、病因病理

1.西医病因病理

(1)病因：病原体为单纯疱疹病毒，是疱疹病毒的一种，根据病毒核苷酸序列的差别，分为Ⅰ型和Ⅱ型。原发性疱疹性口炎由Ⅰ型病毒引起。该病毒初次感染人体后常潜伏于神经节或泪腺、唾液腺，在情绪烦躁、重病、曝晒、外伤、疲劳等因素刺激下，潜伏的病毒沿感觉神经干向外迁移到神经末梢，并在邻近的上皮细胞复制，引起复发性损害。

(2)病理：有特殊的细胞学改变，包括病毒侵入宿主易感上皮细胞后产生的细胞核包涵体、细胞气球样变性和因胞浆水肿而出现的网状变性、多核巨细胞、上皮内疱或上皮下疱。受害细胞坏死脱落后形成溃疡和糜烂，多个相邻的损害相互融合则形成边界不规则的浅溃疡。

2.中医病因病机

可归纳为以下4个方面：

(1)外邪侵袭：外感风寒，或风热邪毒侵袭，灼伤口腔黏膜，溃破成疮而致本病。

(2)心脾积热：素体心脾蕴热，复感外邪，外邪引动内热，循经上攻，熏灼口舌而成本病。

(3)阴虚火旺：素体阴虚，或温热病后期余热未尽，气阴两伤，阴津不足，虚火上炎于口而致本病。

(4)脾经湿困：嗜食肥甘，膈肠难化，水湿内生，膀胱湿热，上溢脾经，热气熏蒸于口而发病。

二、临床表现

1.原发性疱疹性口炎

初次感染而发本病。儿童多见，以 6 岁以下尤其是 6 个月到 2 岁更多，成人亦可见。感染单纯疱疹病毒后经潜伏期 4～7 日，儿童出现发热、流涎、拒食、烦躁不安，成人则有发热、头痛、肌肉疼痛、乏力、咽喉疼痛等症状。再经 1～2 日后口腔黏膜广泛充血水肿，出现成簇小水疱，疱壁较薄，不久溃破，形成浅表溃疡，甚者融合成大面积糜烂，附着龈和边缘龈也有明显的急性炎症损害，整个病程 7～10 日，自限性痊愈。部分患者可于口周皮肤、鼻翼、颏下等处并发疱疹。

2.复发性疱疹性口炎

初次感染后 30%～50%患者可复发。复发性疱疹性口炎多见于成年人。复发部位一般多在原先发作过的位置或邻近。复发时间一般间隔数月，但也可数周、数日后再次发作。病损局部先有灼热疼痛、肿胀发痒感觉，继之出现红斑发疱，水疱逐渐扩大融合，疱破后糜烂或干涸结痂。病程有自限性，约 10 日愈合，不留瘢痕，但可有色素沉着。

复发的诱因包括情绪烦躁、重病、曝晒、外伤、疲劳、感冒发热等，对免疫功能正常的患者，复发性口腔内单纯疱疹病毒感染实际上很少见，并且比初次发作症状轻。有免疫缺陷的患者口腔面部感染较重，且易播散。

三、实验室及其他检查

1.补体结合试验

初发者可有补体结合抗体升高。

2.病理涂片

取疱疹的基底物直接涂片，可发现被病毒损害的上皮细胞，如气球样变性水肿的细胞，以及多核巨细胞、核内包涵体等。

四、诊断与鉴别诊断

1.诊断要点

根据"成簇的小水疱、疱破后浅溃疡、结痂、自限性愈合后不留瘢痕"等临床特点可对大多数病例做出诊断。一般不需借助实验室检查。

2.鉴别诊断

口腔单纯性疱疹需与球菌性口炎、疱疹型复发性阿弗他溃疡(口炎型口疮)、带状疱疹、手-足-口病、疱疹性咽峡炎、多形性红斑等疾病相鉴别。

(1)口腔单纯性疱疹与球菌性口炎的鉴别：球菌性口炎小儿、成人均可发病，无季节性。可发生于口腔任何部位，起病较急，病损局部充血、潮红、糜烂，但界限清楚。可融合成片，上覆光滑致密的灰白色或黄褐色假膜，不易拭去，涂片培养可找到致病性球菌。

(2)口腔单纯性疱疹与口炎型口疮的鉴别：损害为散在分布的口腔内单个小溃疡，皮肤损害少见，溃疡数量较多，但不丛集成簇，不造成龈炎。

(3)口腔单纯性疱疹与带状疱疹的鉴别：带状疱疹由水痘-带状疱疹病毒引起，疱疹病损沿三叉神经的分支走向分布于颜面皮肤和口腔黏膜。水疱较大，疱疹聚集成簇，排列呈带状，但不超过中线。疼痛剧烈，愈合后原损害处仍持续疼痛较长时间。本病任何年龄都可发生，愈合后不再复发。

(4)口腔单纯性疱疹与手-足-口病的鉴别：手-足-口病由柯萨奇病毒 A16 感染引起。前驱症状有低热、困倦与局部淋巴结肿大，其后口腔黏膜、手掌、足底出现散在水疱、丘疹与斑疹，数量不等。斑疹周围有红晕，中央为小水疱，无明显压痛，口腔损害遍布于唇、颊、舌、腭等处，疱破成为溃疡，经 5～10 日后愈合。

(5)口腔单纯性疱疹与疱疹性咽峡炎的鉴别：疱疹性咽峡炎因感染柯萨奇病毒 A4 引起。以口腔后部疱疹性损害为主，不累及皮肤，牙龈不受损害。临床表现似急性疱疹性龈口炎，但前驱症状和全身反应较轻，病损限于软腭、悬雍垂、扁桃体等处，初起为丛集成簇的小水疱，不久溃破成溃疡。病程约 7 天。

(6)口腔单纯性疱疹与多形性红斑的鉴别：多形性红斑为口腔黏膜突发性广泛糜烂性急性疾病。常涉及唇部，有糜烂、结痂、出血，但弥散性龈炎非常少见，皮肤损害为特征性靶形红斑或虹膜状红斑。诱发的因素包括感染、药物的使用，但也可无明确诱因而发病。

五、治疗

1.治疗原则

(1)以抗病毒药物治疗为首选：可用阿昔洛韦(无环鸟苷)、利巴韦林(病毒唑)、干扰素、聚肌胞等等，但迄今为止，对于口腔单纯疱疹病毒感染仍缺乏理想的抗病毒药物。

(2)免疫调节剂胸腺素、转移因子等有调节和增强免疫功能的作用，但不能解决复发问题。

(3)中医药辨证施治，可以减轻局部和全身症状，缩短病程。

(4)局部使用抗病毒药物对复发性唇疱疹有效：急性疱疹性龈口炎有全身症状时，应采取卧床休息、供给足够营养等支持措施，并防止继发感染。

2.西医治疗

(1)抗病毒药物：阿昔洛韦(无环鸟苷)，每次 200mg，每日 4 次，共 5 天；利巴韦林(病毒唑)，每次 200mg，每日 3 次。

(2)免疫增强剂：①聚肌胞：肌注，每次 2mg，每 3 日 1 次，共 5 次；②胸腺素：肌注，每次 5mg，隔日 1 次；③左旋咪唑：每次 50mg，每日 3 次，每周服用 2 天，停 5 天。

(3)局部治疗：5%碘苷(疱疹净)的二甲基亚碘液，或 5%无环鸟苷膏，局部涂抹每日 4～6 次；唇疱疹继发感染用温生理盐水或 0.01%硫酸锌，湿敷患处，每日 2 次；新霉素或杆菌肽软膏涂搽局部，每日 2 次。

3.中医治疗

(1)辨证论治。

1)外邪侵袭证：口腔黏膜或有成簇、散在小水疱；伴有恶寒发热，口渴心烦，小儿有夜间啼哭不休、拒食、烦躁不安等。舌质淡或红，舌苔薄白或薄黄，脉浮数有力。

治法：疏散外邪。

方药：银翘散加黄芩、板蓝根。若口渴心烦，加生地黄、栀子、麦冬；便秘者，加大黄。

2) 心脾积热证：口腔黏膜及牙龈红肿，疱破溃成糜烂面，可相互融合成片；伴发热面赤，口渴，心烦不安，大便秘结，小便黄赤。舌质红，舌苔黄，脉洪数。

治法：清心泻脾，凉血解毒。

方药：凉膈散加味。口渴烦躁者，加生石膏；小便短赤者，加生地；溃烂不敛，加入中白、五倍子。

3) 阴虚火旺证：病程缠绵，反复发作，口唇起疱，病损范围小，不甚疼痛，但久不愈合；可伴有咽干口燥，五心烦热，精神困倦。舌质红，苔少，脉细数。

治法：滋阴降火，凉血解毒。

方药：知柏地黄汤加味。可加金银花、板蓝根；若病损久不愈合，加生黄芪、人中白。

4) 脾经湿困证：口舌糜烂，上覆黄白色假膜，口周皮肤小疱溃烂流黄水，纳呆口臭，脘腹闷胀，尿少尿赤尿痛，便溏肢软，身重困倦。舌苔厚腻，脉滑。

治法：清热利湿，健脾化浊。

方药：导赤散加味。可加生地黄、淡竹叶、黄连、藿香、佩兰；若脘腹闷胀，加焦山楂、谷麦芽、神曲。

(2) 外治法。

1) 含漱：板蓝根 30g，煎水含漱；金银花、竹叶、白芷、薄荷各适量，水煎，含漱；金银花、紫花地丁、侧柏叶各 15～30g，水煎，含漱。

2) 外敷：可选用冰硼散、锡类散、青黛散、青吹口散等吹患处，每日 5～6 次。

(3) 针刺疗法。

体针：取地仓、颊车、承浆、合谷等穴，每次取 1～2 穴，平补平泻，每日 1 次。

(4) 单方验方。

1) 板蓝根 30g，桑叶 6g，灯芯草 1.5g，竹叶 10g。水煎，1 日 3 次，口服。

2) 马齿苋 30g，板蓝根 15g，紫草 10g，败酱草 10g。每日 1 剂，水煎服。

六、预防与调护

(1) 增强体质，预防感冒。

(2) 不宜过食膏粱厚味及辛辣之品。

(3) 对原发性疱疹性口炎患者应予以隔离休息，特别要避免与其他儿童、婴儿接触。

(4) 感染患者应注意保持口腔卫生，以防继发感染。

第三节　口腔念珠菌病

口腔念珠菌病 (oral candidiasis) 是由念珠菌引起的急性、亚急性或慢性真菌病。念珠菌是一种真菌，属隐球酵母科。在迄今发现的 150 种里仅有白色念珠菌、热带念珠菌、类星形念珠菌、克柔念珠菌、近平滑念珠菌、高里念珠菌、假热带念珠菌等 7 种有致病性。其中又以白色念珠菌的正常人群带菌率最高，致病力最强。但白色念珠菌是条件致病菌，即健康带菌者可以表现为无临床症状，只在防御能力下降时才转化为有临床体征的口腔念珠菌病。近年来，抗生素和免疫抑制剂的滥用易引发菌群失调和免疫力降低，艾滋病的出现和蔓延，亦增多了口腔黏膜念珠菌病的发生率。同时，由于真菌耐药性的增加，使得口腔念珠菌病的治疗难度上升。因此，提高对口腔念珠菌病的认识，防止因漏诊、误诊延误治疗十分重要。

本病相当于中医的"鹅口疮"、"雪口"。

一、病因病理

1.西医病因病理

(1)病因：白色念珠菌呈椭圆形酵母细胞样，以芽生孢子型存在，其毒力与其菌丝、黏附力、侵袭酶，以及表面受体有关。白色念珠菌是口腔念珠菌病的主要病原菌。该菌在大多数正常人的口腔中可以检出，与宿主有共生关系，正常情况下并不致病。

下述诱因可使宿主致病：①念珠菌本身毒力增强：当白色念珠菌由芽生孢子型转为假菌丝型时毒力增强，具有致病性。②患者的防御功能降低：年老体弱或长期患病，特别是干燥综合征、消化道溃疡、恶性疾病放疗后、大手术后致使身体抵抗力极度低下时；新生儿出生半年内，血清白色念珠菌抑制因子含量比母体低，易感染致病。③原发性或继发性免疫缺陷：先天免疫功能低下，如胸腺萎缩，X线的大量照射，无α-球蛋白血症，以及影响免疫功能的网状内皮系统疾病，如淋巴瘤、霍奇金病、白血病等均易并发念珠菌病。获得性免疫缺陷综合征(艾滋病)也可引起本病发生。④代谢或内分泌疾病：铁代谢异常，血中铁含量降低；糖尿病引起糖代谢异常，血糖升高；甲状腺功能低下、艾狄森病、脑垂体功能低下、内分泌功能低下易合并念珠菌病；妊娠妇女孕激素水平升高而致阴道念珠菌病，分娩时易感染婴儿。⑤维生素缺乏：维生素A缺乏、上皮细胞角化变性、角层增厚而致白色念珠菌大量繁殖而致病；维生素B及叶酸缺乏引起黏膜的退行性病变、机械屏障作用下降，使白色念珠菌易于侵入，导致感染。⑥医源性因素：医治疾病过程中使用抗生素、肾上腺皮质激素、免疫抑制剂、化疗、放疗等，使宿主防御功能下降，破坏体内生态平衡，致菌群失调，而利于念珠菌的感染。⑦其他因素：环境因素和工作条件均与白色念珠菌发病有关。如在低温潮湿的条件下工作易发生皮肤念珠菌病；慢性局部刺激，如义齿、矫形器、过度吸烟等均可为白色念珠菌感染的因素；接触传染也是致病的重要因素。

(2)病理：口腔白色念珠菌病的病理以上皮不全角化增生为特征。PAS染色可见白色念珠菌菌丝垂直侵入棘层细胞上方的角化层，棘层增厚，基底层以及固有层大量炎性细胞聚集可有微脓肿形成。

2.中医病因病机

中医对多发于婴幼儿的"鹅口疮"有较多论述，认为发病有内因与外因之分。内因为体质差异；外因为口腔不洁，或乳母乳头不净，婴儿吮乳后染毒而发。

(1)心脾积热：乳母孕期嗜食辛辣炙煿之品，郁久化热，遗患胎儿，胎中伏热，蕴积心脾，出生后护理不当，复感外邪，引动内热，循经上炎，熏灼口舌发为本病。

(2)脾虚湿热：患儿素体脾虚，或久病久泻，脾胃受损，或过食苦寒药物损伤脾胃，致使脾运失职，水湿上泛，浸渍口舌，变生白腐而致本病。

(3)阴虚火旺：婴儿先天禀赋不足，或久病久泻损伤肾阴，致使阴虚火旺，虚火上炎，熏蒸口舌而致本病。

二、临床表现

口腔念珠菌病临床分型并不统一，目前比较公认的是按主要病变部位的分类法，包括念珠菌性口炎、念珠菌性唇炎与口角炎、慢性黏膜皮肤念珠菌病。本节主要介绍念珠菌性口炎（candidal stomatitis）的临床表现类型。

1.急性假膜型

又称"新生儿鹅口疮"、"雪口病"，因该型好发于出生后2～8日的新生婴儿而名之，发生率达4%。好发部位为颊、舌、软腭及唇。损害区先黏膜充血、水肿，有灼热、干燥、刺痛感。后出现散在的色白如雪的柔软小斑点，状如凝乳略高出黏膜，不久相互融合为白色或蓝白色丝绒状斑片。斑片稍用力可擦去，暴露出红的黏膜糜烂面和轻度出血。患儿烦躁不安、啼哭、哺乳困难，有时有轻度发热，全身反应较轻。极少数病例可能蔓延至咽、食道、肺或进入血液循环，引起心内膜或脑膜念珠菌病，可危及生命。涂片可见典型念珠菌菌丝。该型也可发生于任何年龄，但少见。

2.急性萎缩型

多见于成年人，根据其临床表现特点和常见发病因素又称"急性红斑型口炎"、"抗生素性口炎"。临床表现特点是外形弥散的口腔黏膜红斑，以舌背黏膜多见，两颊、上腭及口角亦可发生红斑，唇部亦偶有发生。严重者舌乳头萎缩消失，舌背黏膜呈光滑鲜红状或糜烂充血，损害周围丝状乳头增生。在后牙前庭沟等不易摩擦部位可伴鹅口疮样损害。同时患者常有味觉异常或丧失，口干，黏膜灼痛。涂片不易见到典型念珠菌菌丝。该型常见于广谱抗生素长期应用者，或患者原患消耗性疾病、白血病、营养不良、内分泌紊乱、肿瘤化疗后等。

3.慢性萎缩型

该型因红色病损以及多见于戴义齿者而又称为"慢性红斑型口炎"或"义齿性口炎"。临床表现为义齿基托承托区黏膜形成鲜红色界限弥散的广泛红斑。严重者腭黏膜水肿和牙槽嵴边缘水肿，上颌义齿基托后缘线腭部病损区与正常区间分界清晰。基托组织面和承托区黏膜密合状态不佳者，红斑表面可有颗粒形成。患者自觉灼痛、不适感。该型患者多数为日夜戴义齿的老年人，女性多于男性。

4.慢性增生型

因病损色白如白斑，又称为"念珠菌性白斑"，是口腔黏膜一种慢性增生性念珠菌病。该型病程长、病情较重，有癌变危险，多见于颊、舌背及腭黏膜、颊黏膜病损，常对称地位于口角内侧三角区，呈结节状或颗粒状增生，或为固着紧密的白色角质斑块。腭部病损可由"义齿性口炎"发展而来，黏膜呈乳头状增生或肉芽肿样增生。舌背病损，多见于长期吸烟者，表现为丝状乳头增殖，色灰黑，称为"黑毛舌"。

三、实验室及其他检查

1.直接镜检法

轻刮损害表层，刮取物置于载玻片上，滴10%氢氧化钾数滴，覆盖玻片，在微火焰上加热以溶解角质，于低倍或高倍镜下直接观察菌丝和孢子。

2.唾液培养法

收集非刺激性混合唾液1～2mL，接种于沙氏平皿上，常规培养，记录每毫升唾液形成的念珠菌菌落数。

3.病理学检查法

活检标本光镜下可见前述病理特征。

4.其他方法

包括免疫法、基因检测法等。因假阳性率高或操作不便，而未能在临床上大量使用。

四、诊断与鉴别诊断

1.诊断要点

根据各型典型的临床症状、病史、全身情况，可以判断有无念珠菌感染以及可能的诱因。病损区涂片直接镜检及唾液念珠菌培养阳性，可以确诊。慢性增生型白色念珠菌病属癌前病变应引起重视，必要时需要病理学检查做出疾病程度的诊断。

2.鉴别诊断

口腔念珠菌病需与球菌性口炎、白喉、扁平苔藓等疾病相鉴别。

(1)口腔念珠菌病与球菌性口炎(膜性口炎)的鉴别：球菌性口炎是由金黄色葡萄球菌、溶血性链球菌、肺炎双球菌等球菌感染引起的口腔黏膜急性感染性炎症，可发生于口腔黏膜任何部位，病损区充血水肿明显，有大量纤维蛋白原从血管内渗出，凝结成灰白色或灰黄色假膜，表面光滑致密，略高于黏膜面，可伴有全身反应，区域淋巴结肿大，涂片检查或细菌培养可确定病原菌。

(2)口腔念珠菌病与白喉的鉴别：白喉为明显的灰白色假膜覆盖于扁桃体，不易擦去，若强行剥离则创面渗血。局部无明显炎症反应，但全身中毒症状明显，淋巴结肿大，涂片可见白喉杆菌。

(3)口腔念珠菌病与扁平苔藓的鉴别：扁平苔藓呈白色网纹状病损，可交替出现糜烂，病程较长。

五、治疗

1.治疗原则

因含片溶解缓慢，药物与口腔黏膜接触充分，随吞咽可覆盖咽喉与食管，故片剂被认为是较为有效的局部制剂。口腔念珠菌病以局部治疗为主，但严重病例及慢性念珠菌病需辅以全身治疗。对黏膜明显充血水肿、萎缩发红、全身症状明显者，可采用辨证施治与抗真菌药物配合治疗。

2.西医治疗

(1)局部治疗：①2%～4%碳酸氢钠(小苏打)溶液：含漱或清洗局部，每1～2小时1次，每次5分钟。②氯己定：可选用0.5%溶液或1%凝胶局部涂布、冲洗或含漱。③甲紫：选用0.05%甲紫液外涂口腔黏膜病损区，每日3次。

(2)抗真菌药物治疗：①制霉菌素：局部用5万～10万U/mL的水混悬液涂布，每2～3小时1次，可咽下。儿童口服每次10万U，每日3次；成人口服每次50万～100万U，每日3次。口服副作用小，偶有恶心、腹泻或食欲减退，疗程7～10天。②硝酸咪康唑：硝酸咪康唑商品名达克宁，可局部使用。散剂可用于口腔黏膜，霜剂适用于舌炎及口角炎，疗程一般为10天。③克霉唑：成人每日口服3次，每次0.5g，剂量不超过3g。该药的主要不良反应为肠道反应，长期应用可能引起肝功能异常和白细胞减少，目前多作为局部制剂使用。④酮康唑：剂量为每日 1 次口服，每日 200mg，2～4 周为 1 个疗程。该药不可与制酸药或抗胆碱药同服，以免影响吸收。

（3）免疫治疗：对身体衰弱，有免疫缺损病或与之有关的全身疾病及慢性念珠菌感染的患者，常需辅以增强免疫力的综合治疗。可选用：①转移因子：淋巴结周围皮下注射，每次 3U，每周 1～2 次。②胸腺素：肌注，每次 2～10mg，每周 1～2 次。③脂多糖：肌注，每次 2mL，每日 1 次，20 次为 1 个疗程。④其他：补充铁剂、维生素 A、多次少量输血等。

（4）手术治疗：是非常规治疗方法。特对慢性增殖型念珠菌病经治疗 3～4 个月疗效不显著者使用，以防止癌变为目的。

3.中医治疗

（1）辨证论治。

1）心脾积热证：口腔黏膜充血发红，初期出现散在白色斑点，以后融合成片，呈白色绒状斑膜，迅速满布；并见面赤唇红，口臭流涎，烦躁不安，便秘尿赤。舌尖红赤，苔黄或腻，指纹紫滞。

治法：清泻心脾积热。

方药：导赤散合清热泻脾散。若便秘者，加大黄；若烦躁不安，加钩藤、蝉蜕。

2）脾虚湿盛证：口腔黏膜充血不甚，上布白屑，范围广泛，且较湿润；并见面色萎黄无华，形体消瘦，倦怠无力，纳呆食少，大便溏薄。舌体肥胖，舌质淡白，苔白腻，脉沉缓无力，指纹淡红。

治法：健脾燥湿，芳香化浊。

方药：参苓白术散加味。若口干者，加黄连、麦冬；若恶心、呕吐，加生姜、半夏；若四肢不温，脉沉微，加附子、干姜。

3）阴虚火旺证：口腔黏膜暗红无光，或见白屑散在、稍干；伴有形体消瘦，潮热盗汗，两颧发红，倦怠乏力，口干。舌质光红，苔少，脉沉细数无力，指纹淡紫。

治法：滋阴清热降火。

方药：六味地黄汤加味。可加黄连、肉桂；若舌质光红无苔者，加沙参、麦冬、石斛等；若脾气虚者，加党参、生黄芪。

（2）外治法。

1）含漱或清洗局部：黄连、金银花、甘草各适量，煎水含漱；儿茶、青黛适量，煎水漱口。

2）外用散剂：冰硼散、锡类散、青吹口散、柳花散、养阴生肌散等撒患处，每日 3 次。

六、预防与调护

（1）哺乳期婴儿、久病患儿应注意保持口腔清洁卫生，可选用淡盐水或 2%碳酸氢钠溶液搽洗口腔。

（2）乳母哺乳前洗净乳头，奶瓶要经常消毒。

（3）注意义齿卫生，义齿性口炎患者在治疗的同时，需行义齿重衬。

（4）合理应用抗生素及免疫抑制剂，有系统性疾病需长期应用者，应经常用 1%～2%小苏打水漱口。

(5)冬季防止口唇干裂，可应用甘油等护肤品，纠正舔唇习惯。

(6)避免产房交叉感染，接生工具以及分娩过程注意消毒。

七、预后

预后一般良好。急性假膜型损害通过正确的治疗可以得到痊愈。但据报道，慢性增殖型白色念珠菌病有 4% 的癌变可能，故应引起高度重视。

第四节　口腔扁平苔藓

口腔扁平苔藓(Oral Lichen Planus，OLP)是一种非感染性慢性浅表性炎症。病变可于口腔黏膜和皮肤先后或同时发生，也可以单独发生。口腔黏膜表现为珠光色白色条纹交织成条索状、网状、树枝状、环状及斑块状等多种形态，也可以先后出现或重叠发生丘疹、水疱、糜烂、萎缩、色素沉着等病损。该病发病率不超过 1%，好发年龄为 13～80 岁。男女比例为1：1.5，患者伴皮肤损害的几率约有 54%，因有恶变可能，有人将其归于癌前状态。

本病属于中医"口藓"、"口蕈"、"口破"等范畴。

一、病因病理

1.西医病因病理

(1)病因：尚未明确，可能与下列因素有关：

1)细菌与病毒感染：有人提出与幽门螺杆菌感染有关，也有人在病损上皮细胞中发现类似病毒的核内小体，但都需要更多研究和更直接的证据证实。

2)神经精神因素：临床可以发现很多口腔扁平苔藓患者有精神紧张、精神抑郁、精神创伤病史，并在精神神经功能紊乱时病情加重。有人做了临床调查，结果有 50% 的患者存在精神紧张和焦虑。

3)内分泌功能紊乱：有人报道，本病与雌二醇 E_2 以及睾酮 T 水平下降有关。

4)免疫因素：日益增多的对口腔扁平苔藓免疫状态的研究发现，本病与病损部位的淋巴细胞浸润带直接有关。进一步的研究表明，口腔扁平苔藓很可能是一种 T 淋巴细胞介导的机体免疫应答。

5)遗传因素：有人发现，本病有家族集聚现象，并找到一些家系进行基因研究，报道了一些出现频率较高的白细胞抗原位点，但也有人提出不同意见。

6)系统性疾病因素：有报道称，有超过 30% 的本病患者同时存在肝病、消化道疾病、高血压病、糖尿病等。但不能证明本病是由这些系统性疾病引起的。

(2)病理：本病的特征性病理表现为上皮不全角化、基底层液化变性、固有层密集的淋巴细胞浸润带。

2.中医病因病机

可归纳为以下三方面：

(1)湿热上蒸：风热湿毒之邪侵袭口腔留滞不去，或脾失健运，湿浊内生，郁而化热，湿热上蒸于口，邪毒蓄积于局部引起糜烂、充血。

(2)肝郁气滞：情志不畅，肝气郁滞，气机失和，气滞血瘀于局部，运行不畅形成黏膜斑纹和疼痛。

(3)阴虚内燥：肝肾阴虚，阴虚火旺，虚火上炎于口；或血虚黏膜失于濡养，发生黏膜粗糙、萎缩或增厚。

二、临床表现

1.口腔病损

特征性表现为口腔黏膜珠光白色条纹，以颊部、舌部、下唇、附着龈、移行部黏膜多见，病损可累及口腔黏膜任何部位。珠光白色条纹的形状、范围、轻重程度可不相同，并可转变为糜烂、充血、萎缩等损害。多种病损可重叠发生，病损消退后留有色素沉着。颊部病损最具典型性，左右对称，黏膜柔软，弹性正常。患者有异物感、粗糙感、牵拉感、疼痛感。病情迁延，反复发作。根据临床表现口腔扁平苔藓可分为以下三型：

(1)斑纹型：与上述典型临床表现相同，多见于颊、舌、唇、附着龈及移行部黏膜。

(2)糜烂型：在白色斑纹基础上出现剥脱状充血糜烂面，上覆淡黄色假膜，糜烂面形状不规则，多见于颊黏膜、舌背、舌腹。发生于软腭的病损可有上皮菲薄的水疱，疱破后呈糜烂面。

(3)萎缩型：常见于舌背、硬腭部。舌背表现为圆形、椭圆形的乳头萎缩斑片，呈稀疏云雾状白色损害，表面平伏。硬腭部呈不规则星状形萎缩斑，略红，周围有乳白角化斑点。

2.皮肤病损

本病的皮肤损害特点为扁平而有光泽的多角形扁平丘疹，微高出皮肤表面，绿豆大小，浅紫色，融合后状如苔藓。病损区粗糙，用石蜡油涂在丘疹表面在放大镜下可观察到细白纹。指(趾)也可受累，多见于拇指(趾)。病损表现为甲增厚，有甲板纵沟及变形。

三、实验室及其他检查

1.病理检查

典型表现如上述。

2.血液流变学测定

全血比黏度、红细胞电泳时间、细胞聚集指数、血小板黏附率、全血还原比黏度、血小板聚集率、血浆纤维结合蛋白率、纤维蛋白原等指数均增高。

3.T 细胞亚群(OKT 单克隆抗体)测定

OKT3 下降，OKT4 下降或升高，OKT4/OKT8 比例下降。

4.血清干扰素(IFN-r)、白细胞介素(IL-2)

检查二者均增高。

5.幽门螺杆菌检测

部分患者病损区幽门螺杆菌检测阳性。

四、诊断与鉴别诊断

1.诊断要点

口腔颊、舌、唇、龈等黏膜有白色斑纹，呈条索状、网状、树枝状、环状等，间或有糜烂、充血。反复发作，病程迁延不愈。

2.鉴别诊断

口腔扁平苔藓需与皮脂腺异位、口腔白斑、口腔红斑、盘状红斑狼疮等鉴别。

(1)口腔扁平苔藓与皮脂腺异位的鉴别：皮脂腺异位呈淡黄色颗粒状，而非条纹，分布密集或散在，表面光滑，质地柔软，多发于颊黏膜与唇红。

(2)口腔扁平苔藓与口腔白斑的鉴别：单独发生于舌背部的口腔扁平苔藓需与白斑区别。舌背扁平苔藓病损灰白而透蓝色，舌乳头萎缩微凹，质地较软，平滑润泽。白斑多为白色斑块，有裂隙，界限清楚，触之较粗糙，病程进展缓慢，无自觉症状。

(3)口腔扁平苔藓与口腔红斑的鉴别：口腔红斑临床表现特征为持续存在的鲜红色斑，边缘清楚，触诊柔软，类似"天鹅绒"样。无明显疼痛或不适。

(4)口腔扁平苔藓与盘状红斑狼疮的鉴别：盘状红斑狼疮多发于下唇唇红缘与皮肤黏膜交界处，病损中央萎缩如盘状，周围有白色放射状条纹。可有糜烂、出血、结痂。

五、治疗

1.治疗原则

目前尚无特效疗法。西医治疗本病以肾上腺皮质类固醇和磷酸氯喹为主，对改善黏膜充血糜烂有一定效果，但对过度角化无作用，长期服用有副作用。中医药治疗有安全、持久、稳定的特点，对糜烂充血及白纹均有一定的改善作用。临床应根据患者病情采取中西医结合治疗。

2.西医治疗

(1)病情稳定者可选用维生素 B_1、维生素 B_{12}、维生素 E、维生素 A、维生素 B_6 等口服。

(2)糜烂病损长期不愈者，可考虑应用肾上腺皮质类固醇及免疫抑制剂，但细胞免疫功能低下者应以免疫增强剂治疗。幽门螺杆菌检测阳性者可选用抗幽门螺杆菌药物。

1)肾上腺皮质类固醇：如泼尼松，每次 15mg，每日 3 次，共服 1～2 周。可用角炎舒松注射液等激素类药物局部注射。

2)免疫抑制剂：磷酸氯喹，每次 0.25g，每日 2 次，1 个月为 1 个疗程，需定期检查白细胞数。雷公藤，每日 2 次，每次 3～4 片。昆明山海棠，每日 3 次，每次 2 片，需定期检查肝功能。

3)免疫增强制：转移因子皮下注射，每次 1mg，每周 1～2 次，10 支为 1 个疗程。

4)抗幽门螺杆菌：三钾二枸橼酸铋剂，每次 110mg，每日 4 次，2 个月为 1 个疗程。配合甲硝唑，每次 200mg，每日 3 次；羟氨卞青霉素，每次 250mg，每日 3 次。

5)伴真菌感染者参照有关章节适当选用抗真菌药物治疗。

3.中医治疗

(1)辨证论治。

1)湿热内阻证：两颊、舌、唇部白色斑纹，间有形状不规则糜烂，并有黄色渗出物覆盖，局部疼痛明显；伴有口干或口苦，便结溲赤。舌红，苔薄黄或腻，脉滑数。

治法：清热解毒祛湿。

方药：平胃散合二妙丸加薏苡仁、土茯苓、夏枯草。便秘者，加瓜蒌仁；咽干甚者，加北沙参。

2)肝郁血瘀证：口腔颊、舌、唇、龈等出现白色斑纹，中间夹有充血红斑，轻度疼痛不适，进食时局部敏感；往往伴有性情急躁或抑郁，胸胁胀满，月经不调。舌紫暗有瘀点，脉弦涩。

治法：疏肝理气，活血化瘀。

方药：柴胡疏肝散加丹参、藏红花、郁金。充血红斑明显者，加丹皮、生地。

3)阴虚内燥证：黏膜呈白色损害，表面粗糙，萎缩或增厚，无光泽。

治法：滋阴清热，养血润燥。

方药：知柏地黄汤加麦冬、当归、白芍、丹参、生黄芪等。

(2)外治法。

1)中药含漱：金银花、黄芩、白鲜皮等量煎水含漱。

2)中药外敷：养阴生肌散、锡类散等涂敷糜烂面。

(3)针刺疗法。

1)体针：取双侧侠溪、中渚，留针15分钟，每日1次，2周为1个疗程。

2)耳针：神门、交感、皮质下及压痛点，每次留针20～30分钟，隔日1次，10次为1个疗程。

六、预防与调护

(1)生活有规律，适当进行体育锻炼。保持精神愉快。

(2)避免酸、辣、烫、麻、涩等刺激性食物，戒烟酒。

(3)保持口腔卫生，消除口腔内的局部刺激物，例如去除不良修复体、残根残冠、牙结石等。

七、预后

本病一般预后良好，患者可长期处于稳定状态。但对反复急性发作而充血、糜烂经治不愈或基底变硬的患者应提高警惕，需要及时进行活体组织检查，防止癌变。

第五节　口腔黏膜下纤维变性

口腔黏膜下纤维变性(oral submucosa fibrosis，OSF)是以病理特征为主要依据命名的一种口腔黏膜慢性疾病，属癌前病变。可侵犯口腔黏膜的各个部位，但以颊、腭部多见。本病多发生于东南亚、印度，我国主要见于台湾地区以及湖南的湘潭、长沙，海南、云南等地，20～40岁成人多见，性别差异不大。患病率约为1%。

本病与咀嚼槟榔、过食辣椒等有关，也有报道与免疫、遗传、维生素缺乏等其他因素有关。

一、病因病理

1.西医病因病理

(1)病因：确切病因尚不明，可能与以下因素有关：①咀嚼槟榔：细胞培养显示，槟榔中的生物碱能促进黏膜成纤维细胞增殖及胶原的合成，所含鞣酸能抑制胶原纤维的降解。研究发现，槟榔含有高浓度铜，氯化铜作用于体外培养的人口腔成纤维细胞，能使成纤维细胞合成胶原明显增加，而且铜可介导 OSF 基因畸变。②刺激性食物：喜食辣椒、吸烟、饮酒等因素可能加重黏膜下纤维化。③其他因素：研究发现，OSF 还可能与维生素缺乏、免疫功能异常、遗传、微循环障碍、微量元素缺乏、血液流变学异常等因素有关。

（2）病理：结缔组织胶原纤维出现以变性为主要表现。在病程不同时期，其特点有所不同。

早期：有一些细小的胶原纤维，并有明显水肿。血管有扩张充血和中性粒细胞浸润。继而上皮下方出现一条胶原纤维玻璃样变性带，再下方的胶原纤维间水肿，伴淋巴细胞浸润。

中期：胶原纤维玻璃样变逐渐加重，有淋巴细胞、浆细胞浸润。

晚期：胶原纤维全部玻璃样变，结构完全消失，折光性强。血管狭窄或闭塞。上皮萎缩，钉突变短或消失。有时有上皮增生、钉突肥大、棘层增生肥厚、上皮各层内有细胞空泡变性，并以棘细胞层较为密集。张口度严重受损的患者，可见大量肌纤维坏死。上皮有时可见异常增生。上皮下结缔组织弹力纤维变性，并有慢性炎性细胞浸润。

电镜检查可见上皮细胞间隙增宽，有大量游离桥粒或细胞碎片。线粒体数量减少，部分线粒体肿胀，伴有玻璃样变的胶原纤维呈束状分布。

2.中医病因病机

（1）气滞血瘀：外邪侵袭，毒邪郁积于局部，引起局部气机不畅，血运受阻，气血失和，瘀血滞留，导致本病。

（2）气血不足：素体禀赋不足或后天失养，气血亏虚，肌肉黏膜失于濡养；加之外邪毒气(烟草、槟榔、辣椒及局部慢性理化刺激)乘虚而入，导致气血失调，发为本病。

二、临床表现

可发生于口腔黏膜任何部位，以颊、咽、软腭多见。初起为反复发生的小水疱与溃疡，灼痛，后渐形成淡黄、不透明、无光泽的条索样损害，损害区色泽与周围正常组织有明显差别，患者张口受限，甚至吞咽进食困难、语言障碍。指检可于苍白的黏膜下触及质地坚韧、无痛的条索状物，但在舌背常表现为舌乳头萎缩。病损区黏膜可出现混杂分布的不规则的苍白、淡黄、鲜红与黑色素沉着等色泽改变，如大理石样。本病不会累及内脏或身体其他部位。

三、实验室及其他检查

病理学检查的典型表现如上所述。

四、诊断与鉴别诊断

1.诊断要点

患者来自本病的高发地区，临床表现为口腔黏膜变白、发硬、张口受限，纤维组织增生，扪诊有明显的条索感。病理学检查可帮助确诊。

2.鉴别诊断

口腔黏膜下纤维变性需与口腔白斑、硬皮病相鉴别。

（1）口腔黏膜下纤维变性与白斑的鉴别：口腔白斑的外形多见斑块状，触之柔软，无僵硬的纤维条索感。白斑可无症状或轻度不适；但不会有张口受限、吞咽困难等症状。病理检查有上皮增生或异常增生。

(2)口腔黏膜下纤维变性与硬皮病的鉴别：可能是自身免疫性疾病罹患口腔的硬皮病患者，可因张口受限而变小，形成苍白纤维化"鸡"舌，口腔毛细血管扩张，吞咽困难。某些患者 X 片显示牙周间隙增宽，但牙齿不松动。皮肤变紧且呈蜡样。

五、治疗

1.目前尚无特效疗法

禁食槟榔、辣椒、烟草等刺激物是首要措施。局部治疗可缓解病情发展。早期以中药或西药扩张血管治疗为主。后期有严重功能障碍者，可选择手术治疗。

2.西医治疗

(1)选用维生素 A、维生素 E、烟酰胺类药物治疗。

(2)扩张血管：硝苯地平，每次 10mg，每日 3 次；地巴唑，每次 10mg，每日 3 次；菸酸，每次 100mg，每日 3 次。

(3)抗代谢药物：硫唑嘌呤，每次 50mg，每日 2 次。

(4)用依曲替酸、类固醇制剂等病损下局部注射。

(5)雷公藤多苷片，每次 10mg，每日 3 次。

(6)手术切断纤维条索，创面植皮。

3.中医治疗

中医辨证论治。

(1)气滞血瘀证：口腔黏膜苍白或灰白、发硬，张口受限。情绪不畅，口苦咽干。舌质偏暗或偏紫，舌旁或见瘀点，苔薄白，脉弦或涩。

治法：理气活血，化瘀软坚。

方药：桃红四物汤加丹参、郁金、枳壳、威灵仙等。若口苦咽干，加柴胡、龙胆草、玄参；若伴水疱、糜烂，加薏苡仁、土茯苓。

(2)气血失和证：口腔黏膜苍白，质地较韧，或见舌背质地变薄光滑，面色㿠白，乏力。舌质淡，苔薄白，脉细缓。

治法：补益气血，调和营卫。

方药：八珍汤加丹参、香附、黄芪等。若伴糜烂、疼痛，加白扁豆、薏苡仁。

六、预防与调护

(1)戒除咀嚼槟榔的不良习惯，戒烟酒，避免辛辣食物。

(2)饮食清淡，起居有节，心情愉悦。

七、预后

本病属癌前病变，印度的统计资料表明：1/3 的 OSF 会发展为口腔鳞癌，有 40%的口腔鳞癌患者伴发 OSF，在 OSF 病损区常会发生白斑的叠加性病损。因此，早期诊断、及时治疗、制止发展对于防止发生癌变具有重要意义。

第六节　白塞病

白塞病(Behcet's disease，BD)又称贝赫切特综合征，白塞综合征，口、眼、生殖器三联症。因1937年土耳其皮肤病医师Hulusi Behcet首先报道而得名，是一种以细小血管炎为病理基础的慢性进行性、复发性、系统损害性疾病。内科学将其归于风湿性疾病。口腔溃疡为最基本的病损，发生率接近100%。关节以及心血管、神经、消化、呼吸、泌尿等多系统的病变，虽发生概率较小，但后果严重，可危及生命。

本病有明显的地域分布特点，主要分布在我国的河西走廊至地中海的古"丝绸之路"沿途，在地中海沿岸、中东及远东地区(日本、朝鲜、中国)发病率较高，其中以土耳其的发病率最高，达8～38人/万。有人称之为"丝绸之路病"。本病好发于25～35岁年龄段，男女比为0.77∶1。据统计，我国患病率为1.4人/万。

本病相当于中医的"狐惑病"。

一、病因病理

1.西医病因病理

(1)病因：确切病因尚不明确，因有比较明显的家族血缘性分布趋向，国内外研究者对白塞病的遗传因素极感兴趣。其他因素还包括免疫、纤溶系统、微循环系统障碍，以及病毒、细菌、梅毒螺旋体等感染，微量元素缺乏等。

1)遗传因素：国外有人观察到一个家族四代人中有5个人反复发生口、眼、生殖器溃疡。我国也有多个患病家系发现。通过家系分析发现，儿童BD家族的数据符合常染色体隐性遗传，而成人BD家族则不符合，为白塞病的遗传异质性提供了证据。此外，白塞病的分子遗传学特征研究已经发现，HLA-B51与白塞病发病呈高度正相关。还有人发现，ICAM-1G/R241多态性与BD易感性有关，白塞病的临床表现与MCP-1基因多态性位点有一定相关性。

2)感染和免疫因素：BD患者往往同时存在体液免疫和细胞免疫异常。有人认为，白塞病的自身免疫始于某些病毒、链球菌及结核菌等病原微生物感染。已有研究证明，HSP病毒与BD发病有关，推测该病毒能激活T淋巴细胞产生迟发型变态反应导致组织损伤。

有研究证实，60%的BD患者血清中有循环免疫复合物(CIC)沉积于血管壁，引起局部补体激活、肥大细胞释放组胺、中性粒细胞积聚等连锁反应，造成血管炎症、栓塞、坏死和出血。这一过程与主要损害血管的Ⅲ型复合物介导的变态反应的病理变化基本相同。在40%的BD患者中还发现抗人黏膜抗体和抗口腔黏膜抗体，并在BD活动期增高。有研究发现，抗动脉壁抗体、组织损伤因子等其他抗体，其增减与BD的严重程度呈正相关。有学者用免疫荧光研究发现，BD患者受累的血管壁有IgM、IgA、IgG沉积。有学者应用免疫印迹技术发现，α-原肌球蛋白可能是BD的自身抗原，说明BD与体液免疫异常有关。

还有研究表明，细胞免疫在BD发病中也起着重要作用，包括B细胞和T细胞；在病变活跃期，T细胞和B细胞对热反应蛋白(HSP)反应性上升、嗜中性粒细胞的活性增强，IgM、IgA、IgG轻微增高，C3、C4浓度正常，但有高效价的C9和C-反应性蛋白(CRP)。

3)纤维蛋白溶解系统缺陷因素：有人发现，白塞病活动期的血浆纤维蛋白原增加，优球蛋白溶解时间延长，纤维蛋白溶解原减少，血小板功能亢进，呈明显低纤溶高凝状态，而增进纤维蛋白溶解的药物可以缓解白塞病。

4)其他因素：包括循环障碍、过度劳累、情绪紊乱及内分泌异常等因素。

（2）病理：基本病理特点是非特异性小血管周围炎，以静脉炎为主。血管周围单核细胞及多形核白细胞浸润，管周类纤维素沉积。血管内皮肿胀，管内有玻璃样血栓。中膜均质化，结缔组织内大量淋巴细胞、浆细胞浸润。

2.中医病因病机

可归纳为以下四个方面：

（1）肝肾阴虚：肝藏血，肾藏精，肝肾同源，精血互生。先天禀赋不足，肝肾阴虚；或忧思过度，久病失调致肝肾皆虚，虚热内生，热邪充斥上下而成本病。

（2）湿热内蕴：感受湿热毒邪，或过食肥甘厚味，酿湿生热；或热病之后，余毒未尽，湿热相搏，循经下注而发病。

（3）肝经湿热：情志过激，肝失疏泄，气郁化火；加之脾失健运，湿邪内生，郁而化热，湿热之邪熏蒸肝胆，循经上乘下犯而致本病。

（4）脾肾阳虚：久病耗气伤阳，或汗、吐、下太过，过服寒凉，以致脾阳受损，运化失职，久及肾阳；或肾阳先虚，脾阳受损，脾肾阳衰，阴寒内盛，流注经络，气血凝滞而致本病。

二、临床表现

本病以先后出现多系统、多脏器病损，且反复发作为特征。常见体征包括口腔、生殖器、皮肤、眼等症状；少见体征包括关节、心血管、神经、消化、呼吸、泌尿等系统病变。早期一般仅出现口腔、生殖器溃疡，出现眼部病变时，则提示已形成微血管炎症损害，并将逐渐出现动脉血栓、破裂、出血，以及中枢神经系统损害，可危及生命导致死亡。本病按损害的组织系统和脏器分为血管型、神经型、胃肠型；按病程分为急性和慢性；按病损和体征出现几率分常见体征和少见体征。

1.常见病损和体征

（1）口腔溃疡：症状和发作规律类似复发性阿弗他溃疡，表现为轻型或疱疹样型，亦可出现重型。口腔溃疡占首发症状的70%～99%，最终100%必发。

（2）生殖器溃疡：常反复发作，发生率约占患者的75%左右，但间歇期远大于口腔溃疡。多见于大小阴唇、阴茎、龟头、阴囊，亦可发生于阴道、子宫颈，累及小动脉时可引起阴道大出血，发生在生殖器周围、肛门或直肠内可引起男性附睾炎。溃疡形态与口腔溃疡相似，数目少，大而深，愈合慢，疼痛剧烈，局部淋巴结肿大，有自愈倾向，留有瘢痕。

（3）皮肤损害：发生率仅次于口腔溃疡。病损形态可多样，以结节性红斑、毛囊炎及针刺反应为常见特征性损害。

1)结节性红斑：发生率约65%，多发生在四肢，尤其下肢多见。通常多发，新发病损直径1～2cm，中等硬度，有触痛，周围有1cm宽的鲜红色晕围绕，这种红晕现象有较高的辅助诊断意义。1周后自愈，有色素沉着，无瘢痕，7～14天后可能再次出现。

2)毛囊炎：发生率约40%。主要分布于头面和胸背上部，常见脓疱性结节。其顶端有小脓疱，但无毛发穿过，基底部为浸润性硬结，周围亦可出现红晕现象。

3)针刺反应(skin pricked reaction)：约占65%，是有诊断意义的特征性表现。患者接受肌肉注射后，24～48小时后观察进针点，见红疹并有化脓倾向者即为针刺反应阳性，是静脉注射后的血栓性静脉炎，3～7天内会消退。临床试验可用75%乙醇消毒皮肤后，将无菌注射针头直接刺入或抽取生理盐水0.1mL注入前臂皮内。

4)其他皮肤病损：有痤疮样损害、多形性红斑样损害、Sweet病样皮损、坏死性结核疹样皮疹、浅表性游走性血栓性静脉炎等。

(4)眼部病变：出现较晚，在第一年出现者约占15%，5年内出现的概率约为85%。分为眼球前段病变和眼球后段病变。前段病变包括虹膜睫状体炎、前房积脓、结膜炎和角膜炎。后段病变包括脉络膜炎、视神经乳头炎、视神经萎缩和玻璃体病变、继发性白内障、青光眼、视网膜剥离、黄斑区变性、眼球萎缩。病初往往是单眼和眼球前段病变，后逐渐发展为双眼和眼球后段病变。有报道显示，出现眼部损害4～8年内有40%的患者失明。

2.少见病损和体征

(1)关节炎：发生率为30%～60%，大小关节均可发病，但主要累及大关节，以膝关节最多见。症状类似风湿性关节炎，有红、肿、热、痛，甚至关节腔积液，但不发生化脓性关节炎，也无关节强直和畸形。X线检查一般无异常表现。

(2)心血管损害：发生率为10%～37%，男性多发。以血管病变为主，心脏也可受累。

1)血管病变：包括静脉炎、静脉血栓、闭塞，动脉炎、动脉狭窄闭合和动脉瘤。深层静脉炎和静脉血栓后果较严重，也可因动脉瘤破裂严重出血而导致死亡。

2)心脏病变：表现为心肌炎、心包病变、心肌梗死、心瓣膜脱垂等，罕见但后果严重。

(3)消化系统损害：以腹痛、恶心、呕吐及消化道出血伴发热为主。回盲部肠道黏膜溃疡多见，可致肠穿孔、大出血。

(4)神经系统损害：出现较晚，但预后差。因脑局灶性软化而出现脑膜炎、脑干综合征、器质性精神错乱及周围神经损害等病变。有头晕、头痛、意识或感觉障碍、复视、眼肌麻痹、肌肉萎缩、肢体水肿、不全截瘫、尿潴留等症状。

(5)呼吸系统损害：表现为发热、胸痛、咳嗽、咯血，肺部大咯血，抢救不及时会危及生命。还可能发生胸膜积液、肺门淋巴结病。

(6)泌尿系统损害：肾炎，出现蛋白尿、血尿等症状。

三、实验室及其他检查

1.实验室检查

患者可有血沉增快、血清球蛋白升高、免疫荧光抗体阳性，以及免疫球蛋白、淋巴细胞转化率、血液流变学测定等异常，但均无特异性诊断价值。

2.舌尖微循环形态学观察

患者舌背菌状乳头数目和微血管丛总数减少，毛细血管管径变细，袢数稀疏，血流缓慢。

3.病理检查

病理表现如前述。

四、诊断与鉴别诊断

1.诊断要点

因缺乏特异性实验室检测指标，故临床症状和体征是主要诊断依据。我国传统的西医诊断依据：口腔溃疡、阴部溃疡、眼部炎症、皮肤损害四项中出现三项者，即可诊断为不完全型白塞病。若出现四项者，诊断为完全型白塞病。但关于 BD 的诊断标准多年来世界各国众说纷纭。1990 年白塞病国际研讨会提出的诊断标准是：①复发性口腔溃疡；②复发性阴部溃疡；③眼疾、色素层炎等；④皮肤病：结节性红斑等；⑤针刺反应试验阳性。凡具有第 1 项加上 2～5 四项中的两项即可诊断。

2.鉴别诊断

白塞病需与口腔溃疡、多系统损害相鉴别。

(1)白塞病与口腔溃疡的鉴别：包括与 RAU、疱疹性口炎的鉴别。这些疾病均以反复发作的口腔溃疡为基本特征，病损形态相似，但白塞病累及多系统、多脏器，且有先后出现的口腔外其他病损和症状。

(2)白塞病与多系统损害的鉴别：包括与克罗恩病、斯-约综合征、Reiter 综合征等的鉴别。这些疾病均有多脏器、多系统病损和口腔病损表现。

五、治疗

1.治疗原则

因白塞病的确切病因尚不明了，故缺乏特效疗法。其治疗目标以减少复发、延长间歇期、缩短发作期、防止严重并发症为主，可采用中西医结合的综合疗法，特别要注意全身症状的治疗。例如，调整西医所谓的"全身免疫和微循环状态"以及中医所谓的"脏腑气血功能"。

2.西医治疗

根据不同的伴随症状、病情程度、实验室检查结果，选择不同的治疗方案。包括：

(1)局部治疗。

1)口腔溃疡的治疗：参照复发性阿弗他溃疡的治疗方案。

2)外阴溃疡的治疗：可用 1∶5000 高锰酸钾坐浴，每晚 1 次，再用四环素可的松眼膏涂于溃疡面。

3)眼部轻型炎症的治疗：可按眼科的常规处理。例如，0.5%醋酸氢化可的松液或用其他抗生素类滴眼药滴眼。

4)皮肤损害的治疗：可按皮肤科的常规处理。例如，有破损或继发感染时应用过氧化氢溶液清洁。红斑性结节可用 0.1%醋酸氟氢化可的松软膏涂布。

(2)全身治疗。

1)肾上腺皮质激素：是治疗本病的主要药物，尤其是对累及眼、皮肤、神经的病变及血栓性静脉炎的患者。给药途径及剂量按病情轻重而定，分为短期疗法和长期疗法。急性发作时可服泼尼松 60mg/d，轻型患者 20～30mg/d。应注意激素使用的适应证和禁忌证，定期复查血常规，注意大便隐血及血压情况等。

2)非甾体激素类药物：如保泰松 0.1g，每日 3 次。吲哚美辛(消炎痛肠溶片)25mg，每日 3 次，饭后服用。如果与泼尼松合用，有协同作用。该类药物有胃肠道反应，可影响肝肾功能和造血系统，故不作首选药物。使用 1 周无效者不宜继续。孕妇、哺乳者禁用。

3)生物碱类和细胞毒类药物：秋水仙素每日 0.5mg，分 2 次口服，2 个月为 1 个疗程。环磷酰胺冲击疗法对后色素膜炎和视网膜血管炎最为有效。口服：每天 2~3mg/kg，分 2~3 次服用，4~6 周为 1 个疗程。静脉：每天或隔天 100~200mg，溶于 20mL 生理盐水中，缓慢注入，4~6 周为 1 个疗程。这些药物长期使用可能发生生殖系统及造血器官损害，需慎用。

4)免疫增强剂：可参照复发性阿弗他溃疡治疗方案。例如，转移因子(TF)等等。

5)沙利度安(thalidomide)：又称反应停，有中枢镇静、免疫调节、激素样作用，能稳定溶酶体膜，减弱中性多形核粒细胞趋向性。治疗白塞病及较重的复发性阿弗他溃疡(RAU)，建议剂量为 100~200mg/d，10~15 天为 1 个疗程。病情好转后可用 25~50mg/d 剂量，维持一段时间以巩固疗效。该药严重副作用为致畸性，因此禁用于有生育可能的妇女。累计剂量达 40~50g 后有可能导致不可逆的多发性神经炎，因而不宜长期服用。因服药后常致困倦、头晕，故驾驶员及高空作业者慎用。

6)异烟肼(雷米封 1NN)：成人每日 300mg，晨间 1 次顿服。同时服用维生素 B_6 40~60mg，1~2 个月为 1 个疗程，对伴有血沉升高、乏力、低热者有效。

3.中医治疗

(1)辨证论治。

1)肝经湿热证：口腔溃疡数目较多，疡面黄白，周围充血红肿，灼痛；或阴部溃疡，疼痛剧烈；或视物不清，白睛混赤(混合充血)，瞳神紧小，神水混浊(房水混浊)，黄液上冲(前房积脓)，眼眵多；皮肤红斑结节；或有发热，烦躁不安，小便短赤。舌质红，苔黄腻，脉弦数。

治法：清肝泻火，利湿化浊。

方药：龙胆泻肝汤加味。火热较盛者，加金银花、蒲公英、玄参、板蓝根、人中白等；目赤肿痛者，加菊花、青葙子、决明子、旱莲草等；皮肤红斑结节者，加桃仁、丹参、红花、夏枯草等；外阴痒痛者，加茵陈、蛇床子、苦参、白鲜皮等。

2)脾胃湿热证：口颊腭咽部散在溃疡，疡面黄浊，周围充血红肿；或阴部溃疡，有腐臭味，疼痛明显；或目赤，眼眵多；皮肤结节或脓疱，口内流涎，口臭。苔黄厚腻，脉滑数。

治法：清热泻火，利湿化浊。

方药：清胃汤合五味消毒饮加味。湿邪较重者，加薏苡仁、茯苓、佩兰等；外阴溃疡腐臭者，加黄柏、败酱草、苍术等。

3)肝肾阴虚证：溃疡数目少而散在，形小如粟，表面灰黄，周围有红晕，灼痛；或阴部溃疡久不愈合，病损彼起此伏，缠绵不断；或见皮肤红斑结节；或目赤涩痛，视物昏花，抱轮微红(睫状充血)，瞳神干缺不圆(瞳孔后粘连)；并伴有头晕耳鸣，失眠多梦，口舌干燥，五心烦热，盗汗乏力，便干尿黄。舌红少津，苔黄，脉细数。

治法：滋补肝肾，清热养阴。

方药：知柏地黄汤加味。若溃疡久不愈合者，加黄芪、党参、天花粉等；口干、心烦、失眠者，加炒栀子、百合、枣仁、夜交藤等；目赤涩痛者，加菊花、密蒙花。

脾肾阳虚证

证候：口腔溃疡稀疏量少，疡面灰白，周围及基底黏膜水肿，疼痛轻微，久治不愈；或见外阴溃疡，流水清稀，久不敛口；并伴有形寒肢冷，倦怠食少，腹胀便溏，关节肿痛。舌质淡胖，或有齿痕，苔白滑，脉沉细无力。

治法：温补脾肾，祛湿化痰。

方药：白塞方加味。

（2）外治法。

1）含漱液：参照复发性口腔溃疡治疗方法。

2）外敷：养阴生肌散、珍珠散、锡类散涂布口腔溃疡面。青黛散、青黛膏敷阴部溃疡。炉甘散外搽。

3）外洗：苦参 30～60g 煎汤，或蛇床子 30～45g 煎汤熏洗外阴，洗后再用青黛散、青黛膏敷阴部溃疡。

（3）针灸治疗。

1）体针：取穴合谷、百会、肺俞、膀胱俞、肾俞、少冲、风池。每次留针 15 分钟，12 次为 1 个疗程。

2）灸法：取百会、足三里、神阙等穴位灸之。

六、预防与调护

应通过改变生活习惯、饮食清淡、戒除烟酒、增强体质、预防感冒、保持心情舒畅、注意休息、加强营养等措施减少发病几率。患者发病后的护理关键在于及时发现和治疗可能引起严重后果的多系统、多脏器病损，警惕系统性疾病的可疑症状；出现生殖器溃疡者应注意阴部卫生，防止继发感染；有肺部病损者应注意防止大咯血；消化系统病变者应保持大便通畅，防止肠穿孔；心血管病变者应注意动脉栓塞和动脉瘤破裂。

七、预后

因病损部位不同而预后不同。

1.口腔病损

预后一般较好，但频发的深在溃疡可以造成组织缺损，瘢痕挛缩，影响眼部损害

2.眼部损害

病损轻者预后尚好，病损严重者可导致失明。

3.皮肤损害

预后尚好。

4.生殖器损害

预后尚好，但深溃疡愈后留有瘢痕。

5.其他脏器损害

神经系统病变预后较差，死亡率高。即使症状缓解，也有记忆障碍、失语等后遗症；呼吸系统发生咯血、消化系统肠出血穿孔、心血管病损的动脉瘤破裂或发生动脉栓塞均可引起严重后果，抢救不及时可危及生命。

第七节　口腔白斑

口腔白斑(oral leukoplakia，OLK)是口腔黏膜斑纹类疾病中最常见的癌前病变之一。虽然临床表现中以"白色斑块"为特点，但并非口腔黏膜上出现的所有白色斑块均可诊断为白斑。OLK 最早于上世纪 70 年代由 WHO(世界卫生组织)首次统一定义，随后又有两次比较重要的修订。WHO 最近对它的定义为："口腔白斑是口腔黏膜上以白色为主的损害，不具有其他任何可定义的损害特征；一部分口腔白斑可转化为癌。"可见，OLK 的定义越来越突出临床特征、病理特点以及癌变倾向。

口腔白斑的癌变率因调查者掌握标准不同而从 0.4%到 26%皆有报道。其患病率各国调查报告不一致，但多发生于 40 岁以上中年人，并随年龄增加而增高，男性患者多于女性。中医典籍中未发现"口腔白斑"的病名。但有一些可以参考的提法与近代关于口腔白斑的临床描述相近。例如，隋代·巢元方《诸病源候论》中提及"斑点成大片，面赤斑斑如锦文，抚之不碍手者谓之斑。"明代·薛己在《口齿类要》中曾描写道："若唇肿起白皮皲裂如蚕茧，名曰茧唇。""若患者忽略，治者不察，反为翻花败症矣。"因此，有关本病的中医认识虽可参考散见于中医的"茧唇"、"斑疹"等病症，但更多的认识和诊治是基于现代中西医结合的。

一、病因病理

1.西医病因病理

(1)病因：白斑发病机制尚不明了，但局部刺激因素占重要地位已得到许多流行病学和实验数据支持。全身因素虽有不少发现，但尚缺乏有力证据。

1)局部刺激因素。

吸烟：调查证明，吸烟与 OLK 的发生呈正相关，包括吸烟史的长短、每日吸烟数量和吸烟品种。

咀嚼槟榔会对口腔黏膜造成直接损害，在黏膜长期刺激和反复修复过程中产生白斑。

饮酒和嗜食辛辣、烫、酸、麻食物会损伤黏膜而形成白斑。

不良修复体或残根残冠的机械刺激，以及两种不同金属修复材料同处口腔所带来的微电流影响。

2)全身因素。

微量元素：例如锰、锶和钙的含量与白斑发病呈显著负相关。

微循环障碍：临床微循环观察见到白斑处有微循环障碍，活血化瘀治疗白斑有改善。

遗传因素：有人研究了口腔白斑患者、正常人和口腔癌患者的姊妹染色单体交换率(SCE)，结果发现，口腔白斑与口腔癌患者 SCE 频率高于对照组，提示染色体不稳定性增加可能是某些口腔白斑患者的发病因素之一。

营养代谢因素：维生素 A 缺乏可引起黏膜上皮过度角化。维生素 E 缺乏能造成上皮的氧化异常，对刺激敏感者易患口腔白斑。另外，缺铁性贫血、维生素 B_{12} 和叶酸缺乏、梅毒以及射线、口干症等均与口腔白斑相关。

生物刺激因素：念珠菌感染主要是白色念珠菌，还有星状念珠菌和热带念珠菌可能与口腔白斑发生有密切关系。临床见到伴有白色念珠菌感染的"白念白斑"更容易发生恶性变化。

临床还发现口腔白斑患者若同时有 HPV、HIV 等病毒感染，或在病损区有反复的糜烂和继发感染，其恶变的可能性均会增加，显示两者间有一定的关联。

（2）病理：光镜下显示典型的上皮过度正角化；过度不全角化；粒层明显，棘层增厚；上皮钉突增大；表皮变薄，异常增生，核深染，有丝分裂增加，极性消失，核浆比改变，结缔组织中有炎细胞浸润等。

2.中医病因病机

（1）气滞血瘀：感受风热邪毒，或长期不良刺激，经络气血运行不畅，气血不和，邪毒蕴积不散，气滞血瘀导致口腔白斑。

（2）湿聚痰凝：饮食不节，损伤脾气，脾失健运，水湿内停，湿聚成痰，痰浊上聚，浸渍于口而发生口腔白斑。

（3）阴虚内热：思虑过度，劳伤心脾，阴液暗耗，虚火上炎；或肝肾阴亏，相火偏亢，循经上炎，灼伤肌膜而致口腔白斑。

（4）脾肾阳虚：久病及肾，肾阳不足；或因饮食不节，伤及脾阳。先天之本与后天之本受损而致脏腑功能失常，阳不制阴，阴水上泛，肌膜失养而致口腔白斑。

（5）正气虚亏：因先天禀赋不足、后天调养不善、久病体力不支、外邪久留不去等原因造成正气衰败，邪气滞留肌肤而成口腔白斑。

由此可见，口腔白斑之发病不外乎风邪、湿邪外侵，气滞、血瘀、痰湿内生，脾、胃、肾、肺不健所致，局部刺激因素使之加剧。

二、临床表现

1.典型临床症状

表现为口腔黏膜一处或多处白色斑块状损害，也可表现为红白相间的损害。以颊黏膜最多见，唇、舌（包括舌背、舌缘、舌腹）腭较多，牙龈及口底较少见。患者可有不适感、粗糙感、木涩感、味觉减退、局部发硬。伴有溃烂时可有自发痛及刺激痛。白斑病损面积可局限或广泛，色泽乳白或灰白，周围黏膜可有充血发红，犹如炼乳滴于红色绸布面上。白斑质地紧密，界限清楚，稍高出黏膜表面，黏膜弹性及张力降低。

2.分型

根据发病部位、病损表面特点、数目及范围、自觉症状等分型。

（1）斑块型：口腔黏膜呈白色或灰白色均质型斑块，外形呈圆形、椭圆形或不规则。斑块表面可有皲裂，平或稍高出黏膜表面，边界清楚，触之柔软，不粗糙或略粗糙，周围黏膜多正常。患者多无自觉症状或略有粗糙感。

（2）皱纸型：多发生于口底及舌腹。病损呈灰白色或垩白色，边界清楚，表面略粗糙呈皱纹纸状，触之柔软，周围黏膜正常。患者除粗糙不适感外，继发感染后有刺激痛症状。

（3）颗粒型：亦称颗粒—结节状白斑，口角区黏膜多见。此型实质上是红、白相间的红白斑（speckled leukoplakia），或称斑点型黏膜红斑，与黏膜红斑不易区别。白色损害呈颗粒状凸起，稍硬，黏膜表面不平整，病损间黏膜充血，似有小片状或点状糜烂，患者可有刺激痛。该型常伴白色念珠菌感染，癌变可能性比斑块型、皱纸型大。

（4）疣型（verrucous）：白斑乳白色，粗糙呈刺状或绒毛状凸起，明显高出黏膜，质稍硬。

多发生于牙槽嵴、口底、唇、上腭等部位，常可找到明显的局部刺激因素(如义齿基板、残根、残冠等)。癌变危险性大。

(5)溃疡型：在增厚的白色斑块基础上出现糜烂或溃疡，常常是各型白斑的继发感染期，而非独立的分型。有局部刺激因素或感染因素。有反复发作史，疼痛明显，长期不愈者癌变可能性大。

三、实验室及其他检查

1.组织病理检查

光镜典型表现见前述。

2.脱落细胞检查

刮取病损区脱落细胞，光镜下可见细胞核增大4～5倍、核浆比例增加、细胞核脓染、细胞异形性、胞浆空泡形成、核膜模糊等现象。

3.甲苯胺蓝染色检查

擦干病损表面，以棉签蘸甲苯胺蓝涂于病损处，0.5分钟后再以1%的醋酸洗去，着深蓝色的部位是可疑癌变的部位，也是组织活检的最佳部位。

四、诊断与鉴别诊断

1.诊断要点

根据临床表现，综合运用病理检查、脱落细胞学检查、甲苯胺蓝染色等特殊检查，做出口腔白斑的诊断并不难。因口腔白斑属于癌前病变，因此在白斑的临床诊断中，对其癌变危险性的评估占有极为重要的位置，许多研究提示有以下8种情况者癌变倾向较大，需予密切观察。

(1)年龄：60岁以上者。

(2)性别：不吸烟的女性，特别是年轻女性患者。

(3)吸烟：吸烟史长，吸烟量大。吸烟年数×每天支数>40者。

(4)病损部位：位于舌缘、舌腹、口底及口角部位的白斑。

(5)病损类型：疣型、颗粒型、溃疡型或糜烂型及伴有念珠菌感染的白斑。

(6)病理特点：检查发现伴有上皮异常增生者，其癌变危险性随异常增生程度加重而加大。

(7)患病时间：病程时间越长越危险。

(8)自觉症状：有刺激性疼痛或自发性痛的白斑。

口腔白斑的诊断和治疗流程：1994年瑞典的 Uppsala 口腔白色损害会议就本病的诊断和治疗流程原则达成共识，并得到了 WHO 的承认，分为暂时性(provisional)诊断和肯定性(definitive)诊断两个阶段。

暂时性诊断是指口腔黏膜上的白色损害在初次临床就诊时，不能被明确诊断为其他任何疾病的情况。肯定性诊断是指在鉴别或去除可能的病因因素后，通过2～4周的观察，病变没有任何好转的迹象和(或)经由病理活检明确诊断的病例。同时并列出一些确定性因子(Certainty factor，Cfactor)以助于口腔白斑的临床诊断。2004年，中华口腔医学会口腔黏膜病专业委员会参照国际做法进行了 OLK 诊断标准的专题讨论，提出了以 C 因子为主要依据的诊断体系，将 OLK 的诊断分为 C_1(暂时性临床诊断)、C_2(肯定性临床诊断)和 C_3(病理学证实性诊断)。

2.鉴别诊断

根据口腔白斑的临床特征，应与黏膜上可能发生白色斑块的疾病相鉴别。由于口腔白斑有癌变可能，因此与其他相对良性的白色病损的鉴别就格外重要。

(1)口腔白斑与白色角化症的鉴别：白色角化症是长期受到机械或化学因素刺激而引起的黏膜白色角化斑块。临床表现为灰白色或白色的斑块或斑片，边界不清，不高于或微高于黏膜表面，平滑而柔软。去除刺激因素后，病损可完全消退。组织病理学检查有上皮过度正角化或不全角化，但无异常增生。因其不易癌变，而被称为良性过角化症。包括：

1)戴不良义齿引起的义齿下牙槽嵴黏膜表面呈现的平滑或表面凹凸不平的白色斑块。

2)不正确刷牙致磨牙颊侧牙龈均质化白色角化病损，伴牙龈退缩、牙楔状缺损。

3)由食物压力和摩擦引起的牙槽黏膜白色角化病损。

(2)口腔白斑与烟草引起的白色角化病损的鉴别，包括：

1)腭部尼古丁白色角化症：或称尼古丁口炎。多见于用烟斗吸烟者，与烟草的化学刺激和热刺激有关。初期黏膜充血，渐变为灰白色。晚期黏膜增厚，软硬腭交界处呈现很多小凸起，其中央凹陷并有红色小点。组织病理学检查有上皮过度角化，棘层增厚，小涎腺导管扩张，导管上皮有时发生鳞状化生，上皮下及小涎腺处有炎性细胞浸润。

2)颊和唇黏膜的白色角化病损：多见于吸香烟或雪茄者。颊部病损多见于双颊咬合线处，表面可见细胞白色棘状突起，指纹样浮石状。唇部病损在上下唇对称分布，与吸烟的部位一致，表面可见白色细条纹。组织学上见条纹状的不全角化，条纹可延伸至下方的细胞层，形成人字形。人字形的两嵴状凸起之间，细胞有空泡形成。上皮下轻度炎性细胞浸润。上述病变均可逆，除去刺激因素后病损会消退。

(3)口腔白斑与由微电流刺激引起的病损的鉴别：口腔内如有不同的金属修复体时，可出现电位差，能引起黏膜病变。多发生于金属修复体附近的颊黏膜或舌侧缘，黏膜充血，周围有白色角化斑纹，有如扁平苔藓或白斑样。组织病理学显示，上皮表层有过度角化或不全角化或有上皮萎缩，结缔组织有炎性细胞浸润。病损可逆，拆除金属修复体可以消退。

(4)口腔白斑与白色水肿的鉴别：为透明的灰白色光滑膜，但在晚期则表面粗糙有皱纹，部分可以刮去，多见于前磨牙和颊侧磨牙咬船线部位。组织病理特征为上皮增厚，上皮细胞内水肿，胞核固缩或消失，出现空泡性变。该病不会癌变，预后良好。

(5)口腔白斑与白色海绵状斑痣的鉴别：又称白皱襞病，是一种原因不明的遗传性家族性疾病。表现为灰白色病损，呈水波样皱襞或沟纹，有特殊的珠光色，表面有形似海绵的小滤泡，扪诊与正常口腔黏膜同样柔软、有弹性。白色皱襞可以刮去或揭去，无痛，不出血，创面类似正常上皮的光滑面。病理变化为过度角化和不全角化，棘细胞增大，层次增多，可达 40～50 层。结缔组织有少量炎性细胞浸润。该病为良性病损。

(6)口腔白斑与扁平苔藓的鉴别：舌背扁平苔藓往往为白色斑块，需靠组织病理学检查与白斑鉴别。典型的扁平苔藓为不规则白色线状花纹，用放大镜观察可以见到细小珠光白色丘疹，可有充血、糜烂；而白斑比较均匀，表面粗糙，无线状损害，较少伴发充血糜烂。扁平苔藓的皮肤病损发生率高，而白斑往往没有皮肤病变，少数女性患者可伴发外阴黏膜白斑。

(7)口腔白斑与黏膜下纤维变性的鉴别：有明确的长期咀嚼槟榔或吸烟习惯史。中后期可出现云雾状淡白色斑纹，并可触及黏膜下纤维性条索，伴舌活动和张口受限、吞咽困难。病理学检查可见过度不全角化，上皮萎缩，钉突消失，有时上皮增生及萎缩同时存在。部分患者伴有上皮异常增生、上皮下胶原纤维增生及玻璃样变。该病与白斑均属黏膜癌前病变。

(8)口腔白斑与黏膜梅毒斑的鉴别：见于Ⅱ期梅毒，颊黏膜多见，称为"梅毒斑"。患者有明确的不良性接触史，梅毒螺旋体测试阳性。黏膜乳白色或黄白色斑块状损害，稍高出黏膜表面，中间凹陷，表面柔软，基部较硬。患者可同时伴有皮肤梅毒玫瑰疹。

(9)口腔白斑与白念白斑的鉴别：见于慢性增殖性白色念珠菌病患者，活检标本或刮涂片采用过碘酸雪夫(PAS)染色可见上皮内有大量白色念珠菌丝，上皮浅层有微小脓肿。白念白斑癌变危险性大。

(10)口腔白斑与毛状白斑的鉴别：是艾滋病患者常见的口腔症状之一，多发生于两面舌侧及口角。病损呈白色或灰白色，类似疣状白斑。

五、治疗

1.治疗原则和治疗程序

(1)去除任何可能的刺激因素作为治疗的第一步，包括纠正不良生活习惯，例如，戒烟戒酒，不吃刺激食品和过烫、粗糙食物等；去除局部刺激因素，如拔除残根残冠；淘汰陈旧的全口义齿或局部义齿和不良修复体，重装义齿等。

对均质型白斑如诊断确定，无明显症状，临床上可定期观察。对非均质型白斑必须做组织病理学检查，注意有无上皮异常增生，并区分轻度、中度、重度。轻度者可暂不处理，或做一般性治疗，密切观察。中度及重度上皮异常增生者，需手术切除。

(2)有充血、糜烂、溃疡等急性发作情况时应加强局部治疗措施，同时加强内治措施，消除症状，争取病情稳定。

(3)进入稳定期应抓紧时机做组织活检，明确诊断和有无异常增生及其程度。

(4)有中度以下异常增生者，应加强内治，但必须注意保护肝肾功能。可采用中西医结合的治疗方案，改善微循环，改善上皮的异常角化。

(5)有重度异常增生者应抓紧手术或采用其他理疗方法；有原位癌变者应立即手术切除。

(6)无异常增生者或病情长期稳定白斑不消退者，可用中西医结合治疗，并根据病情进行3~12个月不等的终生定期随访。

2.西医治疗

(1)药物治疗。

1)维生素A酸：临床上对非充血、糜烂的病损，可以局部用0.1%~0.3%维A酸软膏，或1%维A酸的衍生物－维胺酸局部涂搽，每日1~2次。由于该药有一定的刺激性，涂搽时必须注意药液不能搽到白斑周围的正常黏膜上。1周至数周可见白斑逐渐消退，但停药后易复发。

2)维生素A和维生素E：两者有协同作用，可使上皮过度角化得以纠正。口服维生素A，每次2.5万U，每日3次。维生素E，每次50mg，每日3次。

3)酮康唑或氟康唑：对伴白色念珠菌感染的白斑患者应作为常规治疗措施。酮康唑片每日 200mg，每日 1 次口服；氟康唑口服，首日 200mg，其后每日 100mg。口服 1～2 周为 1 个疗程。因抗真菌药物可能引起肝功能受损，故使用时间不宜过长，一般以不超过 2 周为宜。

4）其他抗感染、消水肿、促愈合的药物：在白斑患者出现黏膜水肿、糜烂、充血等继发感染的急性发作症状时，可用抗生素或有消炎、消肿、促进愈合的各种漱口剂、散剂等。必要时可短期使用糖皮质激素。

5）抗上皮异常增生的药物：包括维 A 酸及其衍生物(retinoids)、β-胡萝卜素(β-rotene)、博来霉素 (bleomycin)、环氧合酶 -2 (Cox-2) 抑制剂和大豆提取物 Bowman-Birk 抑制剂 (Bowman-Birk inhibitor，BBI) 等。中药作为一种具有"低毒、有效、安全、价廉"等特点的药物，现代研究发现，活血化瘀类药物有促进良性血管的生成、维护血管内皮的完整性和连续性的作用，如灯盏细辛。扶正祛邪类药物具有调节细胞免疫、体液免疫，稳定细胞膜性结构，阻断细胞异常增生、演变的效果，如绞股蓝和山豆根。

(2)非药物治疗：对于有重度上皮异常增生和原位癌倾向的 OLK，除药物治疗外，采用非药物治疗措施非常必要，包括激光、冷冻、微波治疗，但疗效仍待商榷。

(3)手术治疗：用外科手术切除白斑是目前一种不可缺少的治疗方法，主要适用于一些已有上皮重度异常增生及癌变危险区的白斑。病损范围小的均质型白斑也是手术治疗的适应证。但术后复发以及对于多发性白斑如何处置，仍然是困扰学界的问题，从而限制了手术疗法的应用范围。

3.中医治疗

(1)辨证论治。

1）气滞血瘀证：白斑粗糙较硬，病损局限；烦躁不安。舌质暗红或偏紫，有瘀斑；舌下静脉瘀血紫暗，脉涩。

治法：理气活血，化瘀消斑。

方药：柴胡疏肝散合桃红四物汤加味。若白斑硬厚，可加制乳香、制没药、丹参等；局部胀痛，加路路通、全虫等；若表面溃烂，可加山慈姑、重楼、白花蛇舌草等。

2）湿聚痰凝证：白斑厚而凸起，多伴有糜烂；并见胸脘痞闷，纳差食少，大便溏薄。舌质淡红，苔腻，脉滑。

治法：健脾化湿，祛痰化斑。

方药：二陈汤加味。可加薏苡仁、白术、全瓜蒌、海浮石等；若伴糜烂，加佩兰、藿香、厚朴、海桐皮等；病情进一步发展，有癌变征兆者，加白花蛇舌草、半边莲。

3）阴虚火旺证：白斑，或黏膜红白相间，干燥、皲裂；伴有形体消瘦，口干舌燥，失眠多梦，腰膝酸软，五心烦热。舌质红，苔少，脉细数。

治法：滋阴养血，清热解毒。

方药：知柏地黄汤加味。若阴虚较甚、口干舌燥，加北沙参、麦冬、花粉、石斛、火麻仁、何首乌等。

4）脾肾阳虚证：白斑色泽淡，周围黏膜色淡无津，扪诊感觉僵硬，多见皱纹纸状或斑块状白斑。面白肢冷，腰膝酸疼，腹中不温，完谷不化。舌淡胖，苔白滑，脉沉微或沉迟无力。

治法：温补肾阳，健脾助阳。

方药：右归丸合归脾汤加减。腰酸重，加狗脊、川断；泄泻甚，加诃子、山楂炭；舌肿齿痕多、气促,加黄精、党参。

5)正气虚亏证:白斑色泽黯淡,表面有糜烂、浅表性溃疡,经久不愈,疼痛不明显,周边不充血,病程长而反复。脉沉细无力,或沉迟弱。舌质淡胖,色白无华,常伴乏力倦怠、头晕目眩,自汗盗汗,动则气促,面色苍白,形寒肢冷,亦有伤风感冒、发热不高等全身症状。

治法:益气补血,气血双补。

方药:当归补血汤合四君子汤加减。气促甚,加党参、太子参、黄精;胸闷、腹中寒,加附子、细辛、佛手柑、青皮;头晕目花,加赤芍、牛膝、阿胶。

(2)外治法:①冰硼散用蜂蜜调,涂于患处。②糜烂有渗出,可用柏石散、青吹口散吹之。③蜂胶局涂,不可涂于白斑之外的正常黏膜上。④含漱:用金银花 15g,生地黄 15g,地肤子 12g 等煎水,漱口。或用苦参 9g,白鲜皮 9g,白芷 6g 等煎汤,含漱。

六、预防与调护

(1)去除一切刺激因素,如残根、残冠、不良修复体等,禁止滥用腐蚀剂。

(2)戒烟戒酒,忌食辛辣刺激之品。

(3)定期复查,争取长期稳定。

七、预后

1.痊愈

一般来说,初发病时活检报告无上皮异常增生的患者痊愈的可能性大。痊愈的标准是口腔黏膜上的白色损害完全消失;疼痛、粗糙、紧绷感等不良感觉消失;病理证实上皮结构和细胞正常。

2.稳定或缓解

多数口腔白斑患者经治疗能够处于这种状态,表现为临床检查见口腔白色斑块长期处于稳定,无扩大或略有缩小,色泽不变或略变浅淡,周围黏膜无充血、水肿、溃疡、糜烂等急性发作症状;患者自觉症状轻微。病理证实上皮结构和细胞为白斑典型表现,无上皮异常增生,或异常增生程度无加重。这类患者常为初诊时上皮轻度异常增生或无异常增生者。

3.癌变

少数口腔白斑患者因不及时就诊,或依从性差,不能接受正规治疗,或因去除局部刺激因素不到位,或因不适当的理疗等,可能出现癌变。但因对白斑癌变确切机制仍缺乏全面了解,因而也有虽做积极治疗,仍不能避免癌变的病例。有一些 OLK 患者,因查不出明显致病因素而被确定为特发性白斑,其癌变率高,预后亦差。

第八节　地图舌

地图舌(geographic glossitis)是一种浅表性非感染性舌部炎症,因病损轮廓类似地图而得名。又因病损位置具有不定性和游走性,又称游走性舌炎(Migrator glossitis)。本病任何年龄都可发生,但好发于儿童,可随年龄增长而消失。一般无自觉症状,常在偶尔中被发现。

本病相当于中医的"花斑舌",属"舌剥"或"花剥舌"范畴。

一、病因病机

1.西医病因病理

(1)病因：确切病因尚不清楚，可能与下列因素有关：①遗传因素：有报道显示少数患者有遗传倾向。②精神因素：情绪波动、精神压抑、失眠、劳累等。③内分泌因素：女性患者有常随月经周期发病现象。④局部因素：乳牙萌出时对舌部的刺激等。⑤全身因素：全身性银屑病、脂溢性皮炎、变态反应性疾病、感染性病灶等。⑥营养因素：消化不良、维生素B缺乏、贫血等。

(2)病理：可见非特异性炎症表现，剥脱区无丝状乳头，上皮变薄，表皮剥脱。上皮下结缔组织内有淋巴细胞、浆细胞，血管充血。边缘处上皮细胞内水肿，白细胞浸润，甚至有小脓肿。

2.中医病因病机

(1)脾胃湿热：脾胃湿热蕴结中焦，阻滞气机，津液不得上承，舌失濡养而致舌苔花剥呈地图状。

(2)气阴两虚：脾胃为后天之本，气血生化之源，脾胃虚弱则生化不足，气虚津少，舌失气津濡养而发为本病。

二、临床表现

病损好发于舌背、舌尖、舌缘部。表现为舌背丝状乳头片状剥脱，病损中央微凹陷，呈光滑的红色斑块，周围有珠光白色或淡黄色微隆起的弧形边缘，宽约数毫米。剥脱区向周边逐渐扩大，其白色边缘随之扩大或断离，或一边退缩另一边扩张，一昼夜形态完全改变，似会"游走"。病程或长或短。患者一般无明显自觉症状，有时可有痒感。舌部活动及味觉正常。部分成年患者常伴沟纹舌。沟纹舌伴发真菌等感染者，有进食刺激性食物时的烧灼感或刺激痛。本病有自限性和缓解期，发作3～4天或更长时间后，黏膜可恢复如常。但间歇后又可发作。

三、实验室及其他检查

病理检查特点见前述。

四、诊断与鉴别诊断

1.诊断要点

依据舌背不规则圆形红斑、中间低陷光滑、边缘有珠光白色或淡黄色隆起等病损特征，以及病损位置不断改变不难做出诊断。病理学检查可帮助确诊。

2.鉴别诊断

地图舌需与舌扁平苔藓、红斑型念珠菌病鉴别。

(1)地图舌与舌扁平苔藓的鉴别：舌扁平苔藓主要发生在舌背前2/3和边缘，表现多样，可有网纹状或白色斑块状病损，患处有牵拉感或紧绷感。无昼夜间"游走"变位特性。

(2)地图舌与红斑型念珠菌病的鉴别：该病多见于长期大量应用广谱抗生素患者。临床表现为黏膜充血，色鲜红，舌背乳头斑块状萎缩，伴口干、疼痛及烧灼感，常伴发口角炎。

五、治疗

1.治疗原则

本病无症状者一般不需要治疗。中医治疗有助于改善症状。

2.西医治疗

(1)局部治疗：可用0.5%氯乙定、2%碳酸氢钠液等漱口，以防继发感染。

(2)全身治疗：可口服维生素B及菸酰胺等，有继发感染者可同时应用抗生素。

3.中医治疗

(1)辨证论治。

1)脾胃湿热证：舌苔花剥，中间色红，边缘黄白，稍凸隆起呈地图状，口干不欲饮，肢体困倦，腹胀纳差，大便溏，小便短赤。舌质红，舌苔黄腻，脉濡数。

治法：清热利湿，健脾和胃。

方药：三仁汤合四君子汤加味。若腹胀、纳差较甚，加木香、砂仁、焦三仙；小便短赤不利，加白通草、车前草；大便不畅，加枳实。

2)气阴两虚证：舌苔剥脱呈地图状，中间色红光亮，周围边缘色白或黄白稍隆起。身体消瘦，面色无华，倦怠无力，纳差食少。脉细数无力。

治法：益气滋阴，健脾养胃。

方药：沙参麦冬汤加味。若纳差腹胀，加鸡内金、枳壳、厚朴；大便溏，加薏苡仁、白扁豆、山药。

(2)外治法：①金银花、淡竹叶、甘草适量，水煎含漱，每日多次。②用养阴生肌散吹敷患处。

六、预防与调护

(1)注意保持口腔卫生，每天用小苏打水和淡盐水交替漱口。

(2)注意饮食卫生，忌食辛辣。

(3)避免过劳，保持心情舒畅。

(4)及时治疗诱发本病的其他疾病。

七、预后

本病预后良好，无并发症，有自限性。

第九节　慢性唇炎

慢性唇炎是唇炎中最常见的一种，指发生在唇部的慢性炎症性疾病，因不能归入腺性唇炎、良性淋巴组织增生性唇炎、浆细胞性唇炎、肉芽肿性唇炎、光化性唇炎等特殊类型，而又被称为慢性非特异性唇炎(chronic cheilitis)。本病的临床特征是唇部长期而持续的肿胀、糜烂、渗出、干燥、脱屑等，患者自觉灼热、疼痛，或有程度不同的痒感。病程迁延，反复发作。男女均可发病，青少年较多见，老年人则少见。全身性疾病的唇部表现及其他口腔黏膜病在唇部的病损均不包括在本节内。

本病属中医的"唇风"范畴。

一、病因病理

1.西医病因病理

(1)病因：确切病因尚不明了，临床经验发现，以下因素均与发病有关：

气候干燥，高温作业，烟酒、化妆品等长期刺激。

反复持久的日光曝晒。尤其是夏日易发生上下唇肿胀、开裂、出血。如果摄入富含卟啉的菠菜、油菜等蔬菜，氯丙嗪、异菸肼等西药和当归、补骨脂等中药，可使人体的卟啉代谢紊乱。一旦经日光曝晒，就会对光敏感而诱发本病。这种对光敏感也可能与肝病有关，因为肝病可引起卟啉代谢障碍，而卟啉对紫外线具有高度敏感性。

舔唇、咬唇等不良习惯，唇外伤或唇部感染处理不当均可形成慢性唇炎。

慢性根尖周炎、鼻咽部炎症等感染性病灶引起的迟发性变态反应与发病有关。

(2)病理：为非特异性炎症表现，黏膜上皮角化不全或过度角化，有剥脱性缺损，上皮内细胞排列正常或有水肿变性。上皮层内有少量中性或嗜酸性粒细胞浸润。棘层可增厚。固有层和黏膜下层可见血管扩张充血，并见有大量密集的淋巴细胞浸润。

2.中医病因病机

(1)脾胃湿热：饮食不节，脾失健运，湿浊内生，湿郁生热，湿热相搏，上犯于唇而致本病。

(2)脾虚血燥：脾气虚弱，外感燥热之邪或温热病后，伤阴化燥，燥热循经上熏而成本病。

(3)气滞痰凝血瘀：多因情志所伤，气机失调，血行不畅，痰凝内结，气血痰郁结于唇，致使本病发生。

二、临床表现

慢性唇炎可分为以脱屑为主的慢性脱屑性唇炎和以渗出为主的慢性渗出性唇炎。

(1)**慢性脱屑性唇炎**：常累及上下唇红部，以下唇为重，全唇红可见轻度脱屑、脱皮或细鳞屑。鳞屑可为单层或层层叠加。患者自觉干燥难忍，常自觉或下意识地撕剥鳞屑，撕脱鳞屑的唇部可有渗血面或充血面，由此易发生继发感染，此时患者有疼痛感、肿胀感。慢性脱屑性唇炎常反复发作，数年迁延不愈。

(2)**慢性渗出性唇炎**：唇红部糜烂、渗出、形成黄色薄痂，或出血后凝结为血痂，唇动作时有出血。痂皮脱落后形成出血性创面，继之又结痂，反复发生，使唇红部肿胀或慢性轻度增生，局部刺痛或灼痛，颌下淋巴结肿大。也可由慢性脱屑性唇炎发展而来，唇部干裂出现细小或深的纵裂沟，继发感染后有脓性分泌物，有明显疼痛感。对日光敏感者发病有一定的季节性。唇红部以糜烂为主，但不超出唇红缘。慢性渗出性唇炎有时可暂时愈合，但常复发。病情较慢，持续数月至数年经久不愈。

三、实验室及其他检查

慢性唇炎无特殊实验室检查指标，必要时做血常规、血糖等检查可为治疗措施的选择提供依据。病理学检查表现见前述，可帮助确诊。

四、诊断与鉴别诊断

1.诊断要点

临床根据病变反复、时轻时重、寒冷干燥季节好发、唇红干燥脱屑、疼痛胀痒、渗出结痂等特点可以做出诊断。慢性唇炎诊断时要注意分清慢性脱屑性唇炎和慢性渗出性唇炎。

(1)慢性渗出性唇炎：慢性过程的糜烂及结痂病程长，有反复发作史。需注意区别单纯糜烂性唇炎和光化性唇炎，后者常因日光照射诱发或加重病损，多见于高原地区或户外工作者。

(2)慢性脱屑性唇炎：唇红部以干燥、脱屑为主，并有纵沟纹和沟裂，灰白色的鳞屑可布满整个唇部。

2.鉴别诊断

慢性非特异性唇炎需与有特殊病理表现的腺性唇炎、肉芽肿性唇炎等鉴别；还需与黏膜良性淋巴组织增生病、慢性盘状红斑狼疮、糜烂型扁平苔藓、血管神经性水肿等可能发生唇部病损的其他疾病鉴别。

(1)慢性唇炎与腺性唇炎的鉴别：腺性唇炎唇肿大，翻开唇黏膜内侧可见脓性分泌物，活检有助于该病诊断。

(2)慢性唇炎与肉芽肿性唇炎的鉴别：肉芽肿性唇炎的临床特点是口唇与口周皮肤出现渐进性、持久性肿胀，口周皮肤有特征性暗红色，但不出现唇部的炎症性症状，以此可作为鉴别诊断。

(3)慢性唇炎与黏膜良性淋巴组织增生病的鉴别：黏膜良性淋巴组织增生病可发生于头、面部皮肤及口腔黏膜的其他部位，但主要发生在唇部，尤以下唇正中部为好发区。唇部损害与光化性唇炎相似，患者可以有难以忍受的瘙痒，在用手搔揉后局部变硬，此后即可复原。病理学检查可见大量淋巴细胞增生并形成淋巴滤泡，有助于鉴别诊断。

(4)慢性唇炎与慢性盘状红斑狼疮的鉴别：慢性盘状红斑狼疮的典型病损为唇红部呈局限性盘状损害，损害表面呈红斑或糜烂、血痂，周围可见白色短条纹，呈放射状排列。病理学检查光镜下可见上皮内角质栓塞，基底细胞液化变性，上皮下结缔组织内有淋巴细胞浸润，用过碘酸染色阳性。

(5)慢性唇炎与糜烂型扁平苔藓的鉴别：糜烂型扁平苔藓在唇部也可表现有糜烂面，但往往范围小，其周围有明显的白色条纹。

(6)慢性唇炎与血管神经性水肿的鉴别：血管神经性水肿是一种变态反应性疾病，有明确的诱发因素。好发于唇部，突然水肿，唇部高翘。患者有明显的肿胀感，肿胀来得快，消散得也快。

五、治疗

1.治疗原则

慢性唇炎反复迁延，缺乏特殊的有效疗法。中医辨证施治与西医辨病治疗相结合是目前比较好的治疗方法，正确的局部处理具有重要的临床意义。

2.西医治疗

(1)局部处理：禁止舔唇、撕剥鳞屑；不使用劣质润唇膏；用生理盐水、小苏打水、复方硼酸溶液于唇部湿敷。

(2)口服维生素类药物：如维生素 B、维生素 C 等。

(3)口服皮质激素：病情严重者可口服皮质激素，如强的松。局部注射曲安奈德液(确炎舒松)等有助于促进愈合，减少渗出，每周注射 1 次，每次 0.5mL。

(4)氯喹：每日 0.25g，1 周后减量。主要用于日光性唇炎。

(5)物理疗法：如用同位素 ^{32}P、氦-氖激光局部照射等，适用于腺性唇炎等。

3.中医治疗

(1)辨证论治。

1)脾胃湿热证：口唇肿胀糜烂，流出黄水，或表面腐物覆盖。口干不欲饮，腹胀纳差，大便秘结，小便赤热。舌质红，苔黄腻，脉滑数。

治法：清胃泻火，健脾除湿。

方药：清脾除湿饮加减。

2)脾虚血燥证：唇肿干燥，皲裂脱屑，缠绵难愈，寒冷季节加重；头晕目眩，面白无华，纳差，口干。舌质淡，脉细无力。

治法：健脾益气，养血润燥。

方药：四君子汤合四物消风饮加味。若唇部干裂或白屑多，加沙参、阿胶；兼有湿热，加滑石、生苡仁；日久不愈者，加石斛、玉竹。

3)气滞痰凝血瘀证：病程较长，唇肿肥厚，唇色暗红，扪之有颗粒样结节；或唇部裂沟，渗液结痂。舌质暗紫或有瘀斑，脉涩。

治法：理气豁痰，化瘀消肿。

方药：二陈汤合桃红四物汤加减。

(2)外治法：①外敷：黄连膏、青吹口散油膏、紫归油等外敷；前者用于唇红肿溃烂；后两药用于唇干裂。②湿敷：鲜马齿苋、大青叶、鲜芙蓉叶、鲜三七叶搓汁外敷患处。

(3)针刺治疗：①体针：地仓透颊车，留针 30 分钟。②耳针：穴位口、唇、神门、肾上腺，每次选 3~4 穴，留针 30 分钟。

六、预防与调护

(1)纠正舔唇、咬唇，或揭唇部皮屑等不良习惯。

(2)避免烈日曝晒，风大季节以低浓度甘油或润唇膏涂于口唇。

(3)少食肥甘厚味，多食新鲜蔬菜、水果。

第十节 球菌性口炎

球菌性口炎(coccus stomatitis)是急性感染性口炎的一种，主要是以各种球菌感染为主。由于细菌种类不同，引起的病损特征也有差异。临床表现虽常以某种细菌感染为主，但常为混合性感染。本病损害以假膜为特征，所以又称为膜性口炎(membranous stomatitis)或假膜性口炎(pseudomembranous stomatitis)。多见于婴幼儿，偶见于成人。

一、病因

在正常人口腔内存在一定数量的各种细菌，为人群共有常驻菌，一般情况下并不致病。但当内外环境改变，身体防御能力下降时，如感冒发热、传染病、急性创伤、感染，以及滥用激素、化疗和放疗后等，口内细菌增殖活跃、毒力增强、菌群失调，即可发病。以金黄色葡萄球菌、溶血性链球菌或肺炎链球菌致病为多。

二、临床表现

发病急骤，多伴有头痛、发热、白细胞增高、咽痛和全身不适等症状。口腔黏膜和牙龈充血发红、水肿糜烂，或表浅溃疡，散在或聚集融合成片。由于疼痛影响进食，唾液增多，有较厚纤维素性渗出物，形成灰白或黄色假膜。多伴有轻度口臭和尖锐疼痛。局部淋巴结肿大压痛。经过数日体温恢复正常，口腔病损需持续一周左右愈合。

1.葡萄球菌性口炎

葡萄球菌性口炎(staphylococcal stomatitis)为金黄色葡萄球菌引起的口炎，多见于儿童，以牙龈为主要发病区。牙龈充血肿胀，有暗灰白色薄的假膜，由纤维素性渗出物组成，易被拭去，牙龈乳头及龈缘无破溃糜烂。在舌缘、颊咬合线处可有充血水肿，多有尖锐灼痛。涂片可见大量葡萄球菌，进行细菌培养可明确诊断。

2.链球菌性口炎

链球菌性口炎(streptococcal stomatitis)儿童发病率较高，常伴有上呼吸道感染、发热、咽痛、头痛、全身不适。呈弥散性急性龈口炎，受累组织呈鲜红色。唇、颊、软腭、口底、牙槽黏膜可见大小不等的表浅上皮剥脱和糜烂，有略微高起的假膜，剥去假膜则留有出血糜烂面，不久重新被假膜覆盖。有轻度口臭和疼痛。涂片可见大量革兰阳性链球菌，培养可见大量链球菌，即可明确诊断。

3.肺炎球菌性口炎

肺炎球菌性口炎(pneumococcal stomatitis)好发于硬腭、口底、舌下及颊黏膜。在充血水肿黏膜上出现银灰色假膜，呈散在斑块状。涂片可见大量肺炎链球菌。有时并发肺炎，但也可在口内单独发生。本病不常见，好发于冬末春初，老人及儿童易罹患，体弱成人也可发生。

三、病理

口腔黏膜充血水肿，上皮坏死糜烂，上覆大量纤维素性渗出物和坏死组织，以及细菌、白细胞等组成的假膜，固有层有大量白细胞浸润。

四、治疗

主要是消炎控制感染，可给予抗生素或磺胺类药，如青霉素、乙酰螺旋霉素、交沙霉素、头孢氨苄、增效联磺片等。也可根据细菌药物敏感试验选用抗生素，则效果更好。止痛也是对症处理的重要措施，局部用1%丁卡因外涂，或用1%～2%普鲁卡因(奴弗卡因)溶液饭前或痛时含漱。局部病损可外用抗生素软膏和药膜，亦可外用中药散剂以消肿止痛促进溃疡愈合。口腔局部含漱或病损局部湿敷也是不可缺少的，保持口腔卫生，消炎止痛。

五、中医辨证

本病属于中医的口疮或口糜，多属实热之证，可由外感风热湿毒之邪，内有脾胃湿热蓄积，上焦火盛，熏蒸于口而发。治宜清热解毒，凉血渗湿疏风清热，清心胃之火。方药如银翘散、导赤散、清胃散、清瘟败毒饮、化斑解毒汤等加减。

第六章 唾液腺疾病

第一节 急性化脓性腮腺炎

一、概述

急性化脓性腮腺炎（acute purulent, parotitis）是由化脓性致病菌感染引起的腮腺的急性化脓性炎症，最常见的致病菌是金黄色葡萄球菌，临床上最多见于患有系统性疾病或外科手术后的老年患者，所以又称为手术后腮腺炎（postoperative parotitis），属于严重并发症之一。由于抗生素应用的发展并注意维持正常出入量及水、电解质平衡，目前已少见。除此情况外，腮腺的急性炎症病员仍时有所见。感染源可来自口腔内的脓性病灶，例如慢性扁桃体炎和牙齿感染，诱发因素包括营养不良、脱水、口腔肿瘤。正常时，腮腺分泌大量唾液经腮腺导管排入口腔，有帮助消化及冲洗自洁作用。重病及消耗性疾病，如急性传染病后期或胸、腹部大手术后的病员，机体抵抗力下降，全身及口腔的免疫能力减弱，唾液分泌功能障碍，致病菌经腮腺导管逆行进入腺体而发生急性化脓性腮腺炎。此外，外伤或周围组织炎症的扩展，涎石、瘢痕挛缩等影响唾液排除，亦可引起本病。

二、诊断

(一)临床表现

局部病变表现为以耳垂为中心的腮腺肿大，皮肤发红，皮温增高，明显压痛，由于腮腺包膜致密，故扪之较硬。口内腮腺导管口红、肿，分泌减少，病变后期当挤压腮腺腺体，可有淡黄色较稠的脓性分泌物溢出。由于腮腺腺体呈分叶状，故其脓肿形成后可表现为多灶性，即多个分散的脓肿，加之腮腺筋膜坚韧，故即使有脓肿形成亦难以扪及波动感。

(二)体格检查

1.一般情况

发病急骤。多数病员有高热、寒战、全身不适、白细胞增多等全身症状。少数患者由于机体状况衰竭，上述全身反应可不明显。

2.局部检查

急性化脓性腮腺炎多发生于一侧。患侧腮腺区红肿明显，下颌后凹消失，耳垂上翘。由于腮腺包膜致密，肿胀受到约束，内部压力增高，故疼痛剧烈，触压痛明显。有程度不等的强口受限。患侧腮腺导管开口处红肿，有脓性分泌物排出。由于筋膜分隔，脓肿常为多个、分散的小脓灶，故早期无典型的波动感。

3.全身检查

全身情况较差的患者，急性期感染可向相邻组织间隙扩散，而表现相应间隙的蜂窝组织炎的临床体征。病程后期脓肿穿破腮腺筋膜及相邻组织，可由外耳道溃破溢脓，亦可在颌后或下颌角区形成皮下脓肿。

（三）辅助检查

1.实验室检查

周围血象：化脓性腮腺炎可见白细胞总数增高，分类个性核白细胞比例明显增高。细菌培养：化脓性腮腺炎时腮腺管口引流培养，可培养出致病菌。

2.影像学检查

急性化脓性涎腺炎时，腮腺影像学改变不明显。

3.特殊检查

腮腺炎根据其流行病学特征、临床表现及实验室资料并不难诊断，常不需要超声检查；而急性化脓性涎腺炎，超声检查可以提示脓肿以及其发展情况，较 X 线和其他检查方法具有优越性，故超声在涎腺炎性疾病诊断亦有较高应用价值。

（四）鉴别诊断

1.流行性腮腺炎

多发生于儿童，有流行病接触史，多为双侧腮腺受累，腮腺腺体肿大，但疼痛较轻，导管口无红肿，唾液分泌清亮无脓液，周围血白细胞总数不增高，但淋巴细胞比例增大。腮腺不形成脓肿，常经 7～10d 而痊愈。

2.嚼肌间隙感染

主要为牙源性感染，表现为以下颌角为中心的肿胀、压痛，张口受限明显，但腮腺导管口无红肿，分泌清亮，脓肿形成可扪得深液动感。

3.腮腺区淋巴结炎

又称假性腮腺炎，表现为区域性腮腺肿痛，病变与腮腺解剖形态不一致，腮腺导管口无红肿，唾液分泌清亮。

三、治疗

本病虽少见，但病情常较严重，应积极预防。对重病及大手术后的病员，应特别加强口腔护理，保持口腔卫生，鼓励咀嚼运动，给酸性饮料或食物刺激唾液分泌，增强冲洗自洁作用。

发病后要注意改善全身情况。对体质衰弱的重病员，应维持机体的体液平衡，纠正电解质紊乱，必要时输少量新鲜血以增强机体抵抗力。及早选用大剂量抗生素控制感染，内服、外敷中草药。如脓肿形成，需作切开引流。切开时要注意防止损伤面神经。一般在耳屏前作切口，切开皮肤、皮下组织、暴露腮腺，用小血管钳沿面神经走行方向行钝性分离，对分散的小脓灶作多处引流。

第二节　慢性腮腺炎

一、概述

慢性腮腺炎为最常见的涎腺炎症，本病以前称为慢性化脓性腮腺炎，现在分为复发性和阻塞性两类。慢性复发性腮腺炎，以儿童多见，发病年龄多在 5 岁左右，男性发病率高，为周期性发作，年龄越小，间歇时间较短，易复发，随着年龄增长，发作次数减少且症状减轻，青春期后一般逐渐自愈。半数以上患者首次发病有流行性腮腺炎接触史。临床主要表现为腮腺反复肿胀不适，有脓性分泌物自导管口溢出。慢性阻塞性腮腺炎又称腮腺管炎，大多数为局部原因所致，中年人发病率高，多为单侧受累，临床主要表现为阻塞症状和腮腺反复肿胀。本病预防的关键是消除病因，减少感染。

二、诊断

(一) 体格检查

1.一般情况

慢性复发性腮腺炎有周期性发作，半数以上患者首次发病有流行性腮腺炎接触史，大多数患者由局部原因引起。如智齿萌出时，导管口黏膜咬伤，瘢痕愈合后引起导管口狭窄。不良义齿修复后使导管口、颊黏膜损伤，也可以引起瘢痕而造成导管狭窄。少数由导管结石或异物引起。

2.局部检查

(1)慢性复发性腮腺炎：①腮腺反复肿胀、不适。②导管口轻度红肿，挤压腺体可见导管口有脓液或胶冻状液体溢出。③周期性发作、年龄小、发作次数多。

(2)慢性阻塞性腮腺炎：①多为单侧腮腺反复肿胀，与进食有关。②晨间感腮腺区胀，有"碱味"液体自导管口流出，随之有轻快感。③导管口有混浊唾液流出。病程久者，可扪及粗硬，呈索条状导管。④腮腺稍肿大、质中、轻压痛。

3.全身检查

慢性腮腺炎一般很少表现出全身症状。

(二) 辅助检查

1.实验室检查

慢性腮腺炎在无全身症状出现时，一般实验室检查的指标很少出现异常。

2.影像学检查

慢性复发性腮腺炎的诊断主要根据临床表现和腮腺造影。造影之前摄普通 X 平片是必要的，可以排除结石的存在。造影表现为末梢导管呈点状、球状扩张，排空迟缓，因此，文献上有称本病为慢性斑点状腮腺炎(chronic punctate parotitis)，主导管及腺内导管无明显异常。临床表现为单侧腮腺肿胀者，做双侧腮腺造影，约半数患者可见双侧腮腺末梢导管点状扩张，故建议常规做双侧腮腺造影。从涎腺造影观察，不少儿童患者双侧均显示涎腺末梢导管呈点状扩张(sialectasis)，但常常只一侧发生肿胀。由于儿童复发性腮腺炎有自愈倾向，不少认为是先天发育不全所致。因为不少研究报告表明儿童期诊断为复发性腮腺炎者，成年后再作腮腺造影，原来所见的末梢点状扩张消失。但真正的原因仍不很清楚。

慢性阻塞性腮腺炎腮腺造影显示主导管、叶间、小叶间导管部分狭窄、部分扩张，呈腊肠样改变。部分患者伴有"点状扩张"，但均为先有主导管扩张，延及叶间、小叶间导管后，才出现"点状扩张"。

3.CT 检查

慢性腮腺炎由于纤维结缔组织增生、腺组织萎缩，CT 平扫可见腺体体积缩小，密度增高，部分患者的腺体内可有散在的点状钙化灶，提示导管内结石。

4.MRI 检查

慢性腮腺炎的凸显表现为腺体体积缩小，在 T_1 加权上其信号较正常腮腺为低，呈中等信号或略高信号，在 T_2 加权上其信号也比正常腮腺低，且不均匀。对腮腺导管扩张和涎石的显示不如 CT 敏感。

(三) 鉴别诊断

(1)慢性复发性腮腺炎的涎腺造影表现和 Sjogren 综合征现已明确为自身免疫性疾病，但两者的关系和区别仍不十分清楚。组织病理方面二者有所不同：慢性复发性腮腺炎表现为腺泡萎缩，甚至消失，代之以增生的纤维组织。腺导管增生扩张并有黏液细胞化生，周围及间质有慢性炎症细胞浸润。而 Sjogren 综合征主要表现为良性淋巴上皮病变。

(2)流行性腮腺炎：常双侧腮腺同时发生，伴发热，肿胀更明显，腮腺导管口分泌正常，罹患后多终身免疫，无反复肿胀史。

(3)舍格伦综合征继发感染：多见于中年女性，无自幼发病史。常有口干、眼干及自身免疫病。腮腺造影显示主导管扩张不整，边缘毛糙，呈羽毛状等改变，末梢导管呈点、球状扩张。

(4)腮腺内淋巴结炎：又称假性腮腺炎，可引起腮腺区红肿和疼痛，挤压腮腺腺体一般无脓液自导管口流出，当炎症后期破坏淋巴结包膜，侵及周围腺体和导管时，导管口可有浑浊唾液或脓液流出。CT 表现为边界清楚，密度不均，1.5cm 左右大小的椭圆形病灶，常为于腮腺的边缘区。

三、治疗

(一)治疗原则

阻塞性治疗：①以去除病因为主，有涎石者，先去除涎石；导管口狭窄者，逐步扩张导管口等。②慢性炎症期，行导管内灌注药物治疗(如庆大霉素、板蓝根注射液等)，亦可注入碘化油(具有扩张导管和抑菌作用)。③保持口腔卫生，自行按摩腮腺，进食酸性食物，促进唾液分泌等。④腮腺炎反复发作，保守治疗无效者，可选用导管结扎术或保留面神经的腮腺切除术。

慢性复发性腮腺炎儿童和成人的治疗有所不同。儿童要多饮水，每天按摩腺体帮助排唾，保持口腔卫生等；若有急性炎症表现则可用抗生素。成年人慢性复发性腮腺炎的治疗基本原则同上，但治疗效果并不理想。如能发现发病因素如结石、导管口狭窄，可先去除结石或扩张导管口(用钝头探针仔细插入导管内，先用较细者，再用较粗者逐渐扩大)。也可向导管液入药物，如碘化油、各类抗生素等。经上述治疗仍无效，可考虑手术。

(二)术前准备

术前予以全口洁牙，保持口腔清洁，可予以含抗菌药物的溶液漱口和使用抗生素。局部麻醉药物过敏试验。术前可以从腮腺导管口内注入 1%亚甲蓝溶液使腮腺染色，以便于术中识别和解剖面神经。

(三)手术指征

无严重系统性疾病，能耐受局部或全身麻醉和一般性手术。慢性腮腺炎反复发作，经保守治疗无效者。

（四）手术方法

手术治疗方式有二：一是作导管结扎术，可从口腔内进行。适应症的选择条件必须是腮腺导管系统经抗生素反复冲洗，黏液脓性分泌物明显减少或停止方可施行。结扎术后可口服硫酸阿托品片，每日 1～3 次，每次 0.3mg，共服用 3～5d。腮腺区加压包扎，以促使腺体萎缩。术后并发症主要是黏液脓性分泌物自发破溃疡或形成潴留脓肿。二是在各种保守治疗及导管结扎术失败而病员有手术愿望时，可行保存面神经的腮腺腺叶切除术。由于长期炎症的影响，纤维组织形成而周围组织粘连，分离面神经较为困难。术后如有面瘫表现可用维生素 B_1 及维生素 B_{12} 并配合理疗。必须强调的是应将腺组织尽可能摘除，并应将腮腺导管全长完全切除，否则术后在残存导管段仍可能形成潴留脓肿。

（五）手术注意事项

因为存在慢性炎症反复发作，所以腮腺区存在局部组织粘连，易出血，分离困难，应仔细操作，注意保护和防止面神经损伤。

（六）术后观察及处理

1.一般处理

（1）术后进流质饮食，并注意保持口腔卫生。使用抗菌漱口液漱口和口服抗生素预防创口感染。

（2）应用拟制唾液分泌药物，如阿托品或海俄辛等口服或肌肉注射。

（3）如术中牵拉或损伤面神经，术后可以酌情服用营养神经药物。

（4）术后 24～48h 拔除引流条或负压引流管，然后加压包扎至术后 7 天拆线，并继续加压包扎 3～5d。

2.并发症的观察及处理

（1）面瘫：应用维生素 B_1、维生素 B_{12} 等药物，促进面神经功能恢复。

（2）涎瘘：用注射器将涎液抽去后继续加压包扎。口服抑制涎腺分泌药物如阿托品等。也可采用局部放射治疗的方法，使残留腺体萎缩和失去分泌涎液功能。

（3）感染：积极地选用抗生素治疗，局部切口低位放置引流条引流，每日换药和加压包扎。

（4）味觉出汗综合征(frey 综合征)：味觉出汗综合征是腮腺肿瘤术后常见的一种后遗症，其可能机制为外伤或手术切断了分布于腮腺的副交感神经纤维和分布于汗腺及皮肤血管的交感神经纤维，两神经断端经过一段时间后发生交叉再生联合，受味觉刺激并有咀嚼运动时，副交感神经兴奋，出现术区皮肤出汗和潮红现象，目前尚无特效治疗方法，应在术中尽量避免。

第三节　颌下腺炎

一、概述

颌下腺炎(submandibular adenitis)常与涎石病并发，最常见于青壮年，男性多于女性，病史短者数天，长者可达数年或更长。主要原因是由于涎石堵塞导管系统后产生的排唾障碍和继发感染的炎性反应，常见的主要症状是进食时颌下腺部位肿胀和疼痛。若涎石为不完全堵塞导管，餐后肿胀可很快消失。

颌下腺炎，若经久不愈，反复发作，颌下腺呈退行性变，甚至纤维化，腺体呈硬结性肿块。

颌下腺炎除少数由于小涎石所致炎症，可用保守疗法和催唾及按摩促排外，大多需手术摘除。

二、诊断

（一）临床表现

（1）发热、全身不适，血白细胞计数增多。

（2）颌下区肿胀、疼痛：颌下腺肿大，压痛。

（3）患侧舌下区红肿，导管口红肿，有脓性分泌物溢出。

（4）慢性者可有颌下区反复肿痛史，颌下腺肿大，质稍硬，轻压痛。

（5）颌下腺导管口轻度红肿，有脓液或混浊液排出。

（6）口底咬𬌗片可能显示导管结石。

（二）体格检查

1.一般情况

（1）发热、脉搏、呼吸增快。

（2）颌下、口底区明显水肿，舌下皱襞红肿。

（3）颌下腺疼痛、压痛，导管口发红、有脓性分泌物排出。

（4）慢性者，常有颌下区不适或胀痛；有咸味分泌物自导管口排出。

（5）导管阻塞时，颌下腺肿大，胀痛，尤其在进酸性饮食后更明显，但食后逐渐缓解。

（6）颌下腺肿大，质稍硬、压痛，挤压颌下腺时，导管口有咸味或脓性分泌物排出。

2.局部检查

颌下腺炎以慢性多见，但亦可急性发作。在急性颌下腺炎时，患侧口底肿胀、疼痛，有时还可出现因结石在管壁的嵌顿而致导管痉挛，发生剧烈疼痛，吞咽因疼痛而不便。下颌部皮肤红肿、压痛，颌下三角界限不清。颌下腺导管口发红，压挤颌下腺时可见有脓液自导管口流出。慢性颌下腺炎，病史较长，可由数月至数年，并可能反复急性发作。病员自感有咸味分泌物自导管流出。当看见食物或进食时特别是进酸性食物时，肿胀和疼痛加剧，在临床上有时可采用令患者口服维生素 C 以检查导管是否完全阻塞。颌下腺经过长期反复的急性发作后，进食不再肿大。临床检查颌下区时，于颌下三角区内可扪得肿大的颌下腺，质稍硬，有压痛，如反复发炎腺泡萎缩的颌下腺，则体积变小而质硬，在口底的颌下腺导管内有时可扪及结石，导管口可见发红，挤压颌下腺，可有脓性或黏液脓性分泌物流出。

3.全身检查

全身反应有体温上升、脉搏及呼吸加快、白细胞总数增加、中性白细胞增多等一般症状。

（三）实验室检查

1.血常规检查

炎症急性发作者可见白细胞计数升高。

2.影像学检查

(1)X 线检查：若因导管涎石阻塞引起的炎症，X 线检查可见阳性涎石。口底咬𬌗片也可能显示导管结石。

(2)涎腺导管造影：碘油造影检查，X 线呈现导管不均匀的扩张与缩窄，腺体内分支导管末梢扩张，呈囊状或葡萄状外观。

(3)涎腺 B 超检查：颌下腺炎以慢性多见，多见于成年人。其主要发病原因为导管的阻塞和狭窄。慢性颌下腺炎病史较长，从几个月至几年不等，其间可见轻重不同的急性炎症过程。长期炎性改变导致纤维组织形成，超声表现为腺体回声增强，当伴有淋巴结肿大时，超声可见低回声团形成。涎石在颌下腺内表现为强光点，声影不明显。由于颌下腺导管管壁较薄，超声一般不能显示。急性颌下腺炎，腺实质炎性水肿，超声表现为回声减低，由于颌下腺包膜疏松，感染易于累及周围，故超声所见颌下腺边界不清，且伴有周围淋巴结肿大。

(4)CT 检查：CT 平扫可见颌下或舌下区散在分布的高密度结石。若结合造影，可以显示腺体导管内低密度缺损的阴性结石和导管扩张。

3.特殊检查

分泌物及组织培养+药敏。

(四)鉴别诊断

在诊断慢性颌下腺炎时，要与颌下区慢性淋巴结炎相鉴别。淋巴结炎有较长期的反复肿大历史，但肿大的淋巴结位于下颌下缘内下方，较颌下腺表浅而活动，颌下腺导管口正常，挤压腺体时流出的是正常涎液。还应与来自颌下腺的肿瘤相鉴别。颌下腺的肿瘤，可扪得明确的周界，且持续长大，无炎症症状，颌下腺导管口正常，碘油造影片可见颌下腺导管系统正常可有肿瘤压迫的占位性表现，恶性肿瘤侵犯腺泡时，则可见导管系统影像的消失和充盈缺损区域，据此则可加以鉴别。

三、治疗

(一)治疗原则

急性颌下腺炎的处理与一般急性炎症相同。加强营养，应用抗生素抗炎。局部理疗等。如化脓，则应切开引流，待炎症消退后，摘除涎石或异物。慢性颌下腺炎，应及早除去病因，如摘除涎石，即可痊愈，若发病期长，颌下腺已纤维化而失去功能，或在腺体内或腺体与导管交界处有结石而手术无法摘除者，皆因做颌下腺切除术。

(1)病原治疗(去除涎石、导管扩大术)。

(2)物理治疗(理疗)。

(3)抗生素治疗。

(4)对症支持治疗：早期轻型病例以口服抗生素和其他辅助为主；重型病例以静脉用药，注意支持疗效和防止并发症。

(5)重者可做手术摘除颌下腺。

(6)早期轻型病例以口服抗生素和其他辅助为主。

(7)重型病例以静脉用药，注意支持疗效和防止并发症。

(8)慢性病例应采用病因治疗，抗生素，支持对症等综合治疗。

(9) 累发病例应考虑外科切除。

(二) 术前准备

排除手术禁忌证，请相关科室会诊、积极治疗影响手术的心血管、糖尿病等系统性疾病，并改善患者体质。术前维护口腔卫生：治疗龋齿、牙周洁治，漱口水含漱。与患者及其家人充分沟通，使之对疾病、治疗计划和预后知情了解，得到其理解、配合。

(三) 治疗方案

1.非手术治疗

用药原则：

(1) 早期轻型病例以口服抗生素和其他辅助为主。

(2) 重型病例以静脉用药，注意支持疗效和防止并发症。

(3) 慢性病例应采用病因治疗，抗生素，支持对症等综合治疗。

(4) 累发病例应考虑外科切除。

2.手术治疗

(1) 手术指征：①颌下腺体内结石，有疼痛，涎液潴留症状者。②慢性化脓性颌下腺炎、纤维性变。③颌腺囊肿、肿瘤、结核等。④外伤、炎症引起颌下腺外瘘经久不愈。

(2) 手术时机：①颌下腺炎反复发作已引起腺体实质性增大。②颌下腺腺体内结石。③颌下腺肿瘤。

(3) 手术方法。

1) 患者仰卧，肩垫高，头偏患侧。

2) 局部浸润麻醉下，从下颌骨下缘约 1.5cm 下，做一长约 5～6cm 切口，切开皮、皮下组织、颈阔肌。

3) 结扎出血点及颈外静脉。

4) 在嚼肌前缘下颌骨下缘部解剖出面前动脉和静脉，分别切断结扎，慎勿伤及面神经下颌缘支。

5) 切开颈深筋膜，将皮、皮下组织、颈阔肌及颌下腺鞘膜剥离，一并往上牵引至下颌骨下缘，暴露颌下腺。

6) 沿颌下腺表面及周围，从前缘及下缘钝性分离颌下腺，使与二腹肌表面游离，勿伤及深面的舌下神经。

7) 继续分离颌下腺后下部，将腺体往后上提起暴露下颌舌骨肌，在腮腺下极附近结扎面后静脉。

8) 将颌下腺向前下方牵引，在腺体深部寻出颌外动脉近心端，用止血钳夹住切断，作双重结扎并缝固于深面的肌肉上，此时颌下腺已全部游离，

9) 将腺体往后上方提起显露颌下腺延长部分、舌神经及颌下腺导管。分离出颌下腺导管至口底前部，予以切断结扎，将颌下腺及相连的病变组织一并摘除。

10) 清洗伤口，结扎各出血点，分层缝合，安置橡皮引流条，加压包扎。

11) 术后 48h 拔除引流条，5～7d 拆线。

(4) 注意事项。

1) 避免误伤舌神经：舌神经在颌下腺导管的深面，并与之平行，在切断导管前，应仔细

将两者分辨清楚。如神经被误伤则会导致患者舌前 2/3 黏膜及同侧牙龈感觉减退或消失。

2)防止术后出血：因术中止血不彻底或患者因咳嗽等原因致结扎线脱落而出血，由于术后一般均加压包扎，因此血肿向咽喉部发展，致使呼吸道受压而出现呼吸困难，甚至窒息。因此术后宜密切观察，一旦出现有出血征象应及时拆除缝线，打开术腔，及时止血，以免发生意外。

3)消除死腔：由于颌下三角区为疏松的间隙，摘除颌下腺后，因受下颌骨阻挡。术中不能完全消除死腔，因之术后须加压包扎。

第四节　唾液腺发育异常

唾液腺发育异常(developmental abnormality of salivary gland)是一种少见疾病，根据文献报道及作者经验，可归纳为 5 类。

一、唾液腺先天缺失或发育不全

大唾液腺先天缺失(congenital absence of salivarygland)少见，任一唾液腺均可缺失，可双侧或单侧，病因不甚清楚，与其他外胚叶发育不全不无联系，与家族发病或遗传因素是否有关尚不清楚。唾液腺缺失可伴有头颈部其他异常，如鲤弓综合征。

腮腺或下颌下腺缺失或发育不全时，可出现口干症状。导管口未发育，探针不能进入。有的作者报告，外科探查腮腺区，可见腮腺缺失或极度发育不全。病理报告为腮腺碎块，其中有少量淋巴组织成串状。

治疗为对症性治疗。

二、导管口闭锁

一个或更多的大唾液腺导管闭锁(salivary gland atresia)或缺失，临床极为少见。如果发生，可致涎液滞留，形成囊肿。

三、唾液腺异位

(一)临床类型

1.迷走唾液腺(aberrant salivary gland)

指唾液腺内的部分始基异位于正常情况下不含唾液腺组织的部位，而正常唾液腺可存在。常见于颈侧、咽及中耳，其他也可见于颌骨体内、牙龈、扁桃体窝、脑垂体及小脑脑桥等处。唾液腺组织迷走到下颌骨体内者，通常穿过舌侧骨皮质，以蒂与正常下颌下腺或舌下腺相连，称作发育性唾液腺舌侧下颌骨陷窝(developmental lingual mandibular salivaiygland depression)，又称静止骨腔。

2.异位唾液腺(heterotropic salivary gland)

指腺体的位置异常，腮腺和下颌下腺均可单侧或双侧发生异位。腮腺常沿咬肌前缘或其下缘异位。下颌下腺可异位至扁桃体窝、颌舌骨肌之上的舌下间隙，有的与舌下腺融合。

(二)临床表现

异位唾液腺一般无症状。但可发生涎瘘，继发炎症、囊肿或肿瘤。我们在临床上发现数例腮腺异位，有单侧，也有双侧者，均移位至耳前区近颞部，表现为该处凸起如肿块；有的是在刮脸时偶然发现，疑为肿瘤来诊；有的是体检时发现。患者均诉进食时该处发胀。

（三）X 线表现

唾液腺造影时，该处明显凸起，X 线片上显示为发育不全的腮腺。

（四）治疗

异位唾液腺无症状者不需治疗。继发感染、炎症、囊肿、肿瘤或有明显胀感者，可手术摘除异位唾液腺或与其相伴的囊肿或肿瘤。

四、导管异常

导管异常可有导管缺失、扩张及开口位置异常，导管扩张包括主导管扩张及末梢导管扩张。

（一）临床表现

导管开口位置异常，位于颊、下颌下缘、上颌窦等部位，可发生先天涎瘘。我们曾见 1 例腮腺导管口位于口角，并伴有同侧大口畸形和副耳。导管扩张常因继发感染就诊。我们曾见 2 例末梢导管扩张，3 例主导管扩张，均为继发感染就诊，4 例为腮腺，1 例为下颌下腺，且均为双侧，挤压腺体有大量涎液射出，射程可达 10cm，继发感染侧可伴有脓液。

（二）X 线表现

腮腺主导管扩张，我们所见为一侧主导管中段呈梭形扩张，边缘光整，该腮腺从无任何不适；而另一侧主导管高度扩张，边缘不整，并延及某些叶间导管，该腮腺有反复肿胀史。下颌下腺主导管扩张显示为双侧下颌下腺主导管前段正常，腺内段及叶间导管高度扩张，呈囊状。手术切除有肿胀史的一侧下颌下腺，见该侧下颌下腺较大，主导管腺内段、叶间导管高度扩张，导管壁光滑。

唾液腺在出生时，即可有单个或多个末梢导管扩张，唾液腺造影显示腮腺轮廓正常。但末梢导管呈点状扩张影像，与复发性腮腺炎相似。有的学者注意到末梢导管先天性扩张与支气管扩张同时存在。

先天性唾液腺导管扩张无继发感染者，宜多饮水，每天按摩腺体帮助排空唾液，保持口腔卫生，以预防继发感染。若有急性炎症表现可用抗生素。唾液腺造影本身对继发的慢性炎症有一定疗效。主导管呈囊状扩张者多需手术，作导管结扎术或腺体摘除术。

五、唾液腺肥大

唾液腺先天性肥大罕见，腮腺及下颌下腺均可发生，在唾液腺造影片上不易与病理状态所致唾液腺良性肥大区别。

唾液腺先天性肥大常无症状，可不处理。

第七章　口腔颌面部损伤

第一节　口腔颌面部损伤的急救处理

一、解除窒息

(一) 原因

可分为阻塞性窒息和吸入性窒息两大类。

1.阻塞性窒息(obstructive asphyxia)

①异物阻塞：如血凝块、骨碎片、牙碎片以及各类异物均可阻塞呼吸道而发生窒息。②组织移位：如下颌骨颏部粉碎性骨折或下颌体两侧同时骨折时，下颌骨体部前份的骨折段受降颌肌群(颏舌肌、颏舌骨肌和下颌舌骨肌等)的牵拉，舌整体向后下方移位，压迫会厌而造成窒息。在上颌骨发生开放性横断骨折时，上颌骨因重力、撞击力作用和软腭肌牵拉等因素向后下方移位而堵塞咽腔，引起窒息。③气道狭窄：口底、舌根和颈部在损伤后，这些部位内形成血肿、严重的组织反应性肿胀均可压迫上呼吸道而发生窒息。在面部烧伤的伤员，还应注意可能吸入灼热气体而使气管内壁发生水肿，导致管腔狭窄引起窒息。④活瓣样阻塞：受伤的黏膜盖住了咽门而引起的吸气障碍。

2.吸入性窒息(inspiratory asphyxia)

昏迷的伤员，直接把血液、唾液、呕吐物或异物吸入气管、支气管，甚至肺泡引起的窒息。

(二) 临床表现

前驱症状是患者烦躁不安、出汗、鼻翼扇动、吸气长于呼气，或出现喉鸣；严重时出现发绀、三凹体征(吸气时胸骨上窝、锁骨上窝、肋间隙深陷)，呼吸急促而表浅；继之出现脉弱、脉快、血压下降、瞳孔散大。如不及时抢救，可致昏迷、呼吸心跳停止而死亡。

(三) 急救

窒息是口腔颌面部伤后的一种危急并发症，严重威胁伤员的生命。急救的关键在于早期发现，及时处理。如已出现呼吸困难，更应争分夺秒，立即进行抢救。

对因各种异物堵塞咽喉部窒息的患者，应立即用手指(或裹以纱布)掏出，或用塑料管吸出堵塞物，同时改变体位，采用侧卧或俯卧位，继续清除分泌物，以解除窒息。对因舌后坠而引起的窒息，应迅速撬开牙列，用舌钳或巾钳把舌牵向口外。即使在窒息缓解后，还应在舌尖后 2cm 处用粗丝线或别针穿过全层舌组织，将舌牵出，并将牵引线固定于绷带或衣服上，同时托下颌角向前，保持头偏向一侧，或俯卧位，便于分泌物外流。上颌骨骨折及软腭下坠时，可用夹板、木棍、筷子等，通过两侧上颌磨牙，将下坠的上颌骨托起，并固定在头部的绷带上。对口咽部的肿胀，可安置不同型号的通气管。如情况紧急，又无适当的通气管，应立即用 15 号以上的粗针头由环甲膜刺入气管，以解除窒息，随后行气管切开术。如呼吸已停止，应立即做紧急气管内插管，或做紧急环甲膜切开术，进行抢救，待伤情平稳后再改用气管切开术。对于活瓣样阻塞，应将下垂的黏膜瓣缝回原处或者剪掉，必要时行气管切开术。对吸入性窒息，应立即进行气管切开术，迅速吸出气管内分泌物及其他异物，恢复呼吸道通畅。对这类患者，应注重防止肺部并发症。

二、止血

对于出血的急救，应根据损伤部位、出血的性质(毛细血管渗血、静脉出血、动脉破裂出血)和现场条件而采取相应的处置措施。

(一)指压止血

在紧急情况下，可将出血部位主要动脉的近心端，用手指压迫于附近的骨骼上，暂时止血，然后需用其他方法进一步止血。如在耳屏前，用手指压迫颞浅动脉与颧弓根部，以减少头顶及颞部区域的出血；在咬肌前缘压迫面动脉于下颌骨上，以减少颜面部的出血；在胸锁乳突肌前缘与舌骨大角交界处稍下方压迫颈总动脉于第6颈椎横突上，可减少头颈部大出血等。但此举有时可能引起心动过缓、心律失常，因而非紧急时一般不采用。

(二)包扎止血

适用于头皮、颜面等处的毛细血管和小动、静脉的出血。先将移位的组织大致复位，在创口表面盖上敷料，用绷带加压包扎包扎的压力要适当，否则可能会影响呼吸道通畅。

(三)填塞止血

有组织缺损和洞穿性创口者，可用纱布填塞，外面再用绷带加压包扎但在颈部或口底创口内，填塞时应注意保持呼吸道通畅，防止压迫气管发生窒息。对鼻道出血的患者，在明确无脑脊液漏时，可用油纱布填塞鼻道；效果不好时，可加用鼻后孔止血法。

(四)结扎止血

在创口内结扎出血的血管或在远处结扎出血动脉的近心端，止血效果确切可靠。颌面部严重的出血，如局部不易止血，可结扎颈外动脉。在紧急情况下可用止血钳夹住血管后，连同血管钳一起包扎后送。

(五)药物止血

局部应用粉、胶、海绵、纤维等止血剂或凝血酶，要使药物与出血创面直接接触，并用纱布加压包扎。全身作用的化学止血药如酚磺乙胺(止血敏)、对羧基苄胺、卡巴克洛(安络血)等均可作为辅助用药，以加速血液的凝固。

三、伤口的包扎

包扎是急救过程中非常重要的一个步骤，包扎有压迫止血、暂时性固定、保护创面、缩小创面、减少污染、减少唾液外流、止痛等作用。颌面部受伤后常用的传统方法有三角巾风帽式包扎法、三角巾面具式包扎法、头颌绷带十字形包扎法、四尾带包扎法等。

四、伤员的运送

运送伤员时应注意保持呼吸道通畅。对昏迷的伤员，应采用俯卧位，额部垫高，使口鼻悬空，以利于引流和防止舌后坠。一般伤员可采用侧卧位，避免血凝块及分泌物堆积在咽部。运送途中，应严密观察全身和局部情况，防止发生窒息和休克等危急情况。

五、防止感染

口腔颌面部损伤的创面常被污染，甚至嵌入砂石、碎布等异物以及自身软硬组织碎片。

感染对伤员的危害有时比原发损伤更为严重。因此，及时而有效地防止感染至关重要。在有条件进行清创手术时，应尽早进行。在无清创条件时，应及时包扎伤口，以隔绝感染源。伤口应尽早使用抗生素控制感染。在使用抗生素的同时，对少数伤员还可同时给予地塞米松，以防止局部过度肿胀。对有颅脑损伤的伤员，特别是有脑脊液漏出时，可采用易透过血脑屏障、在脑组织中能达到有效浓度的药物，如磺胺嘧啶、大剂量青霉素等。对伤口污染泥土的伤员，应及时注射破伤风抗毒素。

第二节　口腔颌面部软组织损伤

口腔颌面部血运丰富，具有伤口愈合快的有利条件，因此，对有可能存活的软、硬组织，早期缝合的适应证更广，甚至包括已游离的组织应予以保存和复位缝合。此外，颌面部损伤后初期处理的时间没有明确规定，主要根据处理前伤口的状态决定，如果伤口没有严重感染，伤后 3 天都可以进行清创缝合，这与其他部位伤的处理有明显不同。

一、闭合性损伤

（一）擦伤（abrasion wound）

面部擦伤多发生于较为突出的部位，如颏、额、颧、鼻、唇等。临床表现主要是表皮破损，并有少量渗血和疼痛，创面上常附有沙砾或其他异物。

治疗：主要是清洗创面和预防感染。多数情况下可任创面暴露而无须包扎，待其干燥结痂，自行愈合。如发生感染，应行湿敷，一般 1 周左右即能愈合。

（二）挫伤（contused wound）

挫伤系没有皮肤开放伤口的软组织损伤，不仅是皮下组织，而且肌肉、骨膜和关节也可同时受伤。在暴力较大的情况下，伤处的小血管和小淋巴管发生破裂，常导致组织出血，形成瘀斑，甚至形成血肿，较大的血肿可以继发感染，还可能形成脓肿。颞下颌关节发生挫伤后，可发生关节内或关节周围出血、疼痛、开口受限或错𬌗，还可因血肿纤维化而导致关节强直。

治疗：主要是止血、镇痛、预防感染、促进血肿吸收和恢复功能。局部血肿的处理，首先应制止出血，在早期可用冷敷或绷带加压包扎，在止血后可用热敷或理疗，以助血肿消散吸收。如血肿较大，或颞下颌关节囊内出血，止血后在无菌条件下，可用粗针头将血液抽出，然后加压包扎。如因血肿压迫上呼吸道或血肿继发感染，应手术切开，清除血凝块和感染物，同时用抗生素控制感染。

（三）蛰伤

为蜂、蝎等昆虫所带毒刺的损伤。伤后局部红肿明显，疼痛剧烈。

治疗：先用镊子取出刺入皮内的毒刺，局部用 5%～10% 的氨水涂擦，以中和毒素。也可外敷清热解毒的中药，如夏枯草等；或局部封闭，以减轻肿痛。

二、开放性损伤

（一）挫裂伤

是较大机械力量的钝器伤，伤口的特点是创缘不整齐，裂开较大，创缘周围的皮肤常有擦伤，并有发绀色坏死组织，还可伴发开放性骨折。

治疗：清创时应刮除没有出血的坏死组织，修整创缘，彻底止血，常做减张缝合，充分引流。如伴发骨折，应同时处理骨折。若有组织缺损，可同期整复或待后期整复。

（二）刺伤 (incised wound)

因尖锐的刀、锥、钉、笔尖、树枝等物的刺入而发生。伤口常为小入口，伤道深，多呈盲管状，也可以是贯通伤。致伤物可刺入口腔、鼻腔、眶内，甚至深达颅底；可能损伤重要的血管神经；深入骨面的刺入物末端可能折断而存留在组织内；衣服碎屑、沙土及病原菌均可被带入伤口内而引起继发感染。

治疗：清创时应彻底清除异物和止血，应用抗生素防治感染。为取出深部异物、修复神经或彻底止血，必要时需要扩创。对于颈部大血管附近的异物，要在做好预防继发性出血的准备前提下摘除异物，切不可轻率从事；否则，可能造成致命的大出血。此点必须引起高度的警惕。

（三）切割伤

系被锋利的刃器、玻璃片等所割。伤口特点是边缘整齐。如知名血管被切断，则出血严重；如切断面神经，可造成面瘫；如切断腮腺导管，可造成涎腺瘘。

治疗：切割伤如无感染，缝合后可望一期愈合。遇有面神经较大分支或腮腺导管被切断时，应尽可能在清创时立即进行神经或导管吻合。

（四）撕裂伤 (lacerated wound)

较大的机械力量造成组织撕裂或撕脱。如长发卷入机轮中，即可将大块头皮撕脱。伤口特点是边缘不整齐，出血多，常伴有肌肉、血管、神经和骨骼暴露，容易激发感染。

治疗：撕裂伤应及时清创、复位缝合。如撕脱的组织有血管可行吻合者，应即刻吻合血管行再植术；如组织已有缺损，应待控制感染后尽早进行皮肤移植，消灭创面。大面积撕脱的组织如不能再植，可以进行吻合血管的游离组织移植。

（五）砍伤

为较大机械力的利器如刀、斧等所致的损伤。伤口的特点是创口较多，深浅不等，多伴有挫伤、开放性粉碎骨折等。

治疗：处理方法是耐心地进行清创，探查神经、导管等重要结构的损伤，尽量保留可以保留的组织，复位缝合。

（六）咬伤 (bitewound)

常见被犬、鼠、猪等动物咬伤，被人和野生动物咬伤也不罕见。伤口特点是创缘常有咬痕，组织常被撕裂，甚至撕脱。犬咬伤可能导致狂犬病。

治疗：首先应彻底清洗创面，用含有抗生素的溶液湿敷，控制感染。对眼睑、耳、鼻、唇、舌等处即使组织大部分游离，也应尽量缝回原位。完全离体的上述组织，最大直径小于2cm 时，在没有感染的情况下，伤后 6 小时内，可用生理盐水 50mL 加入庆大霉素 16 万 U 的稀释液浸泡 30 分钟，然后，将其边缘修剪整齐，形成新创面，对位原位缝合，仍有可能愈合。对已有的缺损，一般应待新生肉芽组织生长后，先行游离植皮，消除创面，遗留畸形可在后期处理。如为犬咬伤，应酌情注射狂犬病疫苗。

(七) 颜面部烧伤

面部烧伤在战时与和平时期均常见。颜面部烧伤除具有一般烧伤的共性外，其特殊性如下：①头面部皮下组织疏松，血管、神经及淋巴管丰富，烧伤后组织反应大而快，水肿严重，渗出多。在伤后 24 小时内水肿逐渐加重，48 小时后最明显。②颜面凹凸不平，烧伤深度常不一致，加上颜面为人体仪表至关重要的部位，鼻、唇、眼睑、耳、面等处烧伤后，组织缺损或瘢痕挛缩畸形造成容貌的毁损，如睑外翻、唇外翻、鼻孔缩窄、小口畸形等，伤员的精神创伤较其他部位的烧伤更为严重。③颜面烧伤的同时，常可因热空气或烟雾吸入而发生呼吸道灼伤，伤后由于黏膜水肿，可出现呼吸困难，甚至窒息的危险。必要时需立即进行气管切开术。④颜面烧伤创面易受到口鼻腔分泌物或进食时的污染而感染，不易护理。⑤颜面部与颈部相连，该部位烧伤常伴有颈部烧伤，可引起颏、颈粘连以及颈部活动受限。

治疗：颜面部烧伤的治疗应遵循全身与局部相结合的原则，并注意颜面部烧伤的特点。全身治疗与一般外科相同。Ⅰ度烧伤局部创面无须特殊处理，主要是防止创面的再度损伤。Ⅱ度烧伤主要是防治感染。清创前，应剃净创面周围的毛发，然后用灭菌生理盐水或消毒液冲洗创面，并清除污物。水疱完整的可以保留，较大的水疱可抽出其内的液体。颜面部的烧伤创面一般都采用暴露疗法，创面上可喷涂虎杖、桉叶浓煎剂。促使创面迅速干燥，争取早期愈合。如痂下积液、积脓，应及时用抗生素液湿敷，脱痂引流，以免创面加深。对Ⅲ度烧伤患者，清创后应待创面生长肉芽组织，尽早进行刃厚皮片移植以消灭创面。还应注意固定头颈部成仰伸位，以防止瘢痕粘连可能造成的颏颈挛缩。

面部几个特殊部位软组织损伤的处理特点：

1.颊部损伤

原则上应尽早关闭伤口，注意预防开口受限，特别是磨牙后区的损伤。①如无组织缺损，应将黏膜、肌肉、皮肤分层相对缝合。②皮肤缺损较多而口腔黏膜无缺损或缺损较少者，应立即缝合口腔黏膜，消除口内外贯通伤口。皮肤缺损在无感染的情况下应立即转瓣修复，如皮肤缺损较多，应力争做带蒂皮瓣或游离皮瓣移植，遗留的畸形后期再行矫正。③如穿通口腔黏膜以及口外皮肤均有大面积缺损，可将创缘皮肤和口内黏膜相对缝合，遗留的洞穿缺损待后期整复。

2.鼻部损伤

①鼻部软组织撕裂伤，如无组织缺损，应按正常的解剖位置做准确地对位缝合；如组织缺损不大，创面无感染，应立即转瓣或游离植皮关闭创面。②组织缺损过大，有时还伴有软骨和骨组织的缺损。在清创缝合时，需将软骨置于软骨膜中，再行缝合皮肤，切忌暴露软骨。对骨创面也应尽力关闭，遗留畸形待后期修复。③在清创缝合时，应特别注意鼻腔的通畅，可以用与鼻孔相应口径的管子，裹以碘仿纱布支撑鼻孔，以免鼻道阻塞引起呼吸障碍，并防止鼻孔瘢痕挛缩。

3.唇部损伤

①唇部的撕裂伤，特别是全层撕裂时，在清创后要特别注意缝合口轮匝肌，恢复其连续性，然后按正常的解剖学形态（如唇弓、唇峰）准确对位缝合皮肤黏膜。②唇部的贯通伤有时内口大、外口小，通道内有时还可存留牙碎片。清创时应先缝合黏膜，然后再冲洗，最后缝合皮肤，以减少感染机会。③唇部损伤缺损大者，切忌强行拉拢缝合，以免引起开口受限。

如条件许可，应立即用唇周围组织瓣转移修复，遗留的小口畸形或缺损留待后期整复。

4.腭部损伤

多见于儿童，也可见于成人。①腭部损伤如无组织缺损，清创后应立即对位缝合，较小的损伤也可不缝合；②腭部损伤如有组织缺损而致口鼻腔相通，不能直接缝合时，应转移邻近黏骨膜瓣以关闭穿通口。

5.舌部损伤

①舌部创口有组织缺损时，缝合时应最大限度地保持舌的纵形长度，以免功能障碍；②舌腹部的创面，在清创缝合时应避免与口底和牙龈粘连，应先缝合舌组织，其余创面可视情况进行转瓣或游离植皮以关闭创面；③舌组织较脆，缝合时应采用大针粗线，进针点应距离创缘至少 5mm 以上，并多带深层组织和做褥式缝合。

6.眉、睑部损伤

眉损伤在清创后应及时做准确对位缝合，避免出现眉毛的断裂和上下错位畸形。睑部的损伤在清创缝合时应尽量保持上睑的垂直长度，如有组织缺损，应在无感染的情况下立即进行全厚皮片移植术，避免日后睑外翻畸形。注意当眼睑撕裂伤及睑缘时，必须准确对位、妥善缝合，以免睑缘内翻或外翻畸形。

7.腮腺及腮腺导管损伤

清创时应将损伤的腺泡缝扎，并缝合腮腺咬肌筋膜，严密缝合皮下组织和皮肤，局部加压包扎。腮腺导管损伤时，应及时找出两断端，经腮腺导管开口插入细的腰穿管，然后吻合导管断端及周围组织。腰穿管固定于口腔黏膜上，防止脱出，保持10天左右，待断端愈合后抽出。如有导管缺损而吻合困难时，可就近取一段静脉行导管再造术，或将导管的腺体侧断端结扎，配合腮腺区加压包扎，使用药物抑制腺体分泌，使腮腺萎缩而达到治疗目的。

8.面神经损伤

颜面部开放性损伤应检查面神经功能，发现面瘫体征，清创时应探查面神经分支，如发现神经断裂而无神经缺损时，应在适当减张处理后行神经吻合术；如有神经缺损或神经端端吻合仍有张力时，可就近切取耳大神经作神经移植术，以免贻误治疗时机，造成晚期修复困难。神经吻合和神经移植术的要点是无张力缝合和准确对位。

三、口腔颌面部火器伤

口腔颌面部火器伤是由于子弹、弹片、铁砂或其他碎片高速穿透组织造成的严重损伤，牙和颌骨可作为"二次弹片"而加重损伤程度，常见粉碎性骨折和骨缺损。此类创伤的伤口多样，形状各异，伤道复杂，非贯通伤多见，并常有异物存留，容易损伤面颈部的知名血管，造成严重出血，清创时还易发生继发性大出血。伤口感染也较其他损伤严重。对贯通伤可以从伤口入出口判断致伤性质，一般高能、高速小弹片致伤时入口大于出口，低能、低速的致伤物则入口小于出口。

在高科技战争中，由于大量使用远程高精度制导武器攻击军事目标，对平民的伤害主要为爆炸伤；恐怖袭击主要以平民为目标，所谓"市民伤"已成为现代战争的一个特点。因此，各级医院应当重视火器伤的诊治。

治疗：口腔颌面部火器伤由于致伤因素复杂，伤道周围又分为坏死区、挫伤区和震荡区，坏死区和挫伤区不易区分，因此处理比较特殊。清创时切除坏死组织一般不超过 5mm，这与普通创伤和其他部位伤的处理是不同的，清创时要敞开创面，清除异物，彻底止血，充分引流，尽早使用抗生素控制感染。伤后 2～3 天如无感染征象，进一步清创后可做初期缝合。对于严重肿胀或因大量组织缺损而难以做到初期缝合的伤口，可用定向减张缝合以缩小创面。对于有骨膜相连的骨折片，应尽量保留，在延期缝合时做妥善固定。对深部非贯通伤，缝合后必须做引流。如有创面裸露，则用抗生素溶液湿敷，待新鲜肉芽组织形成后尽早用皮瓣技术修复。

第三节　牙和牙槽骨损伤

牙和牙槽骨损伤，在颌面部损伤中较为常见，尤其是上下颌前牙位于牙弓前部，损伤机会更多。

一、牙挫伤

由于直接或间接外力撞击所致，其主要特点是牙周膜和牙髓受损而产生充血、水肿。临床表现为受伤牙松动、疼痛、伸长，有牙周膜炎甚至牙髓炎的表现。若牙龈同时受伤，则可伴发出血，局部肿胀。

治疗：对牙周膜损伤的牙，应做简单的结扎固定，并防止早接触。如牙髓受损，应做牙髓或根管治疗。

二、牙脱位

在较大的暴力撞击下，可使牙部分或完全脱位，由于牙周膜撕裂，甚至从根尖孔进入牙髓的神经血管束也撕裂，临床上出现牙松动、倾斜、伸长和疼痛，妨碍咀嚼。牙完全脱位，则牙脱离牙槽窝，或仅有软组织相连，常同时伴有牙龈撕裂和牙槽骨骨折。

治疗：如部分脱位，应使牙恢复到正常位置，并结扎固定 3 周左右。如牙完全脱位时间不长，应尽快按牙再植的程序，严格消毒，将脱位的牙植入原位，并与邻牙一起结扎固定 3 周左右，再植后要降低咬合，防止创伤。

三、牙折

牙折可分为冠折、根折及冠根联合折。根据不同的牙折，处理方法也有差异。

（一）冠折

牙冠轻微折损而无刺激症状，可不做特殊处理。如折缘尖锐，应磨至圆钝；如牙髓有明显的刺激症状，并影响形态和功能，应视其情况做牙冠修复；如冠折已穿通牙髓，应尽早进行牙髓或根管治疗，再进行牙冠修复。

（二）根折

近牙颈部的根折，应尽快进行根管治疗后，行桩冠修复；根中部的折断应拔除；根尖 1/3 折断、牙松动，应及时做结扎固定，并做根管治疗。

（三）冠根联合牙折

冠根联合斜折者，如有条件可行牙髓或根管治疗，然后用金属牙冠恢复功能。

（四）乳牙损伤

对乳牙损伤的处理有其特殊性。乳牙的保留对恒牙萌出和颌面部的发育有重要作用，因此，应视具体情况尽量设法保留受伤的乳牙。对于 4 岁以上的患儿，应作缺隙保持器，以防止邻牙向近中移动致恒牙萌出障碍或错位。

第四节　颌骨骨折

颌骨骨折有一般骨折的共性，但由于颌骨解剖生理上的特点，使颌骨骨折的临床表现及处理原则具有特殊性。

一、上颌骨骨折(fractures of the maxilla)

（一）临床分类

Le Fort 根据骨折的好发部位将上颌骨骨折分为Ⅰ、Ⅱ、Ⅲ型。

1.LeFortⅠ型骨折

又称低位或水平骨折。典型的骨折线从梨状孔外下缘，经根尖下，过颧牙槽嵴，至上颌结节上方，水平地向后延伸至两侧上颌骨翼上颌缝附近。两侧骨折线可以不在同一平面。来自前方的暴力，可使硬腭中缝裂开。

2.Le FortⅡ型骨折

又称中位或锥形骨折。骨折线经过鼻骨、泪骨、眶底、颧颌缝区达上颌骨翼上颌缝处。

3.Le FortⅢ型骨折

又称高位或颅面分离骨折。骨折线经过鼻骨、泪骨、眶内、下、外壁，颧额缝，颧颞缝，向后下止于上颌骨翼上颌缝，造成完全性颅与面骨的分离。

（二）临床表现与诊断

1.骨折段移位和咬合错乱

上颌骨骨折段的移位主要是受暴力的大小和方向以及上颌骨本身重量的影响，无论上颌骨为哪型骨折，常同时伴有翼突骨折。由于翼内肌的牵引，使上颌骨的后分下移，而出现后牙早接触，前牙开𬌗。软腭也随之移位接近舌根，使口咽腔缩小时，可影响吞咽和呼吸。触诊时，上颌骨可出现异常动度。暴力来自侧方或挤压时，可发生上颌骨向内上方或外上方的嵌顿性错位，局部塌陷，咬合错乱。这种错位触诊时动度可不明显。在高位颅面分离的伤员，可见面部中段明显增长，同时由于眶底下陷，还可出现复视。

2.眶区淤血

由于眼睑周围组织疏松，上颌骨骨折时眶周容易水肿，皮下淤血、青紫，呈蓝紫色，成为典型的"眼镜"症状。球结膜下也可出现瘀斑。如发现鼻腔及外耳道出血，呈淡红色血水，应考虑发生脑脊液鼻漏或耳漏，使筛板骨折或合并颅前窝骨折的体征。

3.影像学检查

除上述临床表现外，在条件允许的情况下，应拍摄鼻颏位或头颅后前位及侧位 X 线片，必要时再拍摄 CT 片，以明确骨折的类型及骨折段移位情况，同时了解有无邻近骨骼的损伤。注意对合并有严重颅脑损伤的伤员，仅做一般的平片检查，切忌过多搬动而使伤情加重，待伤情平稳后再作进一步检查。

二、下颌骨骨折（fractures of mandibular angle）

（一）下颌骨骨折好发部位

1.正中联合

胚胎发育时两侧下颌突连接处，并处于面部突出部位。

2.颏孔区

位于下颌牙弓弯曲部。

3.下颌角

下颌骨体和下颌支交界处。

4.髁突

此处较细弱，无论直接暴力或间接暴力均可在此处产生骨折。

（二）临床表现与诊断

1.骨折段移位

下颌骨有强大的咀嚼肌群附着，如咬肌、翼内肌、翼外肌、颞肌、下颌舌骨肌、颏舌骨肌和二腹肌等。这些肌肉担负着上提和下降的运动，即开闭口功能。下颌骨骨折后，肌肉的牵拉是骨折段移位的主要因素。

（1）颏部正中骨折：骨折线可为单一的，也可为多骨折线和粉碎性骨折。单发的正中骨折，由于骨折线两侧的牵引力基本相等，常无明显错位；如为双发骨折线，正中骨折段由于颏舌肌和颏舌骨肌的牵拉，骨折片可向下后移位；如为粉碎性骨折，或有骨质缺损，两侧骨折段由于下颌舌骨肌的牵拉而向中线移位。注意后两种骨折都可使舌后坠而引起呼吸困难，甚至有窒息的危险。

（2）颏孔区骨折：单侧颏孔区骨折，骨折线多为垂直，将下颌骨分为长短不同的两个骨折段，短骨折段上附着有一侧的全部升颌肌（咬肌、翼内肌、颞肌），主要牵拉力使短骨折段向上、向内移位。长骨折段与健侧下颌骨保持连续，有双侧降颌肌群的牵拉，向下、向后移位并稍偏向患侧，同时又以健侧关节为支点，稍向内旋而使前牙出现开𬌗。

（3）下颌角部骨折：下颌角部骨折后也将下颌骨分为长骨折段和短骨折段。如骨折线位于咬肌和翼内肌附着之内，骨折片可不发生移位；若骨折线在这些肌群附着之前，则短骨折段向上移位，长骨折段因降颌肌群的牵拉，向下、后移位，与颏孔区骨折情况相似。

（4）髁突骨折：髁突骨折在下颌骨骨折中所占比例较高，约为17%～36%。一侧髁突骨折时，耳前区有明显的疼痛，局部肿胀、压痛。以手指伸入外耳道或在髁突部触诊，如张口时髁突运动消失，可能有骨折段移位。低位骨折时，由于翼外肌的牵拉，髁突向前内移位；严重者髁突可从关节窝脱位，向上进入颅中窝。双侧低位骨折时，两侧髁突均被翼外肌拉向前内方，双侧下颌支被拉向上方，可出现后牙早接触，前牙开𬌗。

2.出血与血肿

由于牙龈紧紧附着于牙槽骨上，其弹性和移动性差，因此，绝大多数的下颌骨骨折都会撕裂牙龈和附着的黏膜，成为开放性骨折，常累及牙槽骨，因此，局部出血和肿胀，同时也可撕裂下牙槽动、静脉，血液流向疏松的口底组织，形成血肿；严重者可使舌上抬，并使舌后坠，发生呼吸道梗阻。下牙槽神经也可断裂或受压，致使患侧下唇麻木。

3.功能障碍

咬合紊乱、开口受限、局部出血水肿、疼痛等，致使咀嚼、呼吸、吞咽、言语等功能障碍。严重的颏部粉碎性骨折可发生呼吸窘迫和呼吸道梗阻，必须引起足够的重视。

4.骨折段的异常活动

绝大多数伤员可出现骨折段的异常活动，但在少数伤员无明显移位时，可无明显活动。医师可用双手握住可疑骨折处两侧骨折段，轻轻向相反方向用力，可感觉到骨摩擦音和骨折段活动。

5.影像学检查

常拍摄下颌骨侧位片、后前位片和下颌骨全景片。髁突骨折的伤员应加拍颞下颌关节 X 线片，必要时拍摄颞下颌关节断层片和 CT 片，从而明确骨折类型、范围和性质以及有无邻近骨骼的损伤。

下颌骨骨折诊断并不困难，但应注意骨折后的一些并发症，如髁突受到严重创伤，可同时伴有颞骨骨板的损伤，致使此区肿胀明显，外耳道流血；如合并颅中窝骨折时，可出现脑脊液耳漏，应注意鉴别。

三、颌骨骨折的治疗原则

颌骨骨折的治疗原则是尽早复位和固定，恢复正常咬合和面型的对称和匀称，同时使用防止感染、镇痛、合理营养、增强全身抵抗力等方法，为骨折的愈合创造良好条件。必须密切注意有无全身其他部位合并症的发生，一定要在全身情况稳定后再进行局部处理。

(一)颌骨骨折的复位固定

颌骨骨折的正确复位是固定的前提。上颌骨血供丰富，骨折愈合快，骨折的复位固定应争取在 2 周内进行，下颌骨应争取在 3 周内复位固定，否则易发生错位愈合，影响疗效。

1.复位和外固定

(1)牙间结扎固定法：此法操作简单，特别适用于伤情较重同时伴有骨折严重出血的伤员，复位后可达到止血效果，减轻骨断端的异常活动和疼痛，避免血肿形成。方法是将骨折线两端的一对或两对牙分别用结扎丝拴接在牙颈部，然后用手法将骨折处复位，再将骨折线前后的结扎丝末端分别结扎在一起。也可以利用牙间的结扎丝做颌间固定，方法是选择上下颌相对的几组单个牙分别结扎复位后，再将上下相对牙的结扎丝扭结在一起，必要时也可交叉结扎固定。

(2)单颌牙弓夹板固定法：利用骨折段上的牙与颌骨上其余的稳固牙，借成品金属夹板将复位后的骨折段固定在正常的解剖位置上。此法最适用于牙折和牙槽突骨折，有时适用于移位不明显的下颌骨线形骨折和简单的上颌骨下份的非横断骨折。

(3)颌间固定法：颌间固定是以未骨折的颌骨作为基础来固定骨折的颌骨，使咬合关系恢复正常，也是目前最常用的颌骨骨折外固定方法之一。本法适应证广，既适用于单纯下颌骨骨折、单纯上颌骨骨折，也适用于上下颌骨联合骨折和骨折段成角小于 30°的髁突颈部骨折。固定时间上颌骨一般为 3~4 周，下颌骨为 6~8 周。

颌间固定有以下几种常用方法：

1)小环结扎法(又称8字结扎法)：以每两个相邻牙作为一个单位，采用金属结扎丝进行颌间固定。此法适用于新鲜、容易复位的骨折。

2)带钩牙弓夹板颌间弹性牵引固定法：使用成品金属牙弓夹板，用金属结扎丝将其分别拴接在上下颌牙上，再利用颌间弹性牵引固定，橡皮圈套在上下颌夹板的挂钩上，做弹性牵引复位和固定。注意牵引的方向应与骨折段移位的方向相反，并在牵引复位的过程中，随时根据咬合关系的恢复情况，调整橡皮圈的牵引力和方向。此种固定方法简便易行，对恢复咬合关系最为准确和稳固，而且适用于已发生纤维愈合、难以手法复位的颌骨骨折，此时可将带钩夹板在骨折错位处剪断，进行分段牙列牵引复位。这种方法也是坚固内固定的辅助固定方法。

此种方法的缺点是不宜使用在昏迷的伤员，在牵引过程中不易保持口腔卫生，容易继发龋病。

3)正畸用带钩托槽颌间固定：利用现代正畸固定矫治器做颌间牵引和固定，适用于有牙列的简单骨折固定。

4)颌间牵引钉：这是新型的颌间结扎方法，将自攻钛螺钉分别打入上、下颌骨的牙槽骨中，一般上下颌各为3个，然后用金属丝或橡皮圈将上下颌骨固定在一起，其作用点在颌骨上，而不是作用在牙上，使用简单方便。常作为术中的临时复位固定用。

2.手术复位和内固定

手术复位和内固定是在骨折线区切开组织、显露骨折断端，然后复位并固定骨折的方法，手术复位内固定由于快捷准确，效果可靠，是目前临床使用最广泛的技术。

(1)切开复位和骨间结扎固定法：在骨断端的两侧钻孔，用金属结扎丝穿过骨孔做交叉固定。由于金属丝有弹性和延展性，骨间固定稳定性较差，还需要用颌间固定或颌间弹性牵引做辅助固定。现该法的使用已逐渐减少。

(2)切开复位和坚固内固定法：从20世纪70年代开始发展的坚固内固定技术，主要目的是为解决伤员早期开口功能训练和克服颌间固定给伤员带来的诸多不便。由于采用金属接骨板和螺钉，对骨折固定的更牢固、有效，但亦对术中骨折复位的精确度要求更高，否则容易发生术后干扰。为达此目的，一般多在术前或术中施行颌间弹性牵引以确立最佳咬合关系，术中做骨折的解剖复位固定，术后数天内即可拆除颌间牵引装置，避免了以往由于长期颌间结扎的弊病。

上颌骨骨折多采用微型钛接骨板(microplate，厚度0.4~0.6mm)和螺钉固定，下颌骨骨折一般采用小型钛接骨板(miniplate，厚度1.0mm)和螺钉固定。由于对颌骨骨折固定生物力学的深入研究，器材设备的不断改进，应用技术更为简化和方便，目前绝大多数线形下颌骨骨折均可通过口内切口显露与固定，对面中部的复杂骨折则可通过头皮冠状切口显露和直接复位固定，同时不增加面部的瘢痕。

(二)髁突骨折(condylar fracture)的治疗原则

对于髁突骨折，无论骨折部位在关节囊内还是在髁突颈部，分为非手术的闭合性复位固定和手术切开复位固定两种方式。闭合性复位固定方法包括颌间牵引和固定，适用于成人单侧髁突颈部骨折且成角小于30°以及髁突囊内骨折等情况。固定时间约2~3周。当髁突颈部骨折成角大于45°、髁突头有移位或脱位、下颌升支高度降低引起开殆、陈旧性髁突骨折等情况下，可采用手术切开复位和坚固内固定或拉力螺钉固定。如髁突粉碎骨折复位困难并伴有功能障碍时，可行髁突摘除术。

（三）儿童颌骨骨折的治疗原则

（1）尽早复位：儿童期为生长发育旺盛期，组织损伤后愈合快，复位时间一般不超过1周，固定时间也因此缩短。

（2）咬合关系的恢复可不必像成人那样严格，因儿童期恒牙尚未完全萌出，随着恒牙的逐渐萌出，咬合关系可以自行调整。

（3）对儿童期骨折尽可能采用保守治疗，如牙面贴钩颌间牵引、颅颌弹性绷带是常见的固定方法。对于必须做切开复位的患儿，术中应尽量避免损伤恒牙胚。

（4）儿童期髁突骨折一般采用保守治疗，可采用开口板，效果良好。临床上一旦发现患者出现颞下颌关节强直的体征，可以采用切开复位和固定方法，以免严重影响儿童的下颌骨发育。

第五节　颧骨、颧弓骨折

颧骨、颧弓是面中部两侧较为突出的骨性支架，易遭受直接暴力的打击而发生骨折。颧弓细长而呈弓状，颧骨结实而宽大，两者相比，颧弓骨折（zygomatic arch fractures）尤为多见。

（一）临床特点和诊断

1.骨折移位

颧弓骨折段由于打击力的方向而向内移位，也可因咬肌的牵拉而向下移位，局部呈现塌陷畸形。但在受伤数小时后，由于局部反应性肿胀，塌陷畸形变得不明显，此时容易造成漏诊。颧骨的骨折移位可造成面侧方塌陷或增宽。

2.开口受限

明显内陷的颧弓骨折段可以压迫颞肌并阻碍下颌支冠突的运动，造成开口受限。内陷不明显的骨折，则可出现轻微开口受限或无开口受限症状。

3.复视

颧弓构成眶外侧壁和眶下缘的大部分，颧骨骨折移位后，眼内肌和外侧韧带也随之移位，或受骨折片的挤压，眼球失去支持而发生移位性复视。一般移位2mm以内者可以自行调整恢复，但重者可形成持久性复视。

4.出血和淤血

颧骨眶壁损伤后局部的出血可浸润到眶周皮下、眼睑和结膜下，导致眶周围组织形成明显青紫色瘀斑。如骨折伴有上颌窦黏膜破裂出血，可伴有患侧鼻腔的出血。

5.神经症状

如伤及眶下神经，可出现眶下区皮肤麻木。如面神经颧支受损，可出现患侧眼睑闭合不全。

6.影像学检查

常采用鼻颏位、铁氏位和颧弓切线位X线片检查，必要时加拍CT片，以明确骨折的部位和移位的方向，判断骨折与眼眶、上颌窦及眶下孔的关系。

根据临床特点及影像学检查，诊断并不困难。值得指出的是，由于颧骨骨折多与邻骨骨折同时发生，包括上颌骨、颞骨颧突、额骨颧突和蝶骨，又常称为颧骨复合体骨折。

(二)治疗原则

凡有开口受限、影响功能的伤员，均应进行复位；对塌陷畸形严重者，尽管没有功能障碍，也应复位。无开口受限或者畸形不明显者，可做保守治疗。

以下简要介绍几种颧骨、颧弓骨折的复位方法：

1.口内切开复位法

在上颌尖牙至第一磨牙前庭沟黏膜移行处作切口，切开黏骨膜，沿颧牙槽嵴向后上方暴露颧骨体下份的骨折端，并可延伸到颧弓下方，然后用骨膜分离器向上外侧翘起移位的骨折段使之复位，用微型钛接骨板在颧牙槽嵴处固定，最后缝合伤口。

2.面部小切口切开复位法

在颧额缝和颧颞缝转折处作局部小切口，注意避开面神经颞支，切开皮肤、皮下组织，直达颧骨、颧弓后上缘，然后用一钩状器械，将骨折段拉回或撬回原位，在颧额缝、颧弓骨折处用微型接骨板做固定。

3.颞部切开复位法

在患侧颞部发际内作长约2cm的切口，切开皮肤、皮下组织及颞筋膜，显露颞肌，再从颞肌与颞筋膜之间深入骨膜分离器之颧弓和颧骨下方，利用杠杆原理将移位的骨折段复位。

需要指出的是，对颧骨骨折只作一个部位的固定，固定力显然是不够的，可结合眶下或睑缘下切口、眉弓切口，至少做到三处内固定，才能使骨折稳定。

4.巾钳牵拉法

局麻下，用巾钳刺入皮肤，钳住下陷的颧弓，由后向外上牵拉复位。方法简单易行。不需作切口，适用于单纯颧弓骨折。

5.冠状切口切开复位内固定

对复杂的颧骨复合体骨折，颧骨由于四个突起的断裂、移位，复位后不容易稳定，需要足够的显露才能充分复位和固定，因此，可采用半侧冠状切口入路外加口内前庭沟入路，或者加用睑缘下入路，充分显露颧额缝、颧颌缝、颧弓和眶下缘区的骨折线，在直视下进行骨折复位和接骨板内固定。冠状切口隐蔽，面部不留瘢痕，是目前常用的手术入路。

第六节 鼻骨骨折

由于位置突出且易碎，故鼻骨成为最常发生骨折的诸骨之一。如不治疗或治疗效果欠佳，将形成明显的畸形，并有可能影响呼吸功能，使正常的呼吸生理改变，进而引起一系列后果，如鼻气道阻塞、打鼾、鼻窦炎、咽部感染的发生率增高等。儿童期的鼻骨骨折如治疗不当，可引起生长发育障碍，如鼻的生长发育迟延或异常，也影响面中部骨骼和牙齿的排列。

一、应用解剖

鼻部皮肤的血运非常丰富，故鼻外伤时，常有明显出血及血肿形成，并有明显瘀斑。由于鼻上部的皮肤薄而有活动性，周围的皮肤，如眼睑及颊部亦疏松，故出血可向此处扩展，形成眼下瘀斑。

相反，鼻下部皮肤厚而富于皮脂腺，紧密附着于其下方的软骨，故此部外伤能引起皮肤的收缩而使鼻孔边缘产生切迹。

鼻的支架，在上部为骨构成，硬；下部为软骨构成，有弹性。鼻背诸骨为成对的鼻骨、额骨的鼻突和上颌骨的额突。上颌骨的额突由上颌体向上内突出，与鼻骨相接，在打击来自侧方时常被累及。两侧鼻骨在中线相接，其后有额骨的鼻突支持，其外侧有上颌骨的额突支持。鼻骨的上部厚而窄，下部薄而宽。此部位骨折常是强力打击的结果，使全部鼻筛区遭受损伤，而骨折多为粉碎性并向后嵌入。

上外侧软骨成对，紧密附着于鼻骨，形成外鼻中1/3的支架；在中线，紧附于鼻中隔。下外侧软骨（鼻翼软骨）亦成对，有一外脚和一内脚。内脚支持并形成鼻小柱的支架，内外脚形成鼻孔的外形。这些软骨有弹性，钝性的打击多不能使其折断。但由于其附着于鼻中隔及骨性的鼻背，故在骨折时多发生移位。鼻骨及中隔复位后，亦随之复位。

鼻中隔的后部为骨性，不活动；前部及尾部为软骨，有一定活动性。鼻中隔的骨性部分为四部构成，筛骨的垂直板构成上后部，非常薄，易裂开；犁骨构成下后部，上方与筛骨及中隔软骨相接；腭骨的鼻嵴和上颌骨的鼻嵴，构成中隔的最下部分。

鼻中隔的前部为中隔软骨，后与筛骨垂直板及犁骨相接，下位于上颌骨鼻嵴之沟中，前为游离缘，接于膜性软骨。中隔与上颌鼻嵴相接处易破裂或脱位。

二、分类

鼻部损伤的类型主要决定于外力的方向和大小。一般而论，鼻骨抵抗正前方力量的抗力较强，对侧方力量的抗力较弱。

在成人，多数引起鼻骨骨折的力量来自侧方。中等力量的一次打击，引起一侧鼻骨骨折，如图7-1所示，这种骨折多累及上颌骨额突。更强的力量则可引起鼻骨和上颌骨额突同时折断。骨折片向外侧移位，鼻中隔亦向外侧移位。鼻骨多在其厚部与薄部交界处折断（图7-2）。

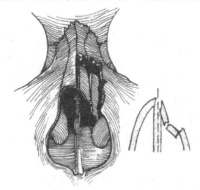 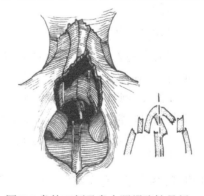

图7-1　鼻的一侧塌陷性骨折　　　　　图7-2 鼻的双侧及鼻中隔塌陷性骨折

鼻骨骨折时，鼻中隔亦发生移位。中隔单纯性脱位时，中隔软骨与上颌嵴分离，在鼻腔中形成一个中隔突出物，这种脱位常伴有鼻尖变宽。在致使中隔软骨弯曲的力量超过其负荷能力时，软骨发生骨折。垂直骨折发生于不同部位，但多在软骨薄与厚的交界部。垂直骨折使中隔前部成角形突出，尾部脱位。中隔软骨的水平骨折也可发生。较严重的外伤可引起垂直及水平骨折同时发生(图7-3)。发生中隔软骨骨折时，中隔之骨折片可重叠而使中隔变厚，因而鼻变低，鼻小柱退缩。

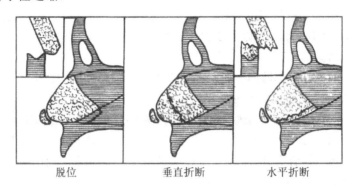

脱位　　　　　　　垂直折断　　　　　　水平折断

图 7-3　鼻中隔软骨的脱位及骨折

从前向后的力量引起的骨折较少见。这种力量使中隔软骨向后抵于筛骨垂直板(常亦折断)，软骨向后套入并重叠于骨上。

中等力量可使鼻骨下部折断，而较厚的上部不被累及。更大的前后方向力量使鼻从额脱离，骨折多为粉碎性，向后移位。

儿童期发生的鼻骨骨折与成人有差别。由侧方而来的打击可以引起一侧或两侧鼻骨的塌陷性骨折。来自前方的力量则引起"翻书样骨折"，指鼻骨及中隔骨折并塌陷，就像一本书被翻开一样。发生这种骨折的原因可能是鼻骨在儿童期尚未在中线融合。临床上则可见鼻梁扁平，上外侧软骨也可与鼻骨脱离，因两者的结合在儿童期很疏松之故。即使在严重的外伤时，这种骨折也常被忽略，直到产生发育障碍成为畸形时方被觉察。

三、诊断

首先了解受伤的原因，力量的方向和大小。询问每侧鼻孔有无堵塞，与伤前进行比较。比较受伤前后鼻的外形，可与伤者随身携带的证件上的照片比较。从儿童获得伤史是困难的。如果儿童有鼻部遭受外伤的历史，有鼻出血症状或有畸形的表现，则应认为有鼻骨骨折存在。如儿童不能经鼻呼吸，更应警惕，要怀疑中隔血肿是否存在，存在时，必须处理。

鼻骨骨折时，常有鼻出血、肿胀、眶周瘀斑、鼻背压痛、鼻骨骨轧音。鼻畸形和鼻塞亦常见。后者常因骨或软骨移位、水肿，血凝块，中隔血肿，外鼻血肿，黏膜及鼻甲肿胀等引起。

仔细观察鼻部，有无偏斜、扁平。触诊有无异常活动及骨轧音，但需注意，如骨折片嵌塞时，这些体征不存在。如鼻根部塌陷，应彻底检查有无鼻筛骨骨折。疑有鼻筛骨骨折者，要判断内眦距离有无增加，鼻泪管系统有无损伤，并应检查有无脑脊液鼻漏。检查鼻腔内黏膜有无撕裂、有无瘀斑，中隔有无血肿或从鼻底脱位。

X 线检查对诊断有助，必须进行。

四、治疗

对鼻骨骨折的治疗目的，是恢复正常功能和外观。无移位的骨折对症治疗即可，加上对鼻部的保护。有移位者应复位。治疗的时间最好是在伤后2～3小时内，此时，水肿、血肿和阻塞等尚未发生。如已超过此时限，有明显肿胀，在成人，可以在7～10日内治疗；在儿童，以在5～7日内为宜，此时，早期的纤维化尚未形成。

仅有鼻骨骨折时，闭合整复即可。如有鼻中隔损伤，常需开放整复中隔加上闭合整复鼻骨。闭合整复可用表面麻醉（4%可卡因，最大量为200mg）及局部麻醉（1%利多卡因，加肾上腺素，成1：10000。溶液，用量不超过30mL），注射于鼻背及前鼻棘皮下及中隔黏膜下；表面麻醉用于鼻黏膜，可用2%丁卡因代替可卡因。

如为一侧的鼻骨塌陷性骨折，用一钝头的器械，伸入至鼻骨下方，抬起鼻骨，以手指在鼻背处协助复位。注意器械勿放入过深，如伸至额骨下方，则不但不能复位，反可导致黏膜损伤。任何钝头器械皆可利用，例如：用骨膜分离器绕以油纱布。双侧鼻骨骨折时，可用血管钳绕以油纱布，伸入两侧鼻内（图7-4）。

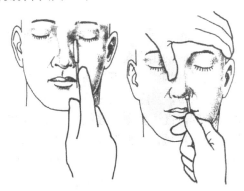

图 7-4　鼻骨骨折复位法

当鼻骨骨折的复位因故迟延而不能用闭合整复法复位或同时有鼻中隔折断时，需采用开放整复法。沿鼻孔上及外侧缘，稍偏黏膜侧，切开皮肤；需整复鼻中隔时，再沿中线切开鼻小柱。将皮肤从上外侧与软骨分离，再以骨膜分离器将皮肤及骨膜从鼻骨上掀起。用骨刀分开骨折处，使骨折片游离后将其复位。中隔折断时，可通过鼻小柱切口及一侧鼻缘切口将黏软骨膜从中隔掀起，将骨折片游离并复位。骨折片不能游离时，可将骨折线再切开，使之游离。

复位并缝合创口后，鼻内可填塞油纱条或碘仿纱条2～3日，协助固定。鼻外盖纱布或用印模膏做成鼻外形印模，下垫纱布，以协助固定。

儿童期鼻骨骨折的处理原则与成人相同，但应注意：①儿童的鼻骨骨折愈合迅速，应在伤后2～4日内处理；②为复位准确，多需用全身麻醉；③过多的创伤会损害生长中心，故在开放复位时，操作应尽可能轻柔，力求减少创伤。

术后感染少见，但如有中隔血肿而未发现，可导致感染发生。感染的后果严重，应力求预防。如发生中隔血肿，应及时切开引流，并在中隔两侧填塞加压，注意检查是否复发。

第八章　牙-颌-面畸形的正颌外科矫治

第一节　常用的正颌外科手术

一、Le Fort I 型截骨术及分段 Le Fort I 型截骨术(折断降下技术)

(一)适应证

截骨线在 Le Fort I 型骨折部位，使包括腭板在内的上颌骨牙槽突完全与上方骨质离断，充分向下移动，称折断降下(downfracture)。并可从鼻腔面及上颌窦面根据需要将上颌骨再分成数段，以与下颌牙齿建立良好的𬌗关系。彻底去除影响移动的骨干扰，游离的上颌骨可向上、下、前、后及左右侧方移动，因而有广泛的适应证。可矫正面中 1/3 垂直方向或前后方向的过长、不足或两侧不对称。分段 Le Fort I 型截骨术更可矫正上颌牙弓过宽、过窄或开𬌗畸形。

(二)手术操作

手术在经鼻气管插管，全身麻醉下进行；手术区域以 0.5%利多卡因含 1：10 万肾上腺素行局部浸润，以减少软组织切口时的出血量。

在两侧第一磨牙远中之间的前庭沟水平切开黏骨膜，切口不宜过低，以利于伤口缝合及愈合。沿骨膜下分离切口上方组织瓣，暴露上颌窦前壁、梨状孔及颧牙槽嵴。在此嵴后方沿上颌窦后壁骨面隧道式剥离黏骨膜，直达翼上颌连接。自鼻腔侧壁、鼻底及鼻中隔上剥离鼻腔黏骨膜，注意保持其完整，如有穿破，折断降下上颌骨后立即缝合。

在梨状孔边缘及颧牙槽嵴处的骨面上用钻做垂直参考线，用以核对上颌骨前后方向移动的距离。在根尖上 3～5mm 做水平骨切口。可先用钻做数点标志，再用摇摆锯、来复锯或钻完成。颧牙槽嵴后方的骨切口可用来复锯或薄凿完成。如需向上移动上颌骨，需做两个水平骨切口，其间去骨量为上移距离。上颌窦内壁的切口需与外壁切口保持一致，常用凿完成，操作时在骨壁与鼻腔黏骨膜间插入一分离器，以保护黏骨膜不受损伤。鼻腔侧壁的后份有翼腭管通过，手术时应尽量避免损伤管内的腭降动脉。

截断鼻中隔与腭板鼻嵴的连接后，用特制的弯凿截断水平骨切口以下的翼上颌连接。此时，术者另一手的示指需触摸相对的腭黏膜，掌握凿子的进度，以保证腭黏膜完整。凿子必须放在翼上颌连接的下份，不得损伤上颌动脉及其重要分支，否则可能导致致命的出血。截开上颌骨各处连接后，可用手指的压力将上颌骨折断下降，也可用上颌把持钳将其最后离断，并使之充分活动。去除干扰移动的骨质。如上移上颌骨，需切除一部分鼻中隔甚至切除部分下鼻甲，以保证术后不发生鼻中隔偏曲以及保证呼吸通畅。如需分段移动上颌骨，则从上颌骨的鼻侧面将骨段截开，必须保持腭侧软组织蒂完整无损。进行牙根间截骨剥离唇颊侧牙龈时，注意保持其完整性，并注意牙根走向，勿损伤切口两侧的牙齿。

将上下颌进入咬合导板并行颌间结扎，即可按设计方案移动上颌骨，此时用手指轻轻加力，上颌即可保持在新的位置上。如有阻力必须解除，充分地游离移动的上颌骨段是保证术后稳定性的关键之一。然后进行骨内固定。以往采用骨内不锈钢丝及悬吊钢丝固定，但难以达到三维稳定。近年坚固内固定(internal rigid fixation)技术广泛应用于正颌外科，采用微型钛板及螺钉固定移动后的上颌骨。按照上颌骨的生物力学特点，微型钛板放置于两侧梨状孔边缘及颧牙槽嵴处。如为分段截骨，每个骨段至少需有一个钛板固定。截骨线两侧钛板至少各含两枚螺钉。弯制的钛板必须与移动后骨段完全贴合。坚固内固定稳妥可靠，可有效地控制复发，减少颌间固定时间，方便患者生活。但坚固内固定后的骨段很难再移动，操作需严格、准确，保证良好的𬌗关系。仔细检查确认无活泼出血后，缝合软组织创口。

（三）并发症及其预防

1.出血

在离断翼上颌连接时如操作不当，可损伤上颌动脉或其主要分支(如蝶腭动脉)而造成严重出血。翼上颌连接的平均高度是14.6mm，在翼上颌裂处，翼上颌连接的下缘距上颌动脉为25mm。将离断翼上颌连接的宽度设计为15mm在临床上是安全而实用的。如果需要进行高位的Le Fort I型截骨，而患者翼上颌连接较长，可在颧牙槽嵴处形成一台阶以降低上颌后壁的水平切口。截开时弯凿勿向上，以免损伤血管。必须先截断其他骨壁，最后离断翼上颌连接。万一严重出血，应快速离断两侧翼上颌连接，折断降下上颌骨，在明视下止血。可采用止血夹、电灼、压迫止血等方法。如果局部止血不成功，可结扎上颌动脉甚至颈外动脉。出血过多应补充血量。在折断降下上颌骨时采用控制性低压麻醉可有效地控制出血量。

2.移动的牙-骨段血供不足

行Le Fort I型截骨，移动的牙-骨段主要靠腭侧的软组织蒂供血，必须保持其完整性。在离断翼上颌连接及截开腭板时要用手指触摸腭侧黏膜，避免器械进入过深而损伤腭侧黏骨膜。前庭沟处的水平软组织切口不要越过两侧第一磨牙，其后的软组织也是一个血供来源。保持牙龈黏骨膜的连续性可增加其附近硬组织的血供，对术后牙髓组织愈合及牙周组织的健康有利。

二、下颌升支矢状劈开截骨术

（一）适应证

此术式将下颌升支矢状劈开，内侧板与下颌体相连接称为远心骨段。外侧板与髁突、喙突相连接称为近心骨段。由于远心骨段可前、后及旋转移动，能够矫正下颌前突、后缩及偏斜等各种下颌畸形；坚固内固定技术亦可简便应用，且效果肯定，因此，该手术有广泛的适应证。

（二）手术操作

手术在经鼻气管插管，全身麻醉下进行；手术区域以0.5%利多卡因含1：10万肾上腺素行局部浸润，以减少软组织切口时的出血量。

在下颌第一磨牙至第三磨牙远中前庭沟稍外侧做切口。自切口前端深切至骨面，即达外斜线处。沿其向后上切开骨膜，经升支前缘直达喙突根部。不要切开颊肌上份肌纤维，以免颊脂垫疝入术野。在相当于下颌孔稍上的水平，分离升支内侧骨膜至下颌孔后方。外侧骨膜分离仅限于磨牙区的外侧板及下缘。保留咬肌部位的骨膜附着。若剥离过广，可导致近心骨段末端坏死，延缓愈合。

在下颌孔上方用粗裂钻做内侧水平骨切口，从下颌孔后方至升支前缘，切入深度约为该处升支厚度的 1/2。应根据患者下颌 X 线片及解剖学知识确定下颌孔位置。不必解剖暴露下牙槽神经血管束，以免损伤及出血。为了顺利地将升支矢状劈为内外两片，在升支前缘稍内侧做矢状切口继而沿外斜线转向前下外，在下颌第一磨牙(后退下颌时)或第二磨牙(前移下颌时)处转为垂直切口，直达下颌下缘。先用来复锯或钻切透骨皮质，继而用薄锐的平凿逐渐劈开。器械进入的方向与外侧板平行。最后用较宽而微弯曲的骨凿劈开，并以宽刃骨刀沿其纵轴旋转，使两骨段逐渐分离。不可用力过猛以免造成骨段意外骨折。骨切口的下、后缘必须完全离断，使近、远心骨段之间充分活动。以同样步骤完成对侧下颌的操作后，将远心骨段按计划移动就位于咬合导板内，完成颌间结扎，此时下颌已经按要求，达到设计的位置。下颌后移者需切除重叠的外侧骨板。近心骨段尤其是髁突应尽量保持在原来位置。可用小型钛板越过前方截骨线(外斜线附近)作单皮质固定；也可用 3 个金属螺钉在升支下份作双皮质固定将两骨段固定在新的位置上。应避免螺钉进入时损伤下牙槽神经血管束。缝合伤口。

(三)并发症及其预防

1.出血

颊动脉出血位置表浅，可结扎或电灼止血。面后及面动脉出血常由于操作时凿子失控造成。准确细致的操作，保持器械在骨膜下进行，可避免上述损伤。准备作下颌升支内侧的水平切口剥离肌肉时亦应尽量在骨膜下进行，以免造成肌肉内出血或损伤下牙槽动脉。肌肉出血可用明胶海绵及纱条压迫止血。水平骨切口要保持在下颌孔以上，以免损伤下牙槽神经血管束。损伤而未完全断裂下牙槽动脉可造成严重出血，应结扎或将其完全离断，离断后血管收缩常可自动止血。下颌升支矢状劈开截骨术剥离的范围较广，经验不足者，往往过多地揉搓损伤软组织，造成术后广泛的组织水肿。如止血不完善，术后血肿加上组织水肿，可影响呼吸道通畅，应予重视。手术要轻柔准确，止血要充分。

2.下牙槽神经损伤

是下颌升支矢状劈开最容易发生的并发症。可因直接损伤、过分牵拉、骨段移位时的挫伤挤压、术后下颌管内水肿及不适当的固定引起。为了避免操作失误而损伤下牙槽神经，应了解下颌管的解剖结构。Bell 等的研究指出，在下颌角前外侧骨板与下颌管之间有松质骨，而在下颌角部两者之间无松质骨存在。在此区矢状劈开难于掌握其深度，容易损伤管内的下牙槽神经，应格外小心。

3.近心骨段骨折

最容易产生骨折的部位在下颌角区域。多因皮质骨截开不彻底或旋转裂开两骨段时用力过猛所致。少数病例下颌升支很薄，甚至内外侧皮质骨之间几乎没有松质骨存在，对这种病例进行下颌升支矢状劈开手术时，更应十分小心，既要截骨充分，又不可截骨过分，因为两者皆可造成下颌骨的意外骨折。

4.近心骨段移位继发颞下颌关节症状

升支矢状劈开术比垂直截骨术后髁突移位者少，但仍有发生。矢状劈开后，近心骨段需保持原来位置，然后固定。将近、远心骨段在升支后缘的劈开线前移至下颌孔与升支后缘之间，可保留一部分翼内肌附着在近心骨段上，与颞肌的牵引力相拮抗，避免近心骨段及髁突移位。

三、口内入路升支垂直截骨术

(一)适应证

此术式操作简单，损伤小，术后反应小，不容易损伤下牙槽神经血管束，适用于下颌前突的矫正。因为坚固内固定技术难以达到要求，目前较少采用。由于截骨术后近心骨段及髁突有短期的前下移位，减轻了颞下颌关节内压力，促使颞下颌关节症状缓解，因而有颞下颌关节症状的患者可选用此术式。

(二)手术操作

手术在经鼻气管插管，全身麻醉下进行；手术区域以0.5%利多卡因含1：10万肾上腺素行局部浸润，以减少软组织切口时的出血量。

软组织切口位置与升支矢状劈开术大致相同。不剥离升支内侧骨膜，只在外侧行骨膜下剥离，暴露升支外侧面，上至乙状切迹下至下颌角前。将专用的双切迹光导纤维拉钩固定于升支后缘。以长柄锄状摆动锯在相当于下颌孔以后的部位，自乙状切迹至下颌角前垂直截开。先将骨切口中份全层切开，然后向下、再向上摇摆移动，完成切口。分离近心(包含髁突的)骨段下份的软组织附着，将远心骨段后移，重叠于近心骨段的内侧。保持髁突位于关节凹内。根据需要切除一部分近心骨段下端外侧骨板，以减少重叠后的突度，并且避免近心骨段尖端缺血性坏死。以同样步骤完成对侧下颌的操作后，将远心骨段按计划移动就位于咬合导板内，完成颌间结扎，此时下颌已经按要求，达到设计的位置。缝合软组织伤口。

(三)并发症及其预防

1.髁突移位继发颞下颌关节症状

是下颌升支垂直截骨最常见的并发症，主要由于近心骨段移位引起。由于近心骨段术后重叠于远心骨段外侧，髁突与关节窝的关系势必产生某种程度的改变。加之翼外肌的张力在术后3个月内使髁突有向前下移位的趋势。轻度髁突移位经过颞下颌关节的改建，可建立新的髁突与关节窝关系。过度的髁突移位，将产生颞下颌关节症状。应在完成下颌后推以后，将髁突尽量放置于关节窝内。另一个要点是剥离近心骨段后内侧的翼内肌附着时，不要剥离过多，这样不但有助于保持髁突在关节窝内的正确位置，也可避免近心骨段末端发生缺血性坏死。

2.近心骨段骨折

如果乙状切迹暴露不充分或拉钩放置过低，可将下颌后缘误认为乙状切迹，形成错误的截骨线。改正上述两个缺点并在切割过程中不断检查截骨线走向可避免截骨线走向后缘。未完全离断近、远心骨段即用暴力凿、撬，可能发生髁突颈骨折，必须在骨段完全离断后再撬动，且不可滥用暴力。

第二节　水平截骨颏成形术

颏作为颜面重要结构之一是鼻、唇、颏关系协调的基础，是容貌美的重要标志。在生物进化的漫长历史中，生物从低级到高级，人类从类人猿到现代人，随着大脑越来越发达，咀嚼器官(主要是牙齿和颌骨)越来越退化，颜面结构特征发生了显著的变化。其中最主要的变化是前额突出，双唇后退，颏的突度和轮廓愈加明显。因此，颏的发育也是人类进化的结果。颏的发育不足常使面型呈现"鸟形脸"，颏的偏斜会使人感到整个颜面的不对称，过突过长的颏也使容貌的整体美受到破坏。

水平截骨颏成形术或作为美容外科手术，或作为正颌外科、颅面外科的辅助手术，其应用已越来越普遍，对面部美容起着"画龙点睛"的作用。

那么，什么样的颏突度、颏形态被认为是比较美的呢？就中国人的容貌结构特征而言，如果从眶耳平面作为水平标志线，过软组织鼻根点和鼻下点分别做一垂直于这条水平标志线的垂线，那么美貌青年人群中男性的颏前点靠近过软组织鼻下点的垂线。而女性则位于两条垂线之间而稍靠近过鼻根点的垂线。男性的鼻唇沟相对较女性深。如以 Rickens 设计的连接鼻尖点和颏前点的"审美平面"(esthetic plane)来评价的话，美容人群中男女性的双唇均位于该平面的后方约1～2mm，下唇较上唇相对靠前。上唇高(从鼻下点到上唇下缘距离)与下唇颏高(上唇下缘到颏下点距离)之比大约为1∶2。对称性的评价涉及颏中线是否与面中线一致、两侧颏结节左右是否对称、颏下缘的高低两边是否一致及颏旁区突度是否一致等。

一、适应证

1.颏后缩畸形

颏后缩畸形是东方人群中常见的颜面畸形。东方人属于蒙古人种，蒙古人种颜面结构的特点之一是双颌微突，颏部突度较高加索人种小。因此，颏后缩的情况比较普遍，增加颏突度的水平截骨颏成形术有非常广泛的适应者。

2.颏前突畸形

单纯的颏前突畸形在东方人群中并不多见。但在骨性下颌前突畸形患者中常伴有不同程度的颏前突，需在矫正下颏前突畸形的同时予以矫正。

3.颏过长畸形

所谓颏在垂直方向上发育较长，主要是指面下1/3中的下唇颏高与上唇高比例失调，显得过长，从而使面中份与面下份的比例关系失调。这种情况在长面综合征患者中普遍存在。同时，在某些下颌前突畸形的患者中也可看到。

4.颏过短畸形

与颏过长畸形相反，颏部发育不足，小颏畸形，短面综合征患者常伴有下唇颏部高度不足，同样造成面下1/3的上唇高与下唇颏高的比例关系失调，面中份与面下份的比例关系失调。因此，在矫正上述畸形时，适当加高颏部的垂直高度是必要的。

5.颏部不对称畸形

颏部不对称畸形包括颏在三维方向上的各种不对称，情况比较复杂。最多见的有颏中线偏离面中线、两侧下颌骨下缘高度不一致造成的颏中线歪斜，颏下缘一侧高一侧低，两侧颏结节突度不一致等。这些不对称的颏畸形可出现在偏突颌畸形、半侧颌骨肥大畸形、髁突骨软骨瘤导致的偏斜畸形，单侧关节强直伴发的不对称畸形，一侧髁突发育不良造成的偏斜，骨折错位愈合后的牙-颌-面畸形。

二、手术操作

1.麻醉

口内进路的水平截骨颏成形术可采用经鼻气管插管全身麻醉,亦可采用下颌神经传导阻滞麻醉加局部浸润麻醉。全麻的优点是患者无恐惧感,也便于术者的操作,特别是颏部畸形复杂,颏部骨段移位大,或采用较为复杂的术式,预计手术操作时间稍长者,最好选择气管插管全身麻醉。而术式较简单,颏部骨段移位小,患者心理承受能力较强者也可选择局部麻醉的方法。若选择局部麻醉,事先应向患者仔细交代术中可能有振动感、牵拉感或轻微疼痛,患者应予理解和配合。

2.软组织切口

软组织切口宜做在下颌第一前磨牙的口前庭靠唇侧黏膜处。切口与前庭沟的距离约5mm。切开黏膜后,刀片稍倾斜,以保留部分颏肌于下颌前部的外侧骨板上,为关闭切口时的颏肌对位缝合创造条件。在下颌前牙根尖下(常常以下颌单尖牙的牙根作为标志)约5mm处切开骨膜,向下方剥离暴露骨面,剥离暴露范围以能完成设计之骨切口为宜。一般不剥离颏部下缘的软组织附着,并尽可能保留截骨线下方的软组织附着。

3.截骨

首先做截骨标志线及对位标志线。截骨标志线应与𬌗平面平行,位于双侧颏孔下方约5mm,距下颌下缘约10~15mm。用一细裂钻或小圆钻完成。为了截骨后颏部骨段移动后的对位准确,在开始截骨前可在中线处及双侧单尖牙根方做与截骨标志线相垂直的对位标志线。对位标志线应跨越截骨标志线。完成这两种标志线后,可使用矢状锯、摆动锯或来复锯沿截骨标志线截骨。当截骨至舌侧骨板时操作要轻柔准确,以免过多损伤舌侧软组织,导致术后口底血肿及重度肿胀。严重的口底血肿或肿胀会将舌体推向后方,导致窒息。

4.对位固定

完成设计的截骨后,可根据术前X线头影测量结果预计的颏部骨段移动的距离与方向,将颏部骨段移动至适当位置,然后固定之。固定方法有两种:一为传统的钢丝结扎固定法;二为钛板钛钉固定法(即骨内坚固内固定,rigid fixation)。采用钢丝结扎固定法多为"8"字形钢丝结扎,即将颏部骨段上的结扎孔备于舌侧骨板上,截骨线上方的牙骨段的结扎孔备于唇侧骨板。一般与正中及两侧单尖牙下方各备三个钢丝结孔。先将钢丝由颏部骨段骨孔穿入,由舌侧面穿出,再于上方结扎孔由唇侧穿入出骨断面。然后拉紧钢丝,测量骨段的移动距离后,即可拉紧结扎。这种固定方法的效果是稳定的。近年来,随着坚固内固定技术的发展,人们专门为颏部截骨设计了固定的钛板及螺钉,使固定更为稳定,利于骨段的愈合。

5.缝合

严密而仔细的缝合是保证术后良好愈合及正常下唇部形态的重要步骤。一般应保证两层缝合,即颏肌的对位缝合和黏膜的对位缝合。如果颏部骨段并非向前移位,而是其他矫正术式亦应尽可能缝合骨膜。其中颏肌的对位缝合,是防止术后下唇外翻,下前牙暴露过多的关键。至少应作三点式颏肌对位缝合,即在中线及双侧单尖牙部位缝合颏肌。黏膜的缝合采用褥式缝合或连续缝合,但都应注意避免黏膜内卷,影响伤口愈合。缝合时仔细确定唇中线,准确对位缝合,以免下唇不对称。

6.加压包扎

采用如图8-1所示的加压包扎方法可有效地防止术后血肿形成，并有利于术后软组织塑形。一般情况下，颏唇沟部位的适当加压应持续2周左右，这样下唇外翻的并发症即可避免。手术后当天至第一天局部可给予冰块冷敷。

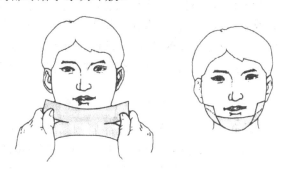

图8-1　加压包扎示意图

三、术中术后并发症及其预防处理

1.出血

水平截骨颏成形术特别是在完成较复杂的截骨时，可能会遇到明显的出血。出血的原因有软组织切开剥离时的活跃出血以及截骨时骨髓腔的渗血，损伤颏神经血管束以及口底软组织的损伤亦可造成明显出血。预防过多出血可采用：截骨时给予低血压控制麻醉；及时结扎活跃的软组织出血点；用骨蜡填塞骨创面的活跃出血点；避免截骨时间过长以及舌侧口底软组织的损伤。

2.颏神经损伤

不适当的牵引暴露以及截骨线设计位置过高，均可造成颏神经的损伤而导致术后较长时间的下唇颏部麻木。特别是某些较为复杂的截骨术式，颏神经损伤成为其主要并发症。为了避免颏神经的损伤，除了截骨线的位置设计要适当外，术中应避免粗暴牵拉，处处保护颏神经。一般情况下不必要过多解剖颏神经，以免解剖过程中的损伤以及解剖后颏神经暴露时更易因牵拉而损伤。

3.骨段骨折

在未充分截开颏部骨段之前，使用暴力撬动或骨凿凿劈，可造成两侧骨段末端的骨折。影响骨段的移动及准确对位，也常造成双侧下颌侧方形态的不对称。事实上，水平截骨颏成形术的截骨线常常向两侧延伸至第一磨牙相对应的下颌下缘。截骨线长，加之骨皮质密度高，截骨时如工具不锋利，难度较大。术者应有充分认识和准备，尽可能使用来复锯将两侧骨质充分截开，则可避免骨折的并发症。

4.感染

一般情况下，术后伤口的感染并不多见。如使用电刀，局部软组织伤口烧灼严重，有可能术后切口愈合不良或发生感染。发生感染后，除全身使用抗生素治疗外，更重要的是局部处理，每日应使用过氧化氢溶液、生理盐水冲洗伤口2~3次，表面覆盖碘仿纱条。一般在

154

1~2周内局部会有新鲜肉芽组织生长，上皮重新覆盖，伤口Ⅱ期愈合。如采用植骨加高术式或其他复杂截骨方式，黏骨膜切口最好不使用电刀，且关闭切口时仔细的对位缝合、加压包扎都是保证伤口Ⅰ期愈合避免感染的重要步骤。口内切口常规术后应每日两次冲洗清洁口腔，并要求患者进食进水后及时使用含有抗生素或其他灭菌剂的漱口液漱口，以维护口腔的清洁。采用带广泛软组织蒂的水平截骨颏成形术，局部骨的感染坏死或是缺血性骨坏死的情况已极为罕见。作者2000例以上的颏成形术后尚未见到这类情况发生。

5.口底血肿

产生的主要原因是操作时损伤口底软组织而造成术后局部软组织渗血。术中若发现软组织活跃出血应及时结扎止血，对于广泛的渗血亦应使用明胶海绵或止血纱布填塞压迫并作适当观察，当渗血不多时再行关闭切口，以避免造成术后口底血肿。严重的口底血肿会使舌体向上抬高并向后压迫移位导致呼吸道的障碍，甚至发生窒息，对此应予高度重视。

6.唇颏部麻木及不适感

损伤颏神经会出现这一并发症，实际上即使未切断颏神经，仅在术中牵拉颏神经，也会出现这一并发症，这是因为术中的牵拉挤压都会对颏神经造成损伤。局部的麻木及感觉异常可能是暂时的，也可能是持久性的，因此，在术前应向患者充分说明。当然，术中的轻柔准确操作，仔细保护颏神经对避免这一并发症来说是十分重要的。

四、术后颏部骨段的稳定性以及颏部形态的改建

水平截骨颏成形术特别是带广泛软组织蒂的水平截骨颏成形术，为颏部骨段的良好愈合提供了血运保障，减少了颏部骨段的骨吸收。加之无论是钢丝结扎固定还是坚固内固定都为颏部骨段的稳定性提供了保证。因此，诸多术后的随访研究表明，颏部骨段的稳定为手术的准确预测提供了基础。术后颏部的改建主要表现为截骨线锐利边缘的部分吸收使其更加光滑圆钝，同时在颏部骨段前徙后形成的台阶间隙处将有新骨的沉积，使其原来的成角形态变成光滑的曲线形态。对临床医师来说，很重要的是颏部的最突点即颏前点处骨的吸收极少，这是术后效果稳定的重要原因。

第三节 下颌前部根尖下截骨术

一、适应证

目前下颌前部根尖下截骨术已成为一种很有价值的辅助手术。下颌后缩伴深覆𬌗或下颌前突伴深反覆𬌗，在行升支手术矫正畸形时，常需辅以下颌前部根尖下截骨术降低前牙，才能获得理想的𬌗关系；前牙开𬌗有时需采用此术式升高下前牙骨段。前牙深覆𬌗时可选择此术式下降下颌骨前部牙骨段；双颌前突有时采用拔除上、下颌第一前磨牙，行上颌前部截骨术和下颌前部根尖下截骨术，后推上、下前牙骨段矫正双颌前突畸形。

二、手术步骤

在下颌前部前庭沟稍外处水平切开软组织，其长度视移动的牙骨段大小决定，一般为两侧前磨牙之间。切开后应斜向下方切开肌肉组织，以使一部分颏肌保留在移动的牙骨段上。

在接近水平骨切口部位切开骨膜，上下剥离，并向两侧剥离至垂直骨切口的远中。如果需要，可按计划拔除牙齿并截除与之相应的骨质。在垂直骨切口处剥离颊侧牙龈黏骨膜至牙槽嵴顶，注意保持黏骨膜的完整性。用矢状锯或裂钻完成垂直骨切口，截骨时需用另一只手的手指保护舌侧黏骨膜，感觉骨锯或骨钻的深度，以刚刚截透舌侧骨皮质为好，勿使之穿破或损伤舌侧的黏骨膜。在根尖下 3～5mm 处做水平骨切口，连接两侧垂直骨切口。需上移下颌前部牙骨段者，在水平间隙中植骨；需下移者按设计在水平间隙处去骨。后移牙骨段至预定的位置时，常在骨切口的舌侧板处有障碍，此时，可将游离骨段轻轻撬起，切除过多的骨质，使骨段就位于𬌗板中，结扎下颌唇弓，视需要作骨内固定，分层缝合颏肌及黏膜。唇弓及𬌗板固定，颌间结扎。

三、并发症及其预防

1.移动的牙骨段部分或全部坏死

是下颌前部根尖下截骨术最容易发生的严重并发症，由血供不足引起。下颌前部牙骨段较小，其舌侧营养蒂细弱，如操作不慎可损伤或撕裂之，造成骨段缺血性坏死。特别是仅含有下颌切牙的小骨段，其舌侧蒂中常不含有肌肉组织，操作时更应轻柔以免造成舌侧黏骨膜蒂撕裂或与牙骨段分离。

2.牙髓坏死、牙根及牙周组织损伤

常发生在骨垂直切口两侧的邻牙。进行根尖下截骨术的水平截骨时，截骨线应距根尖5mm 以上，以保持牙髓的血供。进行牙间截骨分块时，应根据牙槽突表面牙根的形态和 X 线片上牙根的形态和位置，确定临床牙根的位置，采用尽可能细的钻针或薄的锯片避开牙根进行截骨操作，避免损伤牙根。剥离牙龈时动作要轻柔，剥离的范围尽可能小，尽可能保持牙周附着。

第四节　下颌角成形术

一、适应证

下颌角成形术包括下颌角三角形去骨术、改良矢状劈开去骨术和咬肌成形术，适用于各种类型的下颌角咬肌肥大畸形。

二、手术操作

下颌角成形术可以采取口内入路和口外下颌下入路来实施，但采取口外下颌下入路术后面颈部皮肤遗留瘢痕，并有可能损伤面神经下颌缘支，影响治疗效果，临床上已经很少采用。重点介绍口内入路下颌角成形术的手术方法。

重度的下颌角咬肌肥大畸形，面下部的宽度明显增加，同时肥大的下颌角向后下方突出，应同时行下颌角三角形去骨术和改良矢状劈开去骨术予以矫正。中、轻度的下颌角咬肌肥大畸形，其面下部的宽度有所增加，但其下颌角的侧方轮廓尚为正常，行改良矢状劈开去骨术减小面下部的宽度即可。如果患者的咬肌亦有肥大畸形，可同期行咬肌成形术予以矫正。

1.下颌角三角形去骨术

在下颌升支前缘稍外侧处与外斜线的走行方向相一致,切开黏骨膜。切口的上端一般不超过上颌磨牙水平,下端可至下颌第二磨牙相对的附着龈下5mm的黏膜处。然后沿升支外板表面行骨膜下剥离,显露下颌角并剥离咬肌的附着。用特制的拉钩(Shea拉钩)钩住下颌角后缘,用直角摆动锯截去全层下颌角,截骨的范围自下颌角前切迹至升支后缘,升支后缘的截骨高度一般不应超过升支高度的二分之一。离断骨块后剥离其内侧翼内肌的附着将骨块游离取出。

2.改良矢状劈开去骨术

切口及剥离范围同三角形去骨术。在下颌咬合平面水平,于升支外板表面用裂钻自升支前缘至后缘行水平截骨,截透外层骨板即可。沿外斜线向前下方行矢状截骨至下颌第二磨牙的颊侧,再自此向下颌下缘行单层骨皮质垂直截骨。用骨凿沿截骨线去除下颌角区域的外侧骨板。

3.咬肌成形术

完成下颌角截骨去骨后,用拉钩显露咬肌的前缘,确定咬肌的切除范围,自咬肌前缘稍后开始切除部分紧贴升支的内层咬肌,高度不宜超过升支高度的二分之一,厚度不可达咬肌的表面,边切除咬肌边结扎止血。切除咬肌的厚度应较为均匀。

充分止血后,用生理盐水冲洗术区,缝合黏膜伤口,加压包扎,术后给予抗生素治疗预防感染。

三、并发症及其预防

1.术中出血及术后血肿

咬肌的血运非常丰富,增生肥大时血运增加营养,血管较正常粗大,因此,术中应精细操作,切忌盲目粗糙,宜边分离边止血,活跃的动脉出血即刻予以结扎,慢性渗血可电凝止血。术中止血一定要充分,否则易发生术后血肿。术后局部应行加压包扎,防止术后血肿的发生。一旦发生术后血肿应即刻打开伤口引流血块,重新止血并加压包扎。

2.腮腺导管、面神经及下牙槽神经的损伤

切除部分咬肌时,若分离过于表潜可损伤面神经颊支及下颌缘支,分离过高则易伤及颧面支和腮腺导管。因此,分离切除部分咬肌时主要在咬肌的内层进行,不宜累及咬肌表层。咬肌的肥大部分主要位于下颌升支高度的下二分之一,因此,切除肌肉的范围不应过高,这样可避免损伤腮腺导管及面神经颧面支。

行下颌角三角形去骨术时,截骨线应避开下颌管。行改良下颌角矢状劈开去骨术时,截骨深度应以截透下颌外侧骨板为限不宜过深,并且去除骨外板时骨凿应紧贴骨外板的内面,避免损伤下颌管内的下牙槽神经血管束。

3.意外骨折

术前仔细研究患者的X线片,设计好截骨线的部位和走行方向,预备好必要的手术器械;术中严格按术前设计截骨线截骨,并经常检查截骨线的方向,发现偏差及时予以调整,截骨不充分时切忌暴力凿劈、撬动。一旦发生意外骨折,应在保证患者咬合关系不变的前提下,行骨内坚固内固定。

4.术后颜面左右两侧不对称

多数患者术前均有不同度的面部不对称，术前应仔细检查，并向患者明确说明，对各种手术的利弊应使患者了解。术中可通过调整两侧骨和肌肉组织切除的量与部位予以矫正。

第五节　半侧颜面萎缩矫治术

半侧颜面萎缩（hemifacial hypotrophy）是一种病因和发病机制尚未完全明了的疾病。多发病于少儿时期，发病的年龄越小，畸形的程度越严重，面部两侧均可发病。发病后患者半侧面部软组织，包括皮肤、皮下组织、脂肪、肌肉组织，发生进行性萎缩、变薄，并影响同侧面部骨骼的正常发育，造成患侧的面部明显地小于健侧，患者的颜面部发生软硬组织复合性的严重的不对称畸形，严重影响患者的人际交往和社会生活质量，对患者身心的发育极为不利。该疾病的发展有一定的自限性，患者经过青春期进入成人期后，其面部组织的萎缩情况可逐渐趋于停止，可择时实施外科手术矫治其畸形。

一、治疗方案设计

根据患者畸形的程度分为轻、中、重三个类型，针对每个类型畸形的特点设计治疗方案。

1.轻度畸形

组织萎缩发生于三叉神经一个分支区域内，仅软组织发生萎缩，骨性结构仍保持对称。

手术方案：肩胛瓣游离移植术及同期的辅助手术，如颏成形术等。

2.中度畸形

组织萎缩发生于三叉神经两个分支区域内，软、硬组织均发生萎缩，软组织尚有一定的厚度和弹性，骨结构有不对称，两侧升支高度差小于10mm以内，咬合平面倾斜。

手术方案：Ⅰ期行常规正颌外科手术，包括上颌骨 Le Fort Ⅰ 截骨术、双侧下颌升支矢状劈开截骨术、颏成形术，矫正颌骨结构的不对称；3～6个月后行Ⅱ期肩胛瓣游离移植术，矫正软组织的不对称畸形。

3.重度畸形

组织萎缩发生于三叉神经三个分支区域内，软、硬组织均发生萎缩，软组织厚度极薄、弹性差，颌骨形态清晰可见，颌骨结构严重不对称，两侧升支高度差大于10mm，咬合平面重度倾斜。

手术方案：Ⅰ期行患侧下颌升支牵引成骨术，并配合以适当的常规的正颌外科手术，如：上颌骨的 LeFort Ⅰ 型截骨术，矫正颌骨的不对称畸形；3个月后取出牵引器的同时，行Ⅱ期肩胛瓣游离移植术矫正软组织的畸形。

二、手术方法

1.下颌升支牵引成骨术

于患侧下颌下缘下约1.5cm处做弧形切口5～7cm，切开皮肤、皮下组织及颈阔肌，结扎面动脉及面静脉，显露下颌角，切开咬肌附着，骨膜下剥离显露下颌升支外侧骨板。在下颌𬌗平面高度行升支截骨，截骨线垂直于升支后缘，截骨线的前、后三分之一均可以骨钻、骨锯全层截骨，中三分之一需用骨钻截骨，仅仅截开外侧骨板即可。然后用骨凿将升支中三分之一的内侧骨板轻轻撬断，注意保护下牙槽神经血管束。安装牵引器，使牵引器的牵引轴平行于升支后缘，牵引器的固定翼固定于截骨线的两侧，牵引器的加力部分置于伤口外，止血、冲洗，分层缝合。

术后给予常规抗感染治疗，于手术后第 5 天开始行骨牵引，牵引前行颌间结扎，每天牵引 1mm，分四次完成，每次 0.25mm，至达到设计牵引长度为止。稳定 3 个月，待新骨骨化后手术取出牵引器。

2.肩胛皮瓣游离移植术

(1)颜面受区皮袋的制备：患侧耳前取腮腺手术切口并向下颌下区作适当延长，切开皮肤和皮下组织，经皮下间隙向颜面部萎缩区域进行广泛的剥离，形成皮袋，严密止血。

(2)受区血管预备：受区常用于血管吻合的动、静脉为面动脉和颈外静脉，将其解剖显露。

(3)制备肩胛瓣：患者取侧卧位，向内侧收臂时，在其肩胛骨外缘上部可见一凹陷区，其中点相当于旋肩胛动脉皮支的穿出处，即三边孔处，以甲紫标记之，再以甲紫标记出组织瓣的范围。然后自三边孔标记处向外侧做一横行切口，切开皮肤及筋膜，显露出提口角肌和大、小圆肌，在提口角肌后缘和大、小圆肌之间找到三边孔，见到旋肩胛动、静脉血管束从三边孔的纤维脂肪组织内穿出，仔细分离出旋肩胛动、静脉血管束至其起始部，保护之。按甲紫标记出的组织瓣的轮廓，切开皮肤、皮下组织和筋膜，制备皮瓣，并切除皮瓣表面的表皮组织；结扎切断旋肩胛动、静脉血管束，取下组织瓣，供区组织拉拢缝合关闭伤口，置负压引流。

(4)组织瓣移植固定：将组织瓣的动、静脉血管分别与面动脉及颈外静脉吻合，然后将组织瓣修正，平铺填入患侧颜面部已制备完成的皮袋内，在皮袋周边行多点穿皮缝合固定组织瓣于设计位置，止血，缝合伤口，置负压引流。

术后给予皮瓣移植术后常规治疗、护理、观察，预防感染。术后两周拆除皮瓣固定缝合。

第六节　颌骨牵引成骨

早在 1905 年，意大利学者 Codivilla 就曾成功地尝试过肢体长骨(股骨)的牵引延长，但是，使其成为一项实用临床技术则归功于俄罗斯学者 Ilizarov 在 20 世纪 50 年代所进行的大量实验和临床研究工作。他不仅通过实验研究奠定了牵引成骨(distrction osteogenesis，DO)的理论基础，而且通过大量实验和临床研究提出了一系列临床应用的基本原则和技术细节。迄今为止，这些基本原则仍是指导牵引成骨技术临床应用的准则。

颌骨牵引成骨技术(distraction osteogenesis for jaws)是在肢体长骨牵引成骨技术的基础上发展起来的，但是，由于颌骨解剖的复杂性及其对于容貌结构的重要性，颌骨牵引成骨成功应用于临床则公认为自 1992 年美国学者 McCarthy 首次报告使用口外牵引装置完成的 4 个儿童病例开始。1995 年，同时在欧美国家推出了可以通过口内入路安放的颌骨牵引器，从而开启了内置式颌骨牵引成骨的新阶段。颌骨牵引成骨被认为是 20 世纪口腔颌面外科领域具有里程碑意义的新进展。因为它的出现和应用为常规临床技术所难以矫治的诸多复杂牙-颌-面畸形开辟了新的思路和途径。

一、牵引成骨的基本原理

对生物活体组织逐渐施加牵引力可以使其产生张力，而这种张力可以刺激和保持这些活体组织的再生与生长。Ilizarov 将之称为"张力拉力法则(Law of tensionstress)"。在缓慢稳定的牵引力作用下机体组织成为具有代谢活性的，以增生和细胞生物合成功能被激活为特征的状态。其再生过程取决于适当的血供以及刺激作用力的大小。

对于骨组织，牵引成骨是指在牵引力的作用下，在截开骨皮质的骨段之间会产生持续缓慢的作用力，这种作用力(或称张力)会促使骨组织和骨周软组织的再生，从而在牵开的骨段之间的间隙内形成新骨并伴随骨周软组织的同步生长。临床上利用这一原理，不仅可以矫正骨骼畸形而且可以同步矫正伴发的软组织畸形，而且软组织的这一改变，有利于减少复发，提高各类畸形的矫治效果。

牵引力的稳定性是保证在骨牵开间隙内新骨生成的先决条件。骨段间动度的存在都将导致大量纤维结缔组织和少量软骨组织生成，从而影响新骨生成。只有在良好稳定的条件下才会在牵开的骨间隙内生成新骨。

牵引的速度和频率是保证牵引成骨新骨生成的另一重要因素。Ilizarov 的研究结论是最佳牵引速度为 1mm/d。每天至少 4 次牵引，每次牵引 0.25mm。在每天的速度不超过 1mm 的前提下，牵引次数越多，越有利于新骨生成。牵引的速度过快，会产生骨的不连接，过慢则有可能过早骨愈合，需行再次截骨。但是在口腔颌面部血供丰富的条件下，特别是在上颌骨血供更为丰富的特殊条件下，是否可以适当提高牵引速度，减少牵引频率是许多学者正在积极探讨的课题。但在下颌骨的牵引成骨临床应用中，大多数学者仍主张每天牵引 1mm，牵引频率以 3～4 次为宜。

二、颌骨牵引器

所有的牵引装置基本上都是由固定装置和牵引装置两部分组成。固定装置部分必须确保截骨线两端骨段间具有良好的稳定性。固定装置又可分为牙齿支持式和骨支持式。牙齿支持式是通过黏结带环、唇弓、舌杆等装置将牵开装置固定于牙齿之上，这一方式在牵引成骨过程中常易造成牙齿移动和骨移动的不等量，发生牙齿的倾斜移位等缺点。骨支持式即通过固定针、螺钉或种植体将牵引装置固定于颌骨。这种方式稳定性好、容易获得预期的牵引成骨效果。

牵引器的牵引部分一般由螺杆和螺旋轨道组成。按照预定的速度和频率旋转螺杆，牵引装置连同固定于牵引器上的骨段便会沿螺旋轨道移动。在截开骨段间产生张力，刺激骨组织的生长。

三、颌骨牵引成骨的临床分期

颌骨牵引成骨技术在临床上从截骨、安放牵引器到完成牵引成骨、拆除牵引器，一般有三个临床分期：间歇期(latency period)、牵引期(distraction period)、稳定期(consolidation period)。

间歇期是指从安放牵引器到开始牵引的时间，一般为 5～7 天。根据我们的临床经验，成人患者间歇期应在 7 天左右。儿童患者特别是年龄较小者(4～6 岁)，间歇期可适当减少，一般为 3～5 天。

牵引期是指每天按照一定速度和频率进行牵引达到设计牵引幅度所需要的时间。牵引期的长短依据术前设计的牵引幅度而定，如计划牵引 25mm，牵引期即为 25 天。

稳定期是指从完成牵引后到拆除牵引器的这段时间。为什么需要较长时间的稳定期？是因为刚刚牵引生成的新骨实际上是还没有钙化、改建的骨基质。稳定期就是在牵引器的稳定作用下让生成的新骨进一步钙化、成熟并在生物力学作用下发生改建。国际上普遍认为，上颌骨牵引成骨其稳定期应在 3～4 个月，下颌骨应在 2～3 个月。但是，根据北京大学口腔医学院正颌外科中心的临床观察，中国患者无论是上颌骨还是下颌骨，其稳定期均应适当延长。上颌骨可为 4～6 个月，下颌骨应为 3～4 个月。这可能与我国人的饮食习惯有关。

四、颌骨牵引成骨的适应证

颌骨牵引成骨技术的应用涉及下颌骨、上颌骨的各种不同类型的发育不全畸形和骨缺损、缺失畸形。如小颌畸形、半侧颜面发育不全综合征，Nager、Crouzen、Robin、Treacher collins 综合征等。

(一)小下颌畸形

各类原因导致的重度小下颌畸形(mandibular micrognathia)，如双侧颞下颌关节强直(TMJ ankylosis)导致的小下颌畸形，是选用这一技术矫治的最佳适应证。它可使下颌骨延长达到 20mm 以上，这不仅可以有效矫治此类患者严重的牙-颌-面畸形，而且对其伴发的阻塞性呼吸睡眠暂停低通气综合征(obstructive sleep apnea syndrome，OSAS)也具有非常好的治疗效果。

(二)半侧颜面发育不全综合征

半侧颜面发育不全(hemifacial microsomia)是以往临床矫治的一大难题，其颌骨畸形的矫治不仅受到骨骼条件的限制，而且伴发的软组织发育不全也使手术难度增加。过去这类畸形的矫治一般都需要等待患者发育停止后方才进行，这对患者的心理发育也造成了不良影响。近年来，许多学者把下颌骨牵引成骨的重点放在这类畸形的矫治上，收到了满意的效果。但是，目前还缺乏儿童患者早期牵引成骨矫治后的长期随访研究的资料。牵引成骨矫治后有无复发或与健侧的发育是否同步都有待进一步研究。但是，有一点是肯定的，早期的牵引成骨矫治无疑会大大减轻畸形的程度，有利于患者的心理发育，同时也会给患者成年后的进一步矫治创造更为有利的条件。

(三)上下颌牙弓重度狭窄

上下颌骨牙弓的重度狭窄常常导致牙列的重度拥挤不齐，呈现出牙量、骨量的重度不协调。以往矫治此类畸形主要依靠正畸的牙弓扩展技术和减数拔牙以达到排齐牙列的目的。颌骨牵引成骨应用于上下颌牙弓扩展，不仅避免了常规扩弓的牙齿倾斜移动从而伴有较高的复发率，而且实现了真正意义上的增加牙弓骨量和快速扩弓，为不拔牙矫治重度牙列拥挤不齐提供了可能。目前已有多家公司推出了专门用于上颌骨和下颌骨牙弓扩展的内置式牵引器，常可使上下颌骨牙弓扩展达 15mm 以上。

(四)下颌骨缺损、缺失的牵引成骨重建

利用 Ilizarov 的"双焦点"(bifocal)"三焦点"(trifocal)牵引成骨原理，治疗下颌骨因

肿瘤切除或外伤导致的部分缺失已在临床成功应用。Ilizarov 的"双焦点"原理是针对肢体长骨大段缺失的情况采用在一侧骨断端的上方截开骨皮质，形成牵引移动的骨段，向缺失间隙移动该骨段，使其与原骨段间不断生成新骨而最终与远心骨段断端在压力下愈合。下颌骨缺损、缺失的重建则是在下颌骨骨缺失的一侧或两侧先形成一个或两个长约 1.5cm 的移动骨段(transport disk)，在特殊设计的双焦点或三焦点牵引器作用下不断向一端或缺失中心移动，并最终于牵开骨间隙处形成新骨并与对侧骨段在压力下愈合，从而达到不用植骨而重建颌骨缺失的目的(图 8-2)。

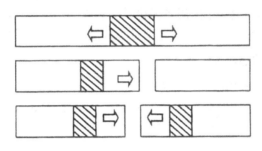

图 8-2　三种牵引成骨方式示意图

上：单焦点牵引方式　中：双焦点牵引方式　下：三焦点牵引方式

(五)垂直牵引成骨

以往，重度的牙槽骨吸收萎缩只有依靠植骨手段重建牙槽骨，特别是希望种植修复牙列缺失的重度的牙槽骨吸收萎缩、缺失患者，重建缺失的牙槽骨、恢复牙槽骨的垂直高度已成为一个临床难题。垂直牵引成骨(vertical distraction)的出现为这一难题的解决提供了简便易行而有效的新手段。近年来，临床上不仅有大量成功牵引萎缩的牙槽骨的报告，而且在重建植入的腓骨瓣上也成功实施了垂直牵引成骨，从而使其满足种植修复的需要。

(六)上颌骨发育不全的牵引成骨

上颌骨发育不全是许多颅颌面发育不全综合征的主要临床症状。唇腭裂患者也常继发严重的上颌骨发育不全。常规正颌外科矫治此类畸形因受到颌骨移动幅度的限制，矫治效果常不理想。而且大幅度的移动颌骨后，一方面需要大量植骨，另一方面术后复发率较高。内置式或颅外固定牵引器的上颌骨牵引成骨可以使上颌骨前徙达 15mm 以上。

内置式上颌骨牵引成骨易于为成人患者所接受，但上颌骨前徙的距离受到限制，过多的前徙还伴有牵引后上颌容易下垂的弊端。颅外固定牵引器因在牵引期间影响患者的社会活动，成人患者不易接受，但是其稳定性好，牵引幅度较少受到限制，且拆除牵引器方便，在儿童患者应用具有良好前景。

(七)颞下颌关节的牵引成骨重建

长期以来颞下颌关节强直的治疗是口腔颌面外科临床的一大难题。它不仅影响患者的一系列口-颌系统生理功能，还常常伴发严重的牙-颌-面畸形，而且许多患者还伴发不同程度的OSAS。以往的治疗手段大多以解除关节强直，恢复患者的开口功能为目的。即使是仅为此目的，目前临床上多种多样的治疗方法都面临一个共同的难题，那就是复发。1997 年，McCormick 报告采用口外牵引装置治疗颞下颌关节强宜取得成功。其优点是：①可有效恢复患侧升支的高度，利于患者颜面畸形的矫治；②可在术后2～3天开始强迫性开口训练，因而复发率低。

五、操作程序及方法

1.截骨线的设计

术前应在X线片上仔细设计截骨的部位和截骨线的方向，并根据不同畸形矫治的需要选择合适的牵引器。

2.切口

根据患者年龄的大小、颌骨的大小、牵引器安放部位等选择不同的手术切口。上颌骨牵引、增高牙槽骨高度的垂直牵引、上下牙弓扩展及成人下颌骨体部牵引多采用口内黏骨膜切口，也可采用口外切口。儿童的下颌骨牵引可采用口内或口外下颌下皮肤切口。颞下颌关节强直的假关节成形均采用下颌下皮肤切口。牙间截骨时，可采用口内外联合切口。

3.截骨

截骨前应就牵引器安放位置及方向做出精确准备。首先按术前设计摆放好牵引器，修改牵引器固定臂，使之完全贴合于颌骨的表面形态，然后备好至少3个固定螺孔后再开始截骨。

上颌骨截骨多采用Le Fort I型截骨或Le Fort I型不全截骨。下颌骨截骨无论是在升支部位还是下颌骨体部，除下颌管所在部位仅作颊侧骨皮质截开外，其余部位均作全层骨皮质截开。下颌管所在部位的舌侧骨皮质则依靠轻柔的撬动使其裂开。

4.牵引器安放

按照截骨前准备好的螺孔固定牵引器。

5.试牵引

固定好牵引器后试行牵引，对张力过大或截骨不充分的应行补充截骨。

6.冲洗缝合切口。

7.拆除牵引器

稳定期后根据X线片观察到的新骨生成、改建情况，决定拆除牵引器。根据患者畸形矫治需要，其他矫治手术也可与牵引器拆除同期进行。

六、牵引成骨的并发症

口外入路的颌骨牵引延长技术不可避免的有皮肤瘢痕生成，影响美观，而且牵引器长时间地暴露于颜面，易导致感染并影响患者的日常社会生活。牵引成骨过程中也可能损伤面神经下颌缘支。内置式颌骨牵引成骨则避免了上述缺点，但也存在感染及在牵引过程中的伤口裂开等并发症。在牵引过程中牵引器脱落、断裂亦有报导。下颌骨牵引成骨过程中截骨不当，牵引的速度、频率不当有可能损伤下牙槽神经血管束。过长距离的牵引也会由于肌肉、神经的过分牵拉而产生疼痛。

下颌骨牵引有可能对下牙槽神经(inferior alveolamerve，IAN)产生不同程度的影响。牵开区的下牙槽神经有一时性的可逆的脱髓鞘变，并有少量轴突细胞发生变性。王晓霞等使用恒河猴所进行的实验研究表明：牵引完成时，牵引区IAN出现退行性变，神经纤维粗细不匀，单位面积轴突计数锐减，髓鞘厚度明显增加。但牵引后6周，肿胀及退行性变明显消失，轴突连续性恢复，施万细胞大量增生，脱髓鞘变的神经纤维重新髓鞘化。至牵引12周基本恢复正常。但是在下颌骨牵引过程中应严格控制牵引的速度与频率,以避免对下牙槽神经产生不可逆性的损伤。在牵引过程中一旦出现下唇颏部麻木应立即减慢牵引速度。

下颌骨牵引成骨对颞下颌关节的影响是轻微的、可逆的。牵引侧的髁突后斜面变平,髁突软骨层变薄并有新骨沉积、微小骨折及退行性改变。继续固定10周后,髁突出现修复性改变。临床和实验研究均未见髁突有缺血性骨坏死的情况发生。单侧延长下颌骨时,延长侧髁突的体积变大,位置更直立,垂直轴向接近正常,而未延长侧未见有明显异常改变。双侧延长的病例,髁突体积均增大,形态更趋于对称和直立,从而更接近正常。

第九章　全口义齿修复

第一节　无牙颌修复的解剖基础

一、全牙列缺失后口腔颌面部及全身组织变化

(一)骨组织的改变

牙缺失后，上下颌骨的改变主要是牙槽嵴的萎缩，维持天然牙生存的牙槽骨是随着牙的生长和行使功能而发育和保存的。牙缺失后，牙槽骨逐渐吸收成牙槽嵴，随着牙槽嵴的吸收，上下颌骨逐渐失去原有的形状和大小。

1.牙周病与牙槽骨吸收

由牙周病引起的牙列缺失在初期牙槽骨就明显吸收，因为牙周病是以根周骨组织持续破坏而导致牙齿松动脱落的。由龋病、根尖病引起的牙缺失，往往由于病变持续时间长短、拔牙难易程度不同造成缺牙区牙槽嵴萎缩程度不同。牙槽嵴的吸收速度在牙缺失前 3 个月最大，大约 6 个月吸收速度显著下降，拔牙后两年吸收速率趋于稳定。然而，剩余牙槽嵴的吸收将终身持续，每年约 0.5mm 的水平。

2.骨密度与牙槽嵴吸收

上颌骨的外侧骨板较内侧骨板疏松，而下颌的内侧骨板较外侧骨板疏松。因此，上颌牙槽嵴的吸收方向呈向上向内，外侧骨板较内侧骨板吸收多，结果上颌骨的外形逐渐缩小。由于牙槽嵴的高度与大小不断萎缩削减，以致切牙乳突、颧弓根与牙槽嵴顶的距离逐渐接近甚至与之平齐，腭穹隆的高度也相应变浅。下颌牙槽嵴的吸收方向是向下和向外，与上牙弓相反，上下颌间距离减少，面下 1/3 距离也随之变短，上下颌骨关系失去协调甚至表现下颌前突、下颌角变大、髁突变位，以及下颌关节骨质吸收和功能紊乱。在吸收过多处，颏孔、外斜嵴及下颌隆突与牙槽嵴顶的距离变小，有时甚至与嵴顶平齐，嵴顶呈现窄小而尖锐的骨嵴。从总趋势看，上下颌前牙区吸收最快，而后牙区、腭穹隆、上颌结节、下颌磨牙后垫改变最少。

3.全身健康和骨质代谢状况与牙槽嵴吸收

全身健康状况差、营养不良、骨质疏松患者牙槽嵴吸收快。而牙槽嵴的持续吸收情况与义齿修复效果好坏有关。未作全口义齿者，由于颌骨得不到足够的功能刺激，使破骨细胞和成骨细胞的活力失去平衡，其牙槽嵴吸收程度较义齿修复者严重。但局部受力过大者牙槽嵴吸收也快，下颌牙弓承托面积小于上颌，下颌单位面积受力大，下颌牙槽嵴的平均吸收速率比上颌高 3～4 倍。一般情况下，一幅普通的全口义齿，使用 3～4 年后应进行必要的调牙颌和重衬处理，使用 7～8 年应重新修复。

(二)软组织的改变及不良影响

全牙列缺失后，口内失去了牙列的支撑，下颌的位置上移，致使面下 1/3 的距离变短，面部的长度比例失调，唇颊也因失去了牙列的支撑而内陷，口周的皱纹增多，面相明显的苍老。牙列是发音的重要辅助器官，牙列缺失后说话时咬字不清，影响人的工作和社会交往。

牙列在咀嚼运动中起着切割、研磨食物的作用，有助于食物的消化和吸收。全牙列缺失后，食物不能被嚼碎而直接进入消化道，增加了胃肠道的负荷，进而影响到全身的健康和导致胃肠疾病的发生。而且，由于缺乏咀嚼运动，面部肌肉出现失用性萎缩，颅骨骨缝变浅，变得模糊，骨密度减少，骨重量减轻。全口牙缺失通常是陆续缺失的，患者常常是在较长时间里只能是单侧咀嚼食物，致使两侧的胎力不一致，颌骨、颅骨、肌肉所受的刺激不一致，可能引起颞部、颈部、背部、腰部的疼痛。

上述各种变化必然对患者的心理、精神、情绪等方面带来不同程度的消极影响。因此，凡有条件的无牙颌患者均应镶配合适的全口义齿，不仅恢复咀嚼功能，恢复面容和发音，还会恢复自信，提高生存质量。

二、无牙颌的解剖标志

(一) 牙槽嵴

牙槽嵴是自然牙列赖以存在的基础，牙列缺失后牙槽突逐渐吸收形成牙槽嵴。其上覆盖的黏膜表层为高度角化的鳞状上皮，深层的黏膜下层与骨膜紧密相连，故能承担较大的咀嚼压力。上下颌牙槽嵴将整个口腔分为内外两部分：口腔前庭与口腔本部。

(二) 口腔前庭

口腔前庭位于牙槽嵴与唇颊黏膜之间，为一潜在的间隙。黏膜下为疏松的结缔组织，全口义齿的唇颊侧基托在此区内可适当伸展，以保证基托边缘的封闭。但伸展不可过多，否则黏膜受压将会引起炎症，或唇颊运动时易推动基托边缘而影响义齿固位。此区内从前向后有下列解剖标志：

1.唇系带

唇系带位于口腔前庭内相当于原中切牙近中交接线的延长线上，为一扇形或线形黏膜皱襞，是口轮匝肌在颌骨上的附着部。上唇系带与下唇系带遥遥相对，但下唇系带不如上唇系带明显。唇系带随唇肌的运动有较大的活动范围，因此全口义齿的唇侧基托在此区应形成相应的切迹，以免影响系带的运动。

2.颊系带

颊系带位于口腔前庭内相当于双尖牙牙根部的位置，是类似唇系带的黏膜皱襞。上、下颌左右两侧均有颊系带。其动度比唇系带小，但全口义齿的唇颊基托与此相应的部位也应制成相应的切迹。颊系带将口腔前庭分为前弓区和后弓区唇颊系带之间为前弓区，颊系带以后为后弓区。

3.颧突

颧突位于后弓区内相当于左右两侧上颌第一磨牙的根部。此区黏膜较薄，与之相应的基托边缘应做缓冲，否则会出现压痛或使义齿产生不稳定。

4.上颌结节

上颌结节是上颌牙槽嵴两侧远端的圆形骨突，表面有黏膜覆盖。颊侧多有明显的倒凹，与颊黏膜之间形成颊间隙。此区对上颌全口义齿的固位有重要意义，基托应覆盖结节的颊面。

5.颊侧翼缘区

位于下颌后弓区，前界为下颌颊系带，后界为嚼肌下段前缘。此区面积较大，义齿基托在此区内可有较大范围的伸展，可承受较大的𬌗力。

6.远中颊角区

远中颊角区也在下颌后弓区内，位于颊侧翼缘区之后方。嚼肌前缘活动的限制，与此区相应的义齿基托边缘不能伸展，否则会引起疼痛或义齿松动。

（三）口腔本部

口腔本部在上下牙槽嵴之舌侧，上为腭顶，下为口底。口腔本部是食物进入食道的必经之路，也是舌运动的主要空间。本区内的解剖标志有：

1.切牙乳突

切牙乳突位于上颌腭中缝的前端，上中切牙之腭侧，为一梨形，卵圆形或不规则的软组织突起。乳突下方为切牙孔，有鼻腭神经和血管通过，因此覆盖该区的义齿基托组织面须适当缓冲，以免压迫牙乳突产生疼痛。

由于切牙乳突与上颌中切牙之间有较稳定的关系，因此切牙乳突是排上颌中切牙的参考标志：两个上颌中切牙的交界线应以切牙乳突为准；上颌中切牙唇面应置于切牙乳突中点前8～10mm；上颌两侧尖牙尖顶的连线应通过切牙乳突。

2.腭皱

腭皱位于上颌腭侧前部腭中线的两侧，为不规则的波浪形成软组织横嵴。有辅助发音的作用。

3.上颌硬区

上颌硬区位于上颌中部的前份，骨组织呈嵴状隆起，表面覆盖的黏膜很薄，故受压后易产生疼痛。覆盖该区的基托组织面应适当缓冲，以防产生压痛，并可防止由此而产生的义齿翘动或折裂。

4.腭小凹

腭小凹是口内黏液腺导管的开口，位于上腭中缝后部的两侧，软硬腭连接处的稍后方。数目多为并列的2个，左右各一。上颌全口义齿的后缘应在腭小凹后2mm处。

5.颤动线

颤动线位于软腭与硬腭交界的部位。当患者发"啊"音时此区出现轻微的颤动现象，故也称啊线。颤动线可分为前颤动线和后颤动线。前颤动线在硬腭和软腭的连接区，后颤动线在软腭腱膜和软腭肌的连接区。前后颤动线之间称为后堤区。此区宽约2～12mm，平均8.2mm，有一定的弹性，上颌全口义齿组织面与此区相应的部位可形成后堤，能起到边缘封闭作用。后堤区可分为三种类型：第一类，腭穹隆较高，软腭向下弯曲明显，后堤区较窄，不利于固位。第三类，腭穹隆较平坦，后堤区较宽，有利于义齿的固位。第二类，腭部形态介于第一和第三类之间，亦有利于义齿的固位。

6.翼上颌切迹

翼上颌切迹在上颌结节之后，为蝶骨翼突与上颌结节后缘之间的骨间隙。表面有黏膜覆盖，形成软组织凹陷，为上颌全口义齿两侧后缘的界限。翼上颌切迹也是上颌后部口腔前庭与口腔本部的交界处。

7.舌系带

舌系带位于口底的中线部，是连接口底与舌腹的黏膜皱襞，动度较大。全口义齿舌侧基托与舌系带相应的部位应形成切迹，以免影响舌系带的活动。

8.舌下腺

舌下腺位于舌系带的两侧，左右各一。舌下腺可随下颌舌骨肌的运动上升或下降。此与此区相应的义齿舌侧基托边缘不应过长，否则舌运动时易将下颌全口义齿推起。

9.下颌隆突

下颌隆突位于下颌双侧双尖牙根部的舌侧，向舌侧隆起。下颌隆突个体差异显著，隆起程度不同，形状、大小也不等。表面覆盖的黏膜较薄，与之相应的基托组织应适当缓冲。过分突出的下颌隆突，其下方形成显著的倒凹，须施行手术铲除后再制作全口义齿。

10."p"切迹

"p"切迹位于下颌骨内缘，下颌舌骨嵴前方，是口底上升时的最高点。基托边缘应有相应的切迹。

11.下颌舌前嵴

下颌舌前嵴位于下颌中骨后部的后面，从第三磨牙斜向前磨牙区，由宽变窄。下颌舌骨嵴表面覆盖的黏膜较薄，其下方有不同程度的倒凹。覆盖此区的基托组织应适当缓冲，以免产生压痛。

12.舌侧翼缘区

舌侧翼缘区是与下颌全口义齿舌侧基托接触的部位，解剖标志从前向后包括舌系带、舌下腺、下颌舌骨肌、舌腭肌、翼内肌、咽上缩肌。舌侧翼缘区后部是下颌全口义齿固位的重要部位，此区基托应有足够的伸展。

13.磨牙后垫

磨牙后垫是位于下颌最后磨牙牙槽嵴远端的黏膜软垫，呈圆形或卵圆形，覆盖在磨牙后三角上，由疏松的结缔组织构成，其中含有黏液腺。磨牙后垫的前 1/3 或 1/2 处为下颌全口义齿后缘的边界。

三、无牙颌的分区

无牙颌被全口义齿基托覆盖的部分均由黏膜、黏膜下组织及骨组织构成。由于各部分的组织有差异，承受㕹力的能力不同，故全口义齿与各部位的接触关系也有所区别。牙颌依据其生理特点可分为主承托区、副承托区、边缘封闭区和缓冲区。

1.主承托区

主承托区是指上下颌牙槽嵴顶区以及除上颌硬区之外的硬腭水平部分。表面有高度角化的复层鳞状上皮，其下有致密的黏膜下层，能承受咀嚼压力，因此人造牙应排列在基托的牙槽嵴顶区。义齿基托因与主承托区黏膜紧密贴合。

2.副承托区

指上下颌牙槽嵴的唇颊侧和舌腭侧。副承托区与主承托区无明显界限。副承托区与唇颊的界限在口腔前庭黏膜反折线，与舌的界限在口底黏膜反折线。此区骨面有黏膜、黏膜下层、脂肪和腺体组织，下颌还有肌附着点和疏松的黏膜下组织。副承托区支持力较差，不能承受较大压力，只能协助主承托区承担咀嚼压力。义齿基托与副承托区黏膜也应紧密贴合。

3.边缘封闭区

指牙槽嵴黏膜与唇颊舌黏膜的反折线区和上颌后堤区、下颌磨牙后垫区。此区除后堤区外，黏膜下有大量的疏松结缔组织，不能承受义齿基托边缘的压力。但基托边缘必须与该区紧密贴合，才能产生良好的边缘封闭作用，阻止空气进入基托与其所覆盖的组织之间，从而形成负压和二者之间的吸附力，以保证义齿的固位。

第二节　全口义齿修复的基本要求

一、良好的固位

牙列缺失患者口内失去了赖以使义齿固位的天然牙，给义齿的固位带来了困难。但固位是全口义齿发挥功能的基础，没有良好的固位，就谈不上咀嚼食物、改善面容和发音。常规全口义齿的固位力来自下述几方面。

1.大气压力、吸附力

人类生活在大气之中，人体各部都受到 0.1MPa 的大气压力。由于已经适应，故无任何不适感。全口义齿戴在口中，义齿的磨光面同样受到大气压力的作用。基托与其覆盖的黏膜紧密贴合，基托边缘又有良好的封闭，在大气的作用下，两者之间形成负压，使义齿获得良好的固位。

基托受到的大气压力数值与基托面积的大小有关。据 Watt 报告，上下颌全口义齿的面积约为 23cm² 和 12cm²，故上颌全口义齿可受到大气的压力约为 23kg，下颌为 12kg，可以使义齿获得足够的固位力。全口义齿的基托、黏膜和其间的唾液，三者之间存在着分子吸引力，称为吸附力。唾液的质与量会影响吸附力的大小。唾液黏稠流动性小，有利于义齿的固位；唾液稀薄流动性大，不利于义齿的固位；唾液分泌过少也不利于义齿的固位。

2.唇颊舌的挟持力

戴在口中的全口义齿，外侧受唇颊肌肉运动向内的作用力，内侧受舌体运动向外的作用力，如果全口义齿的人造牙，处于唇颊肌肉运动向内的力与舌肌运动向外的力大体相等的位置，则有利于义齿的固位。基托的磨光面外形应呈凹面，唇颊舌肌作用在基托上时，能对义齿形成挟持力，使义齿更稳定。

3.良好的咬𬌗关系

正常人在作正常咬𬌗时，由于有上下自然牙的扣锁作用，下颌对上颌的位置关系是恒定的。全口义齿戴在患者口内时，上下颌人造牙列的扣锁关系也应该符合该患者上下颌的位置关系。如果义齿的咬𬌗关系与患者上下颌的颌位关系不一致，或上下人造牙列间的咬𬌗有早接触，会出现义齿的翘动，以致造成脱位。

人造牙应按一定的规律排列，形成合适的补偿曲线、横𬌗曲线。上下颌作正中咬𬌗时，𬌗面应均匀广泛地接触，前伸、侧𬌗运动时应达到平衡𬌗，才能有利于义齿的固位。

二、人造牙的颜色、大小和形态

人造牙的颜色、大小和形态应该与患者的年龄、肤色、性别及面型甚至体形相协调。皮肤黄年纪大的应配较暗的人造牙。根据人造牙的长宽比例不同，大致可分为方圆、椭圆和尖圆形供临床选择。此外，男性的上前牙切角应该接近直角，体现男性的阳刚之美，女性的上前牙切角则应该圆润，体现女性的温柔之美。

三、上前牙的位置与唇的关系

自然状态时，上前牙切缘应在上唇下 2～3mm 为宜，露的太多看起来不文雅，少则如无牙一样。还要注意上中切牙在上唇下两侧显露的多少要一致。六个上前牙切缘的大致连线应呈一凸向下的弧线，与微笑时的下唇曲线一致。

四、人造牙排列的对称性

两个上中切牙的交界线要与面部中线一致，从咬𬌗方向看，上前牙的弧形应与前牙区颌弓一致。传统的典型排牙法是按"理想𬌗"的形态总结出来的，对每个牙齿的近远中向、唇舌向、上下位置和转度都有严格的要求。如此排列的人造牙十分对称、规范，但显得呆板、无个性。参照患者的性别、个性、年龄等因素，在典型排牙法的基础上对前牙的排列做适当的调整。具体排法有模拟上中切牙内翻、外翻、部分重叠、舌向移位、"虎牙"、颈缘线上模拟龈萎缩、模拟切缘的增龄性磨耗，都可以使义齿看起来有明显的立体感，并富有个性。

五、衬托唇面部的丰满度

唇面部的丰满度与人的面下 1/3 高度、上前牙的排列位置、唇托厚度和肌肉的锻炼都有关系。

鼻底到颏底的距离叫面下 1/3 高度或垂直距离，是义齿衬托唇面部丰满度最重要的条件，应等于发际到眉间的距离，也等于眉间到鼻底的距离。

人造牙上前牙排列的唇舌向位置合适，唇基托有相应的厚度便可衬托上唇的丰满，否则上唇就会塌陷或过突。

一副好的全口义齿，通过咀嚼运动的锻炼，肌肉自身增强，可使面部充满活力。

第三节　无牙颌的口腔检查和修复前准备

一、口腔检查

全口义齿的修复效果取决于口腔本身的条件，所以修复前必须检查、了解患者的口腔状况，根据检查结果制定修复计划和设计方案。

（一）颌面部

检查患者面部有无畸形、缺损，左右是否对称，面下 1/3 高度与面长是否协调。侧面观面型属于直面型，凹面型还是凸面型。特别要注意上唇部的丰满度，上唇的长短是否左右相等，上唇运动时左右长短有无明显差别，因为上唇与排列上前牙有密切关系。同时也要检查下颌张闭口运动有无习惯性前伸和偏斜，颞下颌关节区有无疼痛、弹响、张口困难。

（二）牙槽嵴

检查拔牙伤口是否愈合。还要检查有无残根、骨尖、瘘管，下颌隆突或上颌结节是否过分突出。若有上述情况，需做外科处理。牙槽嵴的宽窄、高低也很重要，高而宽者修复效果比低而窄者的效果要好。

检查牙槽嵴形成的颌弓的形态，颌弓较大、较小还是适中。特别要检查上下颌弓的形状和大小是否协调，上下颌弓形状、大小的不协调会给排牙带来困难。

（三）上下颌弓的位置关系

下颌弓对上颌弓的位置关系分为前后左右的水平关系和上下的垂直关系。

水平位置关系重点要观察下颌弓对上颌弓在前后方向上的位置关系。上颌前突或下颌前突的颌位关系都会给排牙带来困难。

垂直位置关系上下牙槽嵴之间的距离称为颌间距离。颌间距离大者，容易排牙，但人造牙𬌗面离牙槽嵴顶较远，义齿稳定性差；颌间距离小者排牙较困难，常须磨改人造牙的盖嵴部，但义齿的稳定性较好。

（四）肌、系带附着的高低

牙槽嵴低平者，肌、系带附着点离牙槽嵴顶近，甚至与之平齐。当肌、系带运动时，易造成义齿脱位。

（五）舌的大小与位置

由于失去了牙列的限制，无牙𬌗患者舌体常常变大，舌运动时易影响义齿的稳定。待适应一段时间后才能恢复正常。在自然状态下，舌前部应在下前牙切缘之下。如果舌的位置不正常，处于后缩位，容易推动义齿脱位。

（六）旧义齿的使用情况

对于戴过全口义齿的患者，要询问其重做的原因和要求，特别要了解患者对原义齿有哪些不满意之处，以便做新义齿时克服原义齿的缺陷。当然还要检查原义齿是否将患者的口腔黏膜压伤，有无溃疡。如有，应先停戴旧义齿，并等待黏膜恢复正常后再制取印模。

（七）全身健康状况

了解全身健康状况对制作全口义齿也很重要。年老、体弱或有全身性疾病者，疼痛耐受性对义齿的适应能力都较差，义齿的制作应有更高的精确性。对有严重心脏病的患者，应注意操作的技巧，并尽量缩短就诊时间。对有肝炎等传染病的患者，医师应作好自身的防护工作。

二、修复前的准备

通过上述口腔检查发现患者有残根、骨尖、瘘管、过突的下颌隆突、过突的上颌结节时，需要施以外科手术治疗。

（一）残根

牙槽嵴上有残根者，应检查其松动度，牙根明显松动者应拔除；牙根稳固，经摄 X 线照片，骨吸收不超过 2/3 者，可做根管治疗保留牙根，其上做覆盖义齿。

（二）尖锐的骨尖、骨嵴和骨突

尖锐的骨尖、骨嵴，或形成了明显倒凹的骨突应先施以骨尖、骨突修整术。范围很小或不很显著的骨尖可不必修整，待义齿完成后，于相应的基托组织面适当缓冲即可。

（三）过分突向颊侧的上颌结节

上颌结节区对上颌全口义齿的固位很重要。但是上颌结节过分突向颊侧，形成了明显的倒凹，就会影响义齿的就位。尤其是两侧上颌结节都很突出，同时上颌前牙区牙槽嵴向唇侧突出时，义齿就无法就位，常须先修整过突的部分。两侧上颌结节都很突出者，可只修整较突的一侧，戴义齿时可采取旋转就位法，即先戴未修整上颌结节的一侧，再戴另一侧。有的上颌结节过分下垂，很接近下颌磨牙后垫，影响义齿后部基托的伸展，亦需先施以骨突修整术。

(四)过大的下颌隆突

下颌隆突过大，其下方形成明显的倒凹时，也须先做外科修整。

(五)附着过高的唇颊系带

唇或颊系带附着点过高，有的接近牙槽嵴顶甚至与之平齐，其相应的基托切迹处易影响基托边缘的封闭，不利于义齿的固位。

(六)过浅的唇颊沟

唇颊沟过浅者义齿固位差，常需施以唇颊沟加深术，但效果不很明显。近年来开展羟基磷石灰颗粒牙槽嵴加高术，已取得良好效果。

(七)增生的黏膜组织

曾戴过全口义齿的患者，如果原义齿不合适，基托边缘过长，以至形成游离状的增生性黏膜组织。制作新义齿前应先手术切除增生的黏膜组织，伤口愈合后再取印模。

第四节　全口义齿的制作

制作全口义齿需要十多个步骤，包括无牙颌的印模、灌制石膏模型、记录和转移颌位关系、选牙排牙、试排牙、蜡型完成、装盒、冲胶、填塑、打磨、抛光等，需要患者、临床医师及技术员通力合作，认真完成好每一步骤，才能完成一副满意的义齿。这十多个步骤中有4个步骤对全口义齿的影响最大，操作难度也大，因而成为关键性的步骤。它们就是印模和灌制模型、颌位关系的记录、排牙和基托外形。

一、印模和模型

准确的印模是制作出合适的修复体的基础，对全口义齿来说尤为重要，印模不准确，不仅影响全口义齿的固位，还会出现牙槽嵴多处压痛，甚至导致义齿失败。

(一)全口义齿印模要求

(1)印模应完整，尤其注意上颌结节区和下颌舌翼区是否完整。表面应光滑无气泡。

(2)印模要准确反映功能状态的无牙颌形态，系带和腭皱的纹路要清晰。

(3)印模应有适当的弹性，从口内取出后不产生形变。

(二)全口义齿印模的方法及注意事项

1.选用合适的托盘

首先必须了解基托应覆盖的范围。唇(颊)、舌侧应达到黏膜转折处；上颌基托应盖过上颌结节，后缘盖过腭小凹；下颌基托后缘盖过磨牙后垫的1/2～2/3，舌侧后缘应伸展至舌翼区后部。经常容易忽略的是上颌结节颊侧、下颌舌翼区后缘和下颌磨牙后垫，此区在防止义齿水平移位和保证边缘封闭中起着重要作用。因此取印模时一定要将其范围覆盖。选择托盘时，托盘距牙槽嵴应有3～5mm的距离。托盘边缘不够长，可用蜡片加长，并在口内调整边缘形态，形成系带切迹。也可用旧义齿作托盘取印模，不够之处用蜡进行修整。在没有合适的无牙颌托盘及旧义齿时，应制作个别托盘。

2.印模方法

根据印模的次数分为一次印模和二次印模，根据印模的精确度可分为初印模和终印模。临床常用的二次印模法是先制取初印模，灌制石膏模型，划出边缘线，再在其上用自凝塑料形成基托，加柄形成个别托盘，然后制取终印模。

3.印模时的注意事项

(1)去除黏稠的唾液，黏稠的唾液可使材料与口腔黏膜不能很好的贴合，影响印模的精确度，致使义齿组织面不密合，吸附力降低，导致固位不良。取模前应用清水漱口。

(2)取模过程中保持稳定，患者上身接近直立，头及后背靠稳，医生的手要有稳定的支点，压力均匀。取上颌时，将盛好印模材料的托盘放入口中，对准牙槽嵴半就位。然后嘱患者减小张口度，随即完全就位并做肌功能修整，尤其注意唇系带的修整。取下颌时将盛好印模材料的托盘放入口内，对准牙槽嵴半就位，嘱患者抬舌后，半张口放松下颌，医生顺势将托盘就位，随即嘱患者伸舌，左右活动后退回，同时做唇颊肌功能修整。

4.检查印模和及时灌注

印模取出后应仔细检查是否覆盖的基托所需区域，颊舌边缘是否过长，有无气孔缺陷及边缘与托盘是后分离。工作区印模必须有托盘支持，尤其是磨牙后垫及舌翼区，不够长者应重取。取模后应及时灌注石膏模型，以免放置过久而变形。不能及时灌注者应将印模放入等渗液中，但不宜过久，只有硅橡胶二次取模的印模可延期灌注。

5.模型的修整

石膏模型表面应完整、清晰，底面修整后要平，底座高度应为工作部分的 1/2。

(1)在模型的唇颊舌侧黏膜反折线画出基托边缘线，上颌后界在腭小凹后 2mm，下颌在磨牙后垫的前 1/3 处。

(2)在两侧上颌切迹间画一连线，通过腭小凹后 2mm。用刻刀沿此线形成后堤区刻沟，深约 2mm，向前宽约 5mm，向两侧和向前扩展并逐渐变浅。

二、颌位关系的记录与转移

天然牙列存在时，上下颌的关系依赖上下牙列尖窝交错的接触而得到保存。一旦上下牙列或单颌牙列缺失，常出现习惯性下颌前伸，下唇移至上唇的前面，上唇明显塌陷，唇部皮肤显露出放射状皱纹，有的口角下垂，面部下 1/3 变短，鼻唇沟加深，颏唇沟变浅，患者呈现苍老面容。装配义齿应尽量恢复拔牙前面容，最重要的就是要求恢复髁突在关节凹中的生理后位和合适的面下 1/3 高度。前者即水平颌位关系，后者即垂直颌位关系。

(一)颌位关系的确定

1.确定下颌的上下位置(垂直距离)

下颌的上下位置体现在上下牙槽嵴之间的距离，此距离在口内不易测量，可通过面下 1/3 的长度间接测量。正常人在牙尖交错位时鼻底至颏底的距离叫咬𬌗位垂直距离，下颌在休息位时叫休息位垂直距离。二者之差即为牙𬌗间空隙的数值，全牙列缺失后无法测量咬𬌗的垂直距离，但可先测量休息位的垂直距离，减去𬌗间空隙即为咬𬌗位垂直距离。确定了咬殆位的垂直距离也就是确定了上下牙槽嵴之间的距离，确定了将要制作的全口义齿的高度。准确确定垂直距离，戴入全口义齿后面下 1/3 的高度与面形成协调、自然，符合该患者的生理特点。测量垂直距离时患者应正坐，平视前方，颌面部放松；Willis 尺要与头的长轴一致，避免前后、左右倾斜；每次测量时与鼻底与翅底皮肤接触的松紧程度要一致。

2.确定下颌的水平位置

确定下颌的水平位置关系是指下颌的前后、左右的位置，此位置就是指失牙前的牙尖交错位，也有人认为是指正中关系位。不过一般认为在牙尖交错位建殆是最适位，在正中关系位或在正中关系与牙尖交错位之间建殆是可适位。

3.下颌的上下位置与水平位置之间的关系

为无牙殆确定的牙尖错位(正中殆位)既包括了下颌的上下位置，也包含了下颌的水平位置，二者相互关联，互为依存。可以同时确定，也可以先确定垂直距离，后确定水平位置。正确的殆位关系是全口义齿成功的关键。

(二)颌位关系的记录

记录颌位关系主要借助殆托在口内完成。

1.制作上颌蜡基托

殆托包括基托和殆堤两部分。

(1)制作上颌蜡基托：用烤软的蜡片铺在模型上，沿基托边缘线切去多余的部分。腭侧埋入一烧热的金属丝(可用曲别针改形)以增加其强度。蜡基托放在口内检查，要求其与黏膜密贴，边缘与黏膜反折线一致，系带区让开。用左右手的食指放在后牙区蜡基托上检查其平稳度，若有翘动，表明模型欠准确(应先排除蜡基托与模型不密贴的原因)，应重新取模。达到要求的蜡基托在口内应有一定的固位力，上颌蜡基托不脱落。牙槽嵴低平者可用自凝塑料基托以增加其在口内稳定性。

(2)制作上颌蜡殆：堤取一段烧软的蜡条，弯成马蹄形粘于蜡基托的牙槽嵴顶部，引入口中，趁蜡堤还软时以殆平面规按压其表面形成殆平面。也可事先预制上殆堤，将其戴在口内检查调改，要求从正面看殆堤平面应位于上唇下 2mm，并与口角连线平行；从侧面看殆堤平面应与鼻翼耳屏连线平行。

蜡殆堤是暂时替代未来的人工牙列的，故其高度、长度应根据患者的模型而定。如牙槽嵴丰满者，殆堤不宜高，牙槽嵴低平者殆堤要高；模型大者殆堤长，模型小者殆堤要短。无论模型大小，殆堤两端应距两侧上颌切迹有约 1cm 的距离。殆堤过宽、过窄、过长均会影响颌位关系的确定。

2.下颌殆托的制作及正中关系记录

下颌暂基托及殆堤的基本制作方法同上颌。确定下殆堤的高度和位置也就是确定垂直距离和正中关系的过程。有两种方法：

(1)确定下殆托高度的同时取得正中关系位记录：上殆托就位于口中，嘱患者将口张小引起，练习用舌尖卷向上舔抵蜡球并咬殆至合适垂直距离，冲入冷水，取出上下殆托浸泡于凉水中数分钟，消除殆堤多余的蜡后，将上下殆托分别引入口中就位，反复做舔蜡球和咬殆动作无误为止。

(2)先修改预制的下殆托的高度，然后取得正中关系位记录修整后的上殆托就位于口中，下殆托就位后以手指扶住，嘱轻轻咬殆，修去过高处，一直修减到比合适的下殆托高度略低些，将烤软的蜡片贴附于下殆托上引入口中就位，利用卷舌舔蜡球或做吞咽咬殆结合轻推下颌法，嘱咬殆达到合适的垂直距离为止。

3.检查垂直距离

依靠面形观察的方法确定垂直距离：天然牙列存在时，面下 1/3 的高度与面部长度比例协调，看起来自然、和谐。为无牙颌患者确定垂直距离时，若观察到患者的面下 1/3 高度与面部长度比例协调，就说明此时的垂直距离正确；如果面下 1/3 高度与面部长度比例不协调，则说明垂直距离过低或过高了。这种观察能力要靠平时的训练，经常注意观察不同面形的人应具有的面下 1/3 高度，就可以积累丰富的经验。观察时有一个重要的参考指标，可有助于判断，即咬殆位时上下唇应轻轻接触，休息位时上下唇微微地分开。此外还可以参考鼻唇沟的深浅，帮助判断垂直距离是否合适。

4.检查正中颌位关系

记录垂直距离的同时实际上也记录了水平颌位关系，只是在记录垂直距离时，有的患者常常不自主地作了下颌前伸或侧向咬殆动作，这就造成了错误的水平颌位关系记录。因此，在记录了垂直距离之后，要认真地检查水平颌位关系正确与否。检查的方法较多，如肌监控仪的检查较科学，但需要有设备，临床操作也较麻烦。比较实用而可靠的方法如下：

(1)扪测颞肌法：术者双手放在患者的两侧颞部，让患者作咬殆动作。如果两侧颞肌收缩有力，且左右肌力一致，说明下颌没有前伸，也没有偏向一侧。如果收缩无力，表明下颌有前伸。若左右肌力不一致，说明下颌有偏斜(偏向有力的一侧)。

(2)扪测髁突动度法：术者站在患者的前方，双手小指放在患者两侧外耳道中，指腹紧贴外耳道前壁，让患者作咬殆动作。如果指腹能感觉到髁突向后的冲击力，且左右两侧冲击力大小一致，说明下颌没有前伸，亦无偏斜。若冲击力不明显，说明下颌有前伸。若冲击力不一致，说明下颌有偏斜(偏向冲击力强的一侧)。

(3)面形观察法：在上述检查的基础上，医师应观察患者的侧貌以帮助判断下颌有无前伸。医师为患者诊治的过程中应注意患者在自然状态下的侧貌轮廓，特别要注意下颌与面中部的前后位置关系。记录垂直距离后，如果从患者的侧面看，下颌的前后位置无变化，说明下颌无前伸。若发现下颌较自然状态时偏前了，表明下颌有前伸。观察侧貌轮廓的能力也要在平时的训练中获得。

(4)引导下颌回到正确位置的方法：通过上述方法如果发现患者有下颌前伸现象，而患者自己又无法纠正时，可用下述方法纠正：如边发"2"音边作咬殆动作；边咽唾液边作咬殆动作。如果各种办法均无效时，可让患者反复作咬殆动作，约 5~10min，可使前伸肌疲劳，下颌即可回到正确的咬殆位置上。

通过检查若发现颌位记录不正确，则应修改原来的咬殆记录。即将下颌蜡殆堤：取一段烧软的蜡条用热蜡匙烫软，放口内让患者再次咬殆，使之与上颌蜡殆堤：取一段烧软的蜡条重新对合并达到正确位置。

(5)歌德弓描绘法：利用颌位测定器描绘歌德弓(gothic arch)形图案，是传统的确定颌位关系的有效方法。具体方法如下：

在上下殆托前部各固定一个伸出口外的水平杆，上颌水平杆前端固定一个垂直的描绘针，下颌水平杆固定一个与针相对的水平描绘板，上下𬌗托戴在口内作咬𬌗动作时，描绘针的下端恰好与描绘板的上表面接触。描绘板上面熏一层黑烟或涂一层蜡，下颌随意反复作前伸和左右侧向运动时，针即在板上描绘出若干条交汇于一点的斜线、弧线。当针处于斜线、弧线的交汇点(歌德弓顶点)时，下颌位即位于正中关系位(髁状突在关节凹内的后退位)。此方法效果十分肯定，但操作较复杂，且伸出口外的描绘针和描绘板稳定性差，因此临床工作中一般不用，只是在实验室使用。不过近年来此方法不断改进，由口外法改为口内法，即描绘针固定于上𬌗托的腭侧，描绘板固定于盖过舌体的下𬌗堤上，提高了针和板的稳定性，已在一些国家的临床上推广使用，保证了颌位关系的准确记录。

5.检查蜡𬌗堤的咬𬌗平衡

为无牙颌患者记录颌位关系时，上下颌牙槽嵴之间的距离与上下𬌗托的高度是一致的。由于牙槽各部位的拔牙创口愈合情况和吸收程度不同，各牙位处上下牙槽嵴之间的距离也不相同，因此记录颌位关系时还应检查各部位上下𬌗托的高度是否与该部位上下牙槽嵴间的距离一致。如果两者不一致，也属于颌位关系记录的误差，这样完成的全口义齿便会出现咬𬌗翘动，需要花大力气调𬌗，误差严重者还可导致义齿修复的失败。下列三种方法是检查蜡𬌗堤咬𬌗平衡行之有效的方法。

(1)检查上𬌗手托的平稳度：上下𬌗托戴在口内，医师用拇指和示指放在上𬌗托两侧前磨牙区的颊侧，让患者作咬𬌗动作。医师若感到上𬌗托很平稳，无翘动，表明各部位上下𬌗堤的接触很均匀。如果感到上𬌗托有前后或左右翘动，表明有的部位上下𬌗堤高度大于该区上下牙槽嵴之间的距离，而有的部位上下𬌗堤高度又小于该区上下牙槽嵴之间的距离。需要重新调整下𬌗堤各部位的高度，直至咬𬌗时上𬌗托无翘动为止。

(2)检查两侧的𬌗力：用两段咬𬌗纸分别放在两侧后牙区上下𬌗堤之间，让患者咬紧，医师向口外方向拉咬𬌗纸。若两侧的咬𬌗纸都拉不动，说明两侧𬌗力相等；若一侧咬𬌗纸可被拉出，说明该侧上下𬌗堤的高度小于该区上下牙槽嵴之间的距离，要重新调整下𬌗堤各部位的高度。

(3)检查蜡基托的密合度：患者戴上下𬌗托作正中咬𬌗时，不仅要求上下𬌗堤表面应紧密接触，还要求蜡基托与相应部位的黏膜也是紧密接触。检查方法是：医师用镊子分别先后插入上下𬌗堤颊侧上下摇动，无动度时表明两者紧密接触，有动度时说明蜡基托与其所覆盖的黏膜之间有缝隙。其原因仍是因上下蜡𬌗堤的高度与上下牙槽嵴之间的距离不一致，也需要调整下颌蜡𬌗堤的高度，使蜡基托与所覆盖的黏膜完全接触。

上述三项检查都是检查蜡𬌗堤咬𬌗平衡，即各部位上下蜡𬌗托的高度应与该区的上下牙槽嵴之间的距离完全一致。三项检查中任何一项不合要求，另两项检查也一定不合要求，都要认真重新调整。调整的原则是上颌蜡𬌗堤不变，只将下颌蜡𬌗堤过低处加高，过高处降低。具体操作时则不必去寻找过高处或过低处，只要将整个下𬌗堤烫软后放入口内让患者重新咬𬌗，即可调整到合适的高度。相差较大者需要重复上述操作2或3次才能达到目的。只要垂直距离合适，下颌没有前伸和偏斜，上述三项检查合格，制成全口义齿后即可达到良好的正中咬𬌗平衡。

（三）颌位关系的转移

1.𬌗架

（1）𬌗架又称咬𬌗器，是模拟人体的上下颌和颞颌关节，用来制作全口义齿和局部义齿的必备器械，它能固定患者的口腔模型并保持该患者的颌位关系，以便在口外进行排牙、调𬌗等工序。铰链式𬌗架只能模拟人的开闭口运动，半可调及可调式𬌗架还可以模拟下颌的前伸和侧方运动，而且可通过面弓将上颌与颞颌关节的位置关系准确地转移到𬌗架上。

（2）𬌗架使用前的检查：上颌体应开闭自如，前后、侧向滑动灵活而无轴向摆动。前伸髁道斜度在25°或30°，髁球紧靠髁槽前端，锁好正中锁。侧向髁道斜度调在15°，切针上刻线与上颌体上缘平齐，下端与切导盘中央接触。切导斜度调在2°或15°。上下架环分别与上下颌体密贴而不松动。

2.转移颌位关系的方法

先借助面弓将上颌与颞颌关节的关系转移到𬌗架上，固定上颌模型与髁球间的位置关系；然后借助𬌗托转移下颌对上颌的关系，在𬌗架上固定下颌模型对上颌模型的位置关系。

颌位关系转移完毕，应将上下𬌗托重新放在口内复查颌位关系，若发现颌位关系有误差应及时调整。最后在蜡堤的唇面刻出中线、唇高线、唇低线和口角线，便于排牙参考。

三、排牙

全口义齿的排牙首先与义齿的固位有关，其次才是与功能、美观、发音有关。从固位的角度看，排牙既要遵循机械力学原则又要注意生物力学原则。从美观考虑，排牙要遵循个性排牙原则。

（一）机械力学原则

1.𬌗平面应平分颌间距离

基底面积相同的物体，高的比低的稳定性差。同理，人工牙𬌗面离牙槽嵴远者稳定性也差。因此𬌗平面应平分颌间距离，使人工牙𬌗面离上下牙槽嵴大致相等，既有利于上颌固位也有利于下颌固位。对下颌牙槽嵴低平的病例𬌗平面有意下降少许以利于下颌义齿的固位。

2.人工牙尽量排在牙槽嵴顶

全口义齿受咀嚼压力后，𬌗面与食物接触为力点，牙槽嵴顶为支点。如果人工牙排在牙槽嵴顶，力点与支点在一条垂直线上，义齿受到挤压力不会出现撬动。但人工牙如果排在牙槽嵴顶的颊侧，力点偏离了支点的垂线，就会出现力矩，义齿就会出现翘动的趋势。而且人工牙愈偏向唇颊愈不利于义齿的固位。

3.前牙应避免深覆𬌗

前牙深覆𬌗即切道斜度大，需要牙尖斜度也大的人工牙配合才能达到平衡。但牙尖斜度大，产生的侧向力也大，不利于义齿的固位。若排成浅覆𬌗，切道斜度小，需要的牙尖斜度也小，产生的侧向力不大有利于义齿固位。

4.后牙排好两个𬌗曲线

只有排好曲度适当的纵𬌗曲线和横𬌗曲线，获得良好的正中、前伸和侧方𬌗平衡才能有利于义齿的固位。

(二)生物力学原则

1.人工牙排在"中性区"

全口牙缺失后,口内有一个潜在的间隙叫"中性区",如果人工牙排在中性区,行使咀嚼功能时舌作用在义齿上向外的力与唇颊作用在义齿上向内的力相互抵消,有利于义齿的固位稳定,也有利于唇颊的丰满度。如果人工牙偏颊或偏舌,则唇颊舌的肌力不平衡,可导致义齿脱位。由于拔牙后上颌骨向内上吸收,原天然牙位于无牙颌牙槽嵴的唇侧。因此上颌人工牙可排在牙槽嵴之唇颊侧。下颌拔牙后,下颌骨向外下方向吸收,故下颌人工牙则可排在牙槽嵴之舌侧,但其程度要掌握适当。

2.按解剖标志拔牙

天然牙的位置与口内有关解剖标志都有一定的关系,而且有的二者之间距离有一常数,若能参考这些解剖标志排牙,就可以使人工牙的位置接近原来的天然牙位置,有利于义齿固位。如:上颌切牙切缘距切牙乳突前缘的水平距离为8~10mm;上颌结节应位于上颌第二磨牙之后;上颌中切牙切缘至上颌前庭沟底约22mm;下前牙切缘至下颌前庭沟约18mm;下切牙切缘与下唇上缘平齐;𬌗平面低于舌的侧缘1~2mm;磨牙后垫的上下1/2与𬌗平面平齐,下颌后牙舌尖位于由磨牙后垫颊舌缘与下尖牙近中面所构成的三角内。

(三)个性排牙法

1.个性排牙法的含意

前述的典型排牙法最大特点是左右侧同名牙按照严格的标准对称排列,完成的上下牙列很接近"理想𬌗"。结果不管患者的年龄、性别、职业、面部特征,都有一口洁白整齐的牙齿,使人一眼就看出此人戴的是假牙,因此就谈不上美了。戴在口中的牙齿除了比较整齐外,还要自然、协调、逼真,这就要参考患者的性别、个性、年龄等因素,在典型排牙法的基础上对前牙排列做适当的调整,模拟天然牙列中前牙某些不整齐的状态。如果制成的牙齿戴在患者口内,别人很难看出他是戴着假牙。这种排牙法就叫个性排牙法。

2.个别牙位的调整

天然牙的前牙并不都是整整齐齐的排列着。常可见上中切牙内翻、外翻,两个中切牙或中切牙与侧切牙间部分重叠,尖牙颈部过突或牙尖唇向;下中切牙外翻、唇移位,相互重叠,侧切牙舌移位等。

3.颈缘线和切缘的调整

随着年龄的增长,牙周组织渐渐萎缩、牙龈位置降低,牙颈部暴露部分增多。因此,全口牙齿老年人的牙龈位置应该降低。中年以后自然牙的牙面、切缘磨损日趋明显。全口义齿前牙切缘亦有相应的磨耗才能与患者的年龄相符。

4.唇面、切角、牙弓形的调整

女性切牙应有一定突度的唇面、圆钝的切角、圆润柔和的牙列弓形及明显的笑线,而男性患者上前牙唇面较平坦,切角应接近直角,牙列弓形近似方形。

(四)全口义齿平衡𬌗

是指全口义齿的患者在做正中、前伸和侧方𬌗运动时,上下颌相关的人工牙都能同时接触的𬌗关系。全口义齿是靠大气压力和吸附力固位的,全口义齿达到平衡转可以对抗破坏义齿基托边缘封闭的力,有利于义齿的固位并使之获得良好的咀嚼效能。未达到平衡𬌗者,不仅影响义齿的固位，降低咀嚼效能，还会因基托下黏膜承受的压力不均匀而产生压痛、压伤，甚至加速牙槽嵴的吸收。因此，平衡𬌗对全口义齿的修复有重要意义。

1.平衡𬌗的分类

(1)正中平衡𬌗：下颌在正中颌位时，上下颌人工牙间具有最大面积的均匀接触而无𬌗干扰。

(2)前伸平衡𬌗：下颌在前伸运动过程中，相关的人工牙同时都有咬𬌗接触而无𬌗障碍。

(3)侧方平衡𬌗：下颌做侧方𬌗运动中，工作侧上下后牙呈同名尖接触，平衡侧后牙呈异名尖接触，下颌回到正中𬌗的接触过程中一直保持后牙间的均匀接触，这是单侧咀嚼的侧方平衡。

2.前伸平衡𬌗理论

Gysi 提出的同心圆关系学说：认为髁道、切道和牙尖工作斜面均为同心圆上的一段截弧就称为平衡𬌗，并依此设计了𬌗架。有关前伸平衡𬌗的学说如今仍在指导排牙和选磨。主要内容有五因素十定律。

(1)髁道斜度：为髁槽与水平面的交角，前伸𬌗关系记录将髁道斜度转移到𬌗架上。

(2)切导斜度：为切导盘与水平面的交角。下颌做前伸运动时，下前牙切缘沿着上前牙舌面向前下方滑动的轨迹叫切道，切道与眶耳平面的交角叫切道斜度。切道斜度与切导斜度两者并不相等，而是成正比关系。切导斜度一般为 0°～30°。

(3)补偿曲线曲度：全口义齿上颌后牙颊尖的连线叫补偿曲线，该曲线半径的倒数叫补偿曲线曲度。

(4)牙尖斜度：人工牙牙尖斜面与尖底的交角叫牙尖斜度，它是人工牙的固有斜度，与牙长轴方向无关。

(5)定位平面斜度：通过上颌中切牙近切角与两侧上颌第二磨牙远颊尖的假想平面叫定位平面。定位平面与水平面的交角叫定位平面斜度。它是在排牙时与补偿曲线同时形成的。

上述五因素中，髁道斜度是由人体测得的髁道斜度转移到𬌗架上的，一般不能随意改变。其余四因素可人为调整，使之与髁道斜度相适应以达到前伸平衡。

根据同心圆原理，可知五因素之间的关系：髁道斜度和切导斜度间为反变关系，补偿曲线曲度、牙尖斜度和定位平面斜度为反变关系，而髁道斜度或切导斜度与其余任一因素都是正变关系。

3.侧𬌗平衡

(1)侧𬌗运动的特点：下颌做侧𬌗运动时，工作侧髁状突基本上是转动，很少滑动，故其侧向髁道斜度可看作 0°；而平衡侧的髁状突则向前下内滑动，其侧向髁道斜度大小与该侧的前伸髁道斜度有关。

若平衡侧的侧向髁道斜面、后牙的侧向牙尖工作斜面和切导斜面三者均恰为同心圆上的一段截弧时，即可获得侧𬌗平衡，此同心圆的圆心在工作侧的上后方。要达到侧𬌗平衡，通常是通过调整横𬌗曲线(实质是侧向牙尖工作斜面斜度)来获得。

(2)与侧𬌗平衡相关的因素。

1)与前伸平衡𬌗有关的因素：如髁道斜度、切导斜度、牙尖斜度、补偿曲线曲度、定位平面斜度均与侧𬌗平衡有关。

2) 切导侧斜度：是指𬌗架的上颌体做侧𬌗运动时，切针尖端沿切导盘滑动的轨迹与水平面间的夹角。

3) 侧向牙尖工作斜面斜度：后牙牙尖的颊舌斜面与水平面的交角叫侧向牙尖工作斜面斜度。工作侧指上后牙颊舌尖的舌斜面和下后牙颊舌尖的颊斜面；平衡侧指上后牙舌尖的颊斜面和下后牙颊尖的舌斜面。

4) 横𬌗曲线曲度：上颌同名磨牙颊舌尖联成的弧线。横𬌗曲线的弯曲程度叫横𬌗曲线曲度。

4. 平衡𬌗理论的应用

全口义齿排牙达到正中平衡后，要通过调整牙的倾斜度和高度来达到前伸和侧𬌗平衡。调整前伸和侧𬌗平衡可按下列原则进行。

(1) 髁道斜度：大者应有较大的补偿曲线曲度和横𬌗曲线曲度与之配合；反之，髁道斜度小者应有较小的补偿曲线曲度和横𬌗曲线曲度与之配合。

(2) 前伸𬌗时上下前牙接触，后牙不接触说明牙尖工作斜面斜度过小或切道斜度相对过大。这时可加大补偿曲线曲度，即加大牙长轴的近远中倾斜度和高度。也可减小切导斜度，即减小前牙覆𬌗或加大前牙覆盖。

(3) 前伸𬌗时，上下前牙无接触，后牙有接触说明牙尖工作斜面过大或切道斜度相对过小。这时可减小补偿曲线曲度即减小牙长轴的近远中向倾斜度和高度。也可加大前牙覆将或减小前牙覆盖。

(4) 侧𬌗时，工作侧早接触，平衡侧无接触说明横𬌗曲线曲度过小。调整时应加大横𬌗曲线曲度，即加大后牙长轴颊舌向的倾斜度。

(5) 侧𬌗时，工作侧无接触，平衡侧早接触说明横𬌗曲线曲度过大。调整时应减小横𬌗曲线曲度，即减小后牙长轴颊舌向的倾斜度。

(6) 调整前伸、侧𬌗平衡：主要是改变牙长轴的倾斜度和牙位的高低，也不排除对个别牙尖斜面的磨改。

平衡𬌗原理是制作全口义齿的理论指导，还需反复实践，总结经验，才能做到应用自如。

四、基托外形

1. 基托大小

设计基托大小的原则是不影响周围软组织正常活动的情况下基托边缘应充分伸展。基托面积大可以增加基托与黏膜间的空气负压和吸附力，有利于固位。但临床常见基托边缘过长而影响固位，当然过短也会影响固位，特别是上颌结节颊侧和舌侧翼缘区常被忽略。具体范围是：唇颊侧止于齿槽嵴黏膜与唇颊黏膜的反折线，上颌后缘止于双侧翼上颌切迹通过腭小凹后 2mm 的连线，下颌舌侧止于口底黏膜与齿槽黏膜反折线，下颌后缘止于磨牙后垫的前 1/3 或 1/2，唇颊舌系带处要让开。

2. 基托形态

基托边缘应比基托略厚且呈圆钝状，才能获得良好的边缘封闭，即使肌运动状态空气也不易进入封闭区。如果边缘薄而锐，肌运动时空气便会进入封闭区，破坏固位。

基托磨光面应呈凹形，有利于发挥唇颊舌肌对义齿的固位作用。若过分凹下，虽有利于固位，但影响自洁作用，尤其是下颌两侧颊翼缘区，黏着的食物不易清除。

3.基托的厚度

一般是 1.5～2mm，既有一定的强度又要舒适。若患者的前庭沟、颊间隙较宽，可适当加厚该区的基托，使其与黏膜接触。但下颌唇侧及前磨牙区颊侧切忌基托过厚，以免唇颊肌运动时影响义齿的固位。

使用钛或钛合金制作全口义齿的基托，可使厚度降至 0.5mm，更加舒适，重量轻，而且避免了基托的折断。

第五节　全口义齿的初戴

一、义齿的查对和检查

首先要核对病历和义齿制作卡上的患者姓名，再核对全口义齿组织面的形态和患者颌弓的大小和形状，核对无误后检查义齿表面有无石膏残渣，组织面有无塑料小瘤，基托边缘有无锐利之处等。若有上述情况应先清除或修改，还要检查有无因牙槽嵴过突造成的唇颊基托倒凹过大之处，若有，应磨改该处基托的组织面，否则会影响义齿的就位，或就位时会擦伤黏膜。

二、义齿就位

无牙颌口腔因口内无余留牙，故全口义齿一般都能顺利就位。少数不能就位者多因基托局部有明显的倒凹，其边缘受过突的唇颊侧牙槽嵴阻挡所致，需磨改后才能就位。磨改的程度要细心观察而定，以免磨除过多，影响义齿的固位。常见的部位是上颌结节和上下前牙区唇侧。如遇双侧上颌结节都很丰满者，可磨除义齿一侧相应部位的基托边缘，戴义齿时先戴倒凹大的一侧，稍作旋转即可将另一侧顺利就位。

临床还可见到取模时因下颌磨牙后垫或颊侧翼区受压过重致使该区基托组织面过分压迫相应的软组织，造成下颌义齿不能就位的病例。检查清楚后，只要适当缓冲该区组织面便可完全就位。

三、义齿就位后的检查

(一)检查义齿是否平稳

义齿就位后要检查义齿是否平稳。检查时双手的食指分别放在两侧的前磨牙𬌗面，左右交替向下压，如上颌义齿左右翘动，常由于硬区相应的基托组织面未作缓冲引起；如出现下颌义齿左右翘动，多因外斜嵴区、下颌舌隆突区基托组织面未作缓冲之帮。经过适当组织翘动仍不消失，要考虑基托制作过程中发生变形或印模、模型不准。

(二)检查基托边缘和磨光面形态

基托边缘过长、过短都会影响义齿的固位。过长的部分压迫软组织易引起疼痛，还会受唇颊舌肌运动的影响而破坏固位，应该磨去过长的部分。基托边缘过短，减少了基托与黏膜的接触面积，也影响了边缘封闭，不利于义齿的固位，常见于上颌义齿的颊侧翼缘区后部和下颌义齿舌侧翼缘区的后部。基托边缘过长或过短都与印模不够精确有关。过长的部分可以磨改，过短的部分可以用自凝基托塑料延长。

基托的磨光面应呈凹形，有利于唇颊舌肌对义齿的挟持作用，加强义齿的固位。如果呈凸形，唇颊舌肌运动时义齿将受到破坏义齿固位的力，需磨改其过凸的部位。但磨光面的凹度不可过分，否则容易积存黏性食物，不易自洁，尤其是下颌的颊侧翼缘区。

(三)检查颌位关系

上下颌全口义齿在口内分别就位，检查了平稳度、基托边缘和磨光面之后，重点要检查颌位关系。患者戴上下颌全口义齿作咬𬌗动作时，如果上下牙列咬𬌗良好，如同在𬌗架上完成排牙时的状态一样，而且反复咬𬌗位置恒定，表明颌位关系正确。如果出现下列现象，则表明颌位关系不正确。

1.下颌义齿后退

上下前牙间呈水平开𬌗状，上下后牙间呈尖对尖接触，垂直距离增高，表明下颌全口义齿与上颌全口义齿相比呈后退状。原因是确定颌位关系时患者下颌在前伸位置做了咬𬌗动作，且又未被医师发现和纠正。依靠这种前伸状态的蜡𬌗堤咬𬌗记录转移颌位关系于𬌗架下，完成的义齿让患者戴用时，下颌又回到了正确的位置，于是就会出现下颌(与上颌义齿相比)后退的现象。

如果后退的范围小，适当磨改后牙牙尖，义齿还可以使用。若后退范围较大，则必须重做。可以上下颌义齿全部重做，也可以只重做上颌义齿或重做下颌义齿，要根据具体情况而定，主要是依据牙列与牙槽嵴的关系，确定重做下颌还是下颌义齿。

2.下颌义齿偏斜

上下牙列中线不一致，一侧后牙呈对刃𬌗或反𬌗，另一侧呈深覆盖𬌗，表明下颌偏斜。原因是确定颌位关系时，患者的下颌在偏向一侧的位置做了咬𬌗动作。戴义齿时，下颌回到正中的位置，与上颌义齿牙列相比呈现出偏向另一侧的现象。出现下颌偏斜现象应重做义齿，或全部重做或只做上颌义齿或下颌义齿。

下颌义齿偏斜也有假象，可因某牙位咬𬌗时有疼痛所致。待消除疼痛原因后，偏斜也随之消失。此外，下颌义齿后退者常伴有下颌义齿偏斜。

3.义齿前牙开𬌗

戴义齿咬𬌗时上下后牙接触而前牙不接触。原因是蜡咬𬌗记录有误，或上架过程中移动了咬𬌗记录，致使𬌗架上后牙区的颌间距离大于口内后牙区的颌间距离。处理方法只有重做。

义齿前牙开𬌗也应鉴别有无假性开𬌗，外斜嵴区或磨牙后垫区基托组织面与黏膜间接触过紧也可形成开𬌗。有时上下磨牙远中基托过厚，上下之间形成早接触，也是造成假性开𬌗的原因。只要找准位置，经适当缓冲或磨改即可纠正假性开𬌗现象。

(四)检查咬𬌗关系

颌位关系与咬𬌗关系似乎是一回事，但又有所区别。颌位关系正确只表明记录颌位关系时下颌没有前伸或偏向一侧的咬𬌗动作，咬𬌗关系良好是指上、下蜡𬌗记录各部位的高度与口内相应各部分颌间距离协调一致，义齿在口内咬𬌗时上下牙列𬌗面达到广泛密切的接触。只有在颌位关系正确的基础上才能获得良好的咬𬌗关系，但颌位关系正确也可能出现咬𬌗关系不良，而颌位关系不正确就不可能获得良好的咬𬌗关系。

检查的方法是用两段咬𬌗纸分别放在两侧上下牙列之间，让患者做正中咬𬌗，上下接触紧密的部位𬌗面便出现着色点，颜色的深浅也表示接触的紧密程度。依据牙列𬌗面蓝色的深浅和分布便可判断咬𬌗的接触状况。若各牙的𬌗面均有蓝点，表明已达到广泛的接触。

咬𬌗关系不良可能有几种现象：个别牙早接触。前部牙接触紧密，后部牙接触不紧密或无接触。前部牙不接触或接触不紧密，后牙接触紧密。一侧牙接触紧密而另一侧牙接触不紧密或无接触。

义齿咬𬌗关系不良者可通过磨改早接触点，或磨改高尖和加高低𬌗的方法纠正。

正中咬𬌗关系检查调磨完成后，再检查左右侧𬌗和前伸𬌗的𬌗关系。最好能有红、蓝两种颜色的咬𬌗纸，红色印迹表示下颌向一侧运动(工作侧)时的上下牙接触状况，蓝色印迹表示下颌向另一侧运动(平衡侧)时的上下牙接触状况。

第十章　口腔颌面部软硬组织缺损修复与重建

第一节　皮肤移植术

一、皮肤的组织学特点

皮肤移植是修复口腔颌面部缺损畸形常用的方法之一。皮肤覆盖身体的全部体表，是身体的重要器官之一，它具有感觉、分泌排泄及调节体温、阻止病菌侵入机体、防止体液及电解质丢失等功能。皮肤的厚度随身体部位不同而有所差异，如躯干和背部皮肤较厚，而眼睑和上臂内侧皮肤较薄。同一肢体的皮肤外侧较内侧为厚，如大腿外侧皮肤厚约1.13mm，内侧约为0.95mm。皮肤的质地、色泽和毛发分布等特征，越相接近的部位越相近似。在修复颌面部组织缺损选择供皮区时应考虑到这些特点。

皮肤由表皮和真皮组成，真皮下为皮下组织。表皮由上皮细胞组成，可分为四层：基底细胞层、棘细胞层、粒细胞层和角质层。各层细胞均由基底细胞层不断作丝状分裂逐渐演化形成。表皮与真皮层紧密结合，程度不等的表皮突起深入真皮中，真皮乳突又伸入表皮突起之间。真皮通过基膜与基底细胞层紧密相接。当表皮缺损时，真皮内上皮细胞的有丝分裂成为表皮再生的主要来源。真皮由胶原纤维、弹力纤维、网状纤维和基质组成。胶原纤维和弹力纤维使皮肤具有韧性和弹性，能耐受一定的弹力和挤压。在皮肤移植后，植皮区的外形和功能情况，与移植皮片所含真皮组织的厚度密切相关，皮片所含真皮越厚，植皮区外形及功能恢复越理想。

二、游离皮肤移植的分类

游离皮肤移植是自身体某一部位切取不带皮下脂肪的游离皮片，移植于皮肤或黏膜缺损的创面上，以达到消灭创面、恢复功能及改善外形的目的。根据切取皮片的厚薄分为三类。

1.表层皮片

仅含表皮层及少量真皮乳头层。厚度约0.2～0.25mm（0.008～0.010吋）。此种薄皮片生命力强，取皮区能自行愈合。但由于皮片薄，缺乏真皮弹力纤维，皮片成活后收缩明显，色泽暗，表面有时皱缩，外观差，且不能耐受外力摩擦及挤压。临床上多用以覆盖大的肉芽创面，以达到尽早消灭创面的目的。表层皮片具有在同一供皮区可多次取皮的优点，隔数周可取一次，但因新生表皮较脆弱，切取时需特别小心。

2.中厚皮片

厚度包括皮肤的表皮层和部分真皮层。约占全层皮肤厚度的1/3～3/4，相当于0.3～0.875mm（0.012～0.035吋）。由于皮片内含较厚的真皮纤维组织，移植成活后收缩较表皮皮片小，质地较柔软，耐受一定的摩擦，取皮区能够自行愈合，但不能重复取皮。中厚皮片兼有表皮皮片及全厚皮片的优点，而成为颌面部缺损修复中应用最广泛的一种皮片。多用于覆盖大的新鲜创面，如灼伤瘢痕切除后，或大型肿瘤切除后的创面。口腔、鼻腔及眼窝内的黏膜缺损或大的肉芽创面也可用薄的中厚皮片修复。

3.全厚皮片

包括皮肤的表皮层及全部真皮层，是游离植皮中效果最好的一种皮片。移植成活后挛缩程度最小，质地柔软，活动度好，能耐受摩擦，色泽变化也较小，但皮片移植成活的条件较前两者为高。抗感染力弱，移植于口腔、鼻腔及眼窝内，皮片成活困难，一般只适用于面部较小的皮肤缺损新鲜创面。取皮区不能再生上皮故需缝合，如取皮区创面大则仍需植皮以消灭创面。

4.带真皮下血管网的全厚皮片

带真皮下血管网的游离皮片是日本的冢田贞夫于 1979 年首先报道，国内吴伯刚、陈宗基等人也介绍了应用此法获得成功的经验，并进行了实验观察。此种皮片较全厚皮片有更大的优越性，甚至有时可代替血管吻合的皮瓣而无臃肿的缺点。保存真皮下血管网的游离皮片比全厚皮片稍厚，带有少量脂肪组织及完整的真皮下血管网，此血管网在血循环重建中起到积极的决定作用。皮片的切取方法及供皮区处理均与全厚皮片相同，只是带真皮下血管网的皮片移植后固位和加压包扎很重要。加压不稳影响血运的建立，易形成花斑状皮肤。据上述学者报道，此种皮片成活率高，愈合后质地柔软，色泽较好，不起皱，不臃肿，术后收缩不明显，感觉恢复也较早。效果优于全厚皮片移植。

1986 年，步兵红在动物实验和临床上比较了保存真皮下血管网皮肤移植及全厚皮片移植愈合过程的变化。认为，保留真皮下血管网的皮肤移植与全厚皮片移植成活机制基本一致。从临床疗效来看，早期前者的柔软性、可移动性优于全厚皮片，近期、晚期两种皮片颜、色、质地、收缩等变化相似。较厚的带真皮下血管网皮片更多地出现花斑并变硬，且适应证相对严格，不宜在颜面广泛应用，也不能代替血管吻合的皮瓣。带真皮下血管网游离植皮需掌握适应证及手术技巧，推广应用尚待进一步探讨。

三、取皮区的选择及厚度的决定

颌面部植皮应考虑到皮肤颜色、质地应与面部近似，一般来说，应选择与颜面部邻近的部位。全厚皮片多切取耳后、锁骨上部或前臂内侧的皮肤。如需移植大块皮肤时，可自大腿内侧切取中厚皮片移植。口腔内植皮应选自毛发较少的部位，切取薄中厚皮片移植。如为肉芽创面则宜用表皮皮片或薄中厚皮片移植。

四、皮片移植术后的生长过程

皮片移植后 24～48 小时内，为创面渗出血浆中之纤维素所粘连，并靠血浆维持活力。根据移植皮片的厚薄，于术后 48～72 小时内皮片与创面的毛细血管逐渐沟通，术后 4～5 日，自创面有成纤维细胞生长与皮片中的纤维细胞相接连。术后第 8 日，血循环已基本建立，皮片可呈淡红色，术后 10 日皮片下形成一层纤细的皮下结缔组织，植皮完全成活。

影响皮片成活的因素很多，如术中止血不完善、皮片下血肿、固位不良、敷料压力不均匀、创面遗留瘢痕血运差、伤口感染等均能影响皮片与创面间血运的建立，甚至造成皮片坏死。因此，术前准备、术后护理及无菌、无创技术的基本原则均应严格遵守。

五、皮片成活后的组织变化

皮片成活后其下产生的大量纤维结缔组织逐渐发生挛缩，使皮片成活后 1～2 个月内出现不同程度的收缩，皮片越薄，收缩越明显，在松软部位或创面上遗留瘢痕组织。在感染创面上植薄皮片，皮片成活后收缩亦较明显。一般手术后2～3个月，皮片下逐渐生长一薄层脂肪组织，纤维组织层逐渐被吸收变软，此时皮片又渐变软而活动，移植皮片与周围皮肤相接处也渐变平整。小儿植皮后，皮片能随身体发育而生长。

皮片移植成活后神经纤维即开始由创面向植皮片生长，于术后3个月感觉逐渐恢复，至一年左右感觉可完全恢复，以痛觉、触觉恢复较快，冷热感觉恢复较慢。毛囊、汗腺、皮脂腺功能在植皮后呈退化现象，数月后开始再生，其恢复程度也视皮片厚度而定。在皮片成活后应涂少量油脂以防皲裂，并应注意防止冻伤、烫伤或外伤。

六、各种皮片的切取方法

游离植皮术是口腔颌面外科常用的手术方法，所植皮片一般分为表皮皮片、中厚皮片及全厚皮片3种。

（一）术前准备

1.全身情况

患者一般情况良好，无手术禁忌证，如有贫血、脱水等情况，应在术前及时纠正。

2.局部情况

（1）植皮区：应于术前1日洗澡、洗头，备皮，术前需理发、刮胡须，但不剃眉毛，必要时作口腔清洁。如植皮区为瘢痕挛缩区，应于术前2～3日开始准备，每日用肥皂和清水洗净，瘢痕内的污物可用汽油或乙醚擦净，用酒精湿敷，手术当日再用1%苯扎溴铵（新洁尔灭）或酒精消毒后备用。

如植皮区为肉芽创面，须注意引流通畅，每日用温的生理盐水湿敷1～2次，有条件时可作创面细菌培养和药物敏感试验，根据药敏结果选用抗菌药物湿敷，及时控制创面的感染。拟植皮覆盖的肉芽组织，必须颜色鲜红，分泌物少，肉芽无水肿，质地坚韧细致，周围无炎症而有新生上皮。如肉芽创面明显水肿时，可用2%～3%盐水湿敷，加压包扎，以促使水肿消退。

（2）供皮区：选好供区后于术前一日备皮，备皮范围应大些，以防取皮时污染。术前用1%新洁尔灭或75%酒精消毒，不宜用碘酒等刺激性杀菌剂，以免皮肤受损，影响皮片的成活。

（二）各种皮片的切取方法

1.手法取皮

可应用刀片、剃须刀、手术刀或滚轴刀。其切取皮肤的原则基本一致，只是滚轴刀有调节厚薄之刻度，临床上使用方便可靠，使用时可旋转调好厚度。一般取表皮片时调半格，取中厚皮片时调1～2格，但切取的厚度与受力刀片的角度有关。

常规消毒铺单，由助手用两块薄木板或手掌将供皮区向相反方向压平，术者用涂有液体石蜡的取皮刀压紧皮肤，使刀面与皮肤约呈15°角，作拉锯式动作切取皮片，动作要轻快，中间不停顿，否则力量不均匀会使所取皮片厚薄不一致。所取皮片的厚度，决定于刀刃与皮面间的角度，角度越大，取的皮片越厚。

2.切皮机取皮法(图 10-1)

常用的鼓式取皮机由 10cm×20cm 的半圆形鼓、能左右滑动的刀柄、调整刀片与鼓面距离的螺旋及机架组成。取皮时将刀片夹于刀柄上，旋转螺旋以调节刀片与鼓面的距离，将鼓面向上固定于机架上，用干纱布及乙醚擦干鼓面，在鼓面上和取皮区均匀地涂一薄层胶水，1～2 分钟以后，待胶水干而黏合力最大时，将鼓面前缘紧压于皮肤上。约半分钟后稍提起取皮鼓即可见鼓已与皮肤粘紧，将鼓缘微向上翘，将刀柄靠近鼓的边缘作拉锯动作切取皮肤，边切边向后旋转鼓面直至切取下所需大小之皮片，以剪刀或取皮刀将皮片剪断，将鼓面向上固定于机架上。取生理盐水纱布一块，敷于皮片上，由皮片一端夹着湿纱布由鼓面将皮片卷下，如此皮片表面的胶即由纱布隔开，而皮片不致自行黏着形成皱褶。

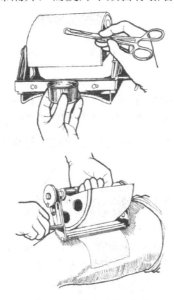

图 10-1　取皮机取皮术

表皮皮片和中厚皮片可用手法取皮或切皮机取皮。

近年来，各种类型的电动取皮机已广泛用于断层皮片移植手术。电动取皮机切取的皮片形状规整，宽度为 5cm、10cm、15cm 等，厚度均匀，标尺刻度可精确到 0.025mm。电动取皮机操作技术要点同传统取皮器械，但使用方便，手术时间短。

3.全厚皮片切取法(图 10-2)

一般用手法取皮。术前先用布片或玻璃纸按所形成缺损的形状裁剪好，放于取皮部位，用美蓝按模片将轮廓画出，沿所画线做切口深达皮肤全层，自一边皮下浅层剥离少许，用丝线穿过皮缘作牵引，以示指顶于皮面上用手术刀沿皮下脂肪表层剥离，使皮片不带脂肪，将全层皮片切下。必要时可用剪刀将所带脂肪由皮片上剪除。

(三)术后处理

1.取皮区的处理

切取表皮皮片或中厚皮片后，用凡士林纱布一层敷盖，外加数层干纱布及棉垫，用绷带适当加压包扎，防止滑脱。术后如无疼痛、体温不高、局部无渗出则不必更换敷料。视所取皮片厚度，敷料可在 2～3 周后自行松脱，创面愈合。若换药时油纱布仍与创面粘连而又无感染时，则不可将油纱布勉强撕脱，否则造成新的创面，可延迟愈合，形成瘢痕。如发生感染应及时更换敷料。

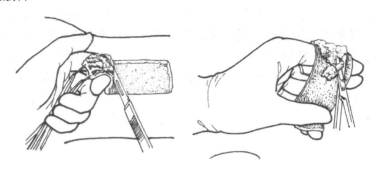

图 10-2　全厚皮片切取法

切取全厚皮片时，可将创口两侧作皮下潜行分离并拉拢缝合。如应用全厚皮片修复颜面部大的创面时，可按皮纹或面部自然皱褶部位将创面分为几个区域，各取布或玻璃纸模型，拼接成长条形，在供皮区取全厚皮片，取皮后创面仍可拉拢缝合，但术前要对受区及供区作好仔细设计。

2.植皮区的处理

在新鲜创面上植皮，要注意彻底止血，小出血点用止血钳夹住片刻即可止血，渗血可用温盐水纱布加压止血，避免过多的结扎血管，以防线头形成皮片下异物。皮片覆盖创面上，边缘行间断缝合，每隔数针留一长线头，缝合后皮片上放数层生理盐水纱布，上敷大孔纱，用所留之长线头将敷料结扎于皮片上，使皮片得到均匀的压力固定。如无感染症状，可于术后 8～10 天更换敷料，此时皮片多已成活。拆线后仍需继续加压包扎，一般颌面部皮片成活后两周即可去掉敷料。如术后有体温升高、疼痛等症状，说明皮片有感染的可能，要及时打开敷料，可用抗生素湿敷，如处理及时可避免皮片全部坏死。

第二节　局部皮瓣转移术

皮瓣是指包括皮肤及皮下脂肪层所形成的组织瓣。根据皮瓣移植时的血循环供应方式可分为带蒂移植和游离移植两大类。在皮瓣形成过程中，需要有一个或两个部位与原部位组织相连，此相连部位称为蒂。皮瓣移植后早期的血供和营养完全依靠蒂部供应，待皮瓣移植后 3 周左右与缺损部位建立充足的血运后，才可将蒂切断。根据缺损部位情况，在邻近部位设计皮瓣，常经一次手术即可达到修复目的，不需再行断蒂手术。近年来，随着小血管外科的发展，将带有血管蒂的游离组织瓣一次移植于颌面部缺损区，借助手术显微镜或放大镜将供区小血管与受区小血管吻合的技术已取得很大进展，各种游离皮瓣移植已在修复口腔颌面部大块组织缺损中推广应用。

皮瓣在口腔颌面部整形修复手术中应用广泛，按其血供来源可分为带蒂皮瓣和游离皮瓣，任意皮瓣和轴型皮瓣；按取皮瓣区与修复缺损部位间的距离可分为局部皮瓣、邻位皮瓣、远位皮瓣等。

一、皮瓣的适应证

(1)颌面部深且广泛的组织缺损,以及有肌腱、大血管、神经主干及骨暴露的创面,均需用皮瓣修复。借助皮瓣的皮肤及皮下脂肪可保护深层重要组织且可修复缺损部位组织的厚度。

(2)某些器官再造需用皮瓣修复,如眼、耳、鼻、唇颊部及舌等的再造。

(3)颌面部洞穿性缺损的修复,常见的唇颊部洞穿缺损,多需用瓦合皮瓣、折叠皮瓣或两种组织瓣以修复颜面表层及衬里。

二、各种皮瓣的制作方法及术后处理

1.局部皮瓣

利用缺损部位周围皮肤组织的弹性和松动性以闭合创面、修复缺损,可有推进、旋转、易位等转移方式。

(1)局部推进皮瓣:应用于面部小肿瘤或小瘢痕切除后不易拉拢缝合者。在创缘周围的皮肤上形成皮瓣,向水平方向推进以修复缺损(图10-3)。"V-Y"成形术也是应用皮瓣推进法,将V形切口做Y形缝合,或将Y形切口做V形缝合(图10-4)。多用于纠正眼睑、鼻、唇缘的小缺陷,借助局部皮瓣位置的推移而改进外形。

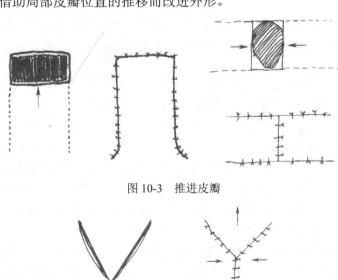

图 10-3 推进皮瓣

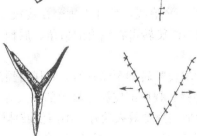

图 10-4 "V-Y"成形术

（2）局部旋转皮瓣：为利用创缘周围的皮肤做成皮瓣，按顺时针或逆时针方向旋转修复缺损。如旋转角度较大，在近蒂部可出现程度不等的皮肤皱褶，常需同期或二期手术修整。取皮瓣区可利用皮肤弹性直接拉拢缝合或行皮片移植术消灭创面。颌面部血运丰富，设计旋转皮瓣时的长宽比例可达 3：1。皮瓣的长径须较创缘长径稍大，以免皮瓣旋转后因缝合过紧而影响皮瓣愈合。

（3）易位皮瓣：临床上常用的"Z"成形术又称对偶三角瓣成形术是典型的易位皮瓣。这是一种操作简单、应用广泛、效果明显的松解索条状瘢痕挛缩的方法。在面部、口角、唇缘、鼻翼、眼周及身体其他部位狭长的索条状瘢痕，可运用其周围组织的松动性，重新配置和改变组织的牵引方向，借以增加组织长度，松解挛缩畸形或使错位器官复位。瘢痕浅且软的可不切除瘢痕。

"Z"成形术是以挛缩最紧部位为纵轴，沿瘢痕方向作直线切开达皮下，在轴的两端各做一个方向相反、相互平行、与轴的长度相等的切口。轴与上、下两臂切口形成的夹角一般为60°。在深筋膜上剥离形成大小、形状相等的两个三角瓣，将两个皮瓣互换位置后缝合，长轴的长度即可增加以松解挛缩的皮肤。

对偶三角瓣轴两侧的皮肤应松软可成形，以便于皮瓣交换位置。灼伤后瘢痕紧的皮肤不能做"Z"成形术。面部皮肤在不同位置松紧不同，如眼侧及眉间松，而颧、额部较紧，皮瓣应做在松的皮肤上。

组织瓣的角度：对偶三角瓣的角度越大轴延长的越多，一般以45°~70°为最好，角度太小不能达到延长轴长、松解瘢痕的目的，且皮瓣尖端血运不好。30°角只能用于面部血运好的部位。角度大于70°则不易旋转换位。两个45°角理论上的延长率为50%，两个60°角的理论上的延长率为75%。实际上皮肤有张力、松紧及可塑性，临床应用中的延长率比理论统计的为小。一般臂角可变动在30°~90°之间，两角可以不等大。

中心轴的长度：中轴越长，Z成形后延长越多，实际上轴两侧松软组织的量限制了轴的长度。过大的Z字势必形成更多的瘢痕，为了面部美观，Z字三角瓣应做得小些。可在一条索状瘢痕上形成多个对偶三角瓣易位缝合，从而避免较大组织瓣易位转移的难度，术后形成的曲线瘢痕，不但降低了瘢痕再度挛缩的可能性，而且更有利于外形的改善。

成形后的Z字，中轴线应与面部皮纹一致，例如瘢痕挛缩在鼻唇沟附近，成形Z的轴应与鼻唇沟一致，术后轴的瘢痕不明显，但两侧臂仍可见。

总之，Z成形术应用灵活、可靠，其主要用途是：①增加一定方向的皮肤长度，对面部、颈部、腋、肘、指等条状瘢痕挛缩，两侧皮肤松软的，均可用Z成形术改进外形恢复功能。②改变瘢痕方向：以Z成形破坏瘢痕线，使其中轴落在皮纹上，或行多个Z字成形，瘢痕虽长但不明显。③Z成形瓣的组织旋转可将错位的口角、眉梢、眼角复位至正常位置上。

2.邻位皮瓣

在组织缺损的邻近部位切取皮瓣转移至缺损区，如利用额部皮瓣修复鼻缺损、用上唇皮瓣修复下唇或下唇皮瓣修复上唇、胸肩部皮瓣修复颈部缺损等。由于邻近部位的皮瓣颜色、质地、厚度均与缺损部位相近似，修复效果较好。不需借肢体姿势固定携带皮瓣，手术次数较少。但因在缺损区附近遗留了切口瘢痕，设计时应慎重。

3.远位皮瓣

如缺损区附近无组织可利用时，可在距缺损较远部位取皮瓣转移修补缺损，如在上臂内侧或腕部桡侧携带组织瓣修复缺损。远位皮瓣蒂部及供瓣区均需用游离皮片消灭创面防止感染。皮瓣转移过程中需行肢体与头部固定，减少患者的不适感，同时，此部位皮瓣因未携带知名血管，受长与宽比值的限制，只能先做成皮管。目前常用的远位皮瓣为胸三角皮瓣，可用以修复面颈部上至颞部、下至面颊部及口底的组织缺损。

(1)胸三角皮瓣的血液供应：由乳房内动脉前穿支供应，属直接皮肤动脉系统。此瓣共含四个前穿支，以第二、三穿支外径最大，直径约为 0.5～1.2mm，是主要供应血管。各支自胸骨外侧约 1cm 处穿出进入肋间隙，穿过胸大肌，进入皮下组织，于筋膜上向外走行，并互相吻合，在皮下组织内可长达 10～12cm。其血流方向几乎与皮瓣长轴方向一致，血流量丰富。皮瓣的提口角肌区部分由提口角肌分出的多数细小的肌肉皮肤动脉及胸肩峰动脉的皮支等供应血运。胸肩峰动脉在提口角肌、胸大肌沟的上 1/3 附近，于筋膜浅面分出提口角肌支及锁骨支，垂直供应皮肤。形成皮瓣时应于筋膜下锐性分离，不仅可以防止损伤穿支，且可保全提口角肌支及锁骨支相互的连接，这对维护胸三角皮瓣的血液供应很重要。

静脉回流通过浅表的真皮下静脉网和深部的与直接皮肤动脉相伴行的静脉，向中部回流至第 1、2、3 肋间隙后，注入深部伴行静脉，流至乳房内静脉系统。

(2)皮瓣设计：标准的胸三角皮瓣，上界为锁骨下线；下界为第 5 肋骨沿腋窝前缘的皱襞尖端的平行线，约在乳头上 3～4cm 处向外延伸；内界为 1～4 肋间隙，胸骨边缘稍外侧；外界为提口角肌区肩峰的顶端略偏内侧。皮瓣内可包含 3～4 条乳房内血管穿支，大小约 10cm×20cm。皮瓣远端一般可转移至鼻眶联合处及乳突部水平。如设计时皮瓣需越过肩峰，或使用时皮瓣需反折者，需作皮瓣延退手术。对于颌面部大型的，尤其是洞穿性缺损的修复，一侧胸三角皮瓣不够用，则可同时采用双侧胸三角皮瓣，每侧皮瓣由本侧的血管穿支供血。双侧皮瓣同时掀起后，胸骨前只有 4～5cm 宽的皮肤蒂存在。双侧皮瓣可用以修复左右侧面部组织缺损或洞穿性缺损。

(3)皮瓣的形成：将设计的皮瓣及触及的乳房内动脉前穿支搏动处用甲紫标出，按画线切开皮瓣达深筋膜，在其浅面进行锐剥离，直至距前穿支约 1cm 处，改在筋膜深面剥离以保护血管使其不受损伤。掀起皮瓣将其转移至缺损部，如松弛而无张力则不需显露血管；如张力较大，则需仔细解剖出各穿支，并延长皮瓣下缘的切口，使其在无张力下转移，观察皮瓣远端渗血良好时即可转移、缝合。放置引流条以防术后血肿。皮瓣近心端及供皮区创面用中厚皮片覆盖。皮瓣近心端衬以纱布垫并以胶布条向上悬吊，以减轻重力防止下垂。最后用石膏绷带或宽胶布作头臂部固定制动。

一般在第一次手术后 2～3 周行断蒂手术，手术时，应最大限度地使转移的胸三角皮瓣与面颈部受区贴合的面积大些，为早期行断蒂术创造良好的条件。

(4)胸三角皮瓣的临床应用：常用于面颈部切除肿瘤或灼伤瘢痕等遗留的大面积创面的修复；也可用于修复面颊部洞穿性缺损，皮瓣远端折叠形成衬里，或与前额隧道皮瓣联合使用。如应用此瓣修复口底及舌组织的缺损时，可将胸三角皮瓣自下颌下缘或颈下缘的切口，经皮下隧道移入口腔，修复缺损。皮瓣转移前先去除位于隧道部分的一段上皮，使皮瓣远端覆盖口底缺损创面，而皮瓣中段的去上皮创面，恰与隧道内覆盖其上的皮下创面愈合。也可将用于修复缺损之外的部分，形成管状，断蒂后再将皮管展开，重新复位到供区，以减小供区继发畸形。

胸三角皮瓣虽可修复面颈部大块缺损，但如适应证选择不当或操作不慎均可造成不良后果，应予注意和预防。皮瓣转移时如张力过大、蒂部过度扭曲或受压、继发感染等可直接影响皮瓣远端血运而导致部分或大部坏死。操作中误伤主要的前穿支、皮瓣下血肿、远心端加压包扎处理不当、皮瓣在口腔内反折扭曲等均可影响血运，造成皮瓣部分坏死。口腔内卫生条件差也可造成皮瓣感染，并发瘘管形成。

胸三角皮瓣由于有可靠的直接皮肤动脉供给营养，一次可形成大面积皮瓣，即时修复颌面、口咽、颈等部位组织缺损区，缩短了疗程。皮瓣距缺损区较近，恢复后色泽与面颈部较接近。但缺点是胸壁供区创面大，植皮后瘢痕明显。皮瓣供血不如肌皮瓣，有时远端可坏死，故目前多倾向用肌皮瓣修复。

4.管状皮瓣

皮管实际是远位皮瓣的一种，面部较大范围的缺损及器官的修复与再造常用此种皮瓣。由于支管的创面可严密缝合，瘢痕少，皮瓣柔软，血运佳，收缩少，转移后可有一定的活动度，使患者少受痛苦。但由于皮管色泽、质地与面部皮肤仍有一定距离，且常需多次手术完成，因此，在做治疗计划时应首先选用局部或邻位支瓣，不得已时再用皮管修复。

身体的很多部位均能形成皮管，常用的有颈、上臂、胸肩峰及腹部皮管等(图 10-5)。

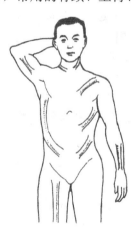

图 10-5　常用皮管的部位

(1)皮管的设计及形成：选好供区后，精确测量缺损部位所需皮瓣之大小、形状。一次形成的皮管长宽比值一般为 3∶1，超过此比值，则需分段进行。设计的皮管应较实际需要的长宽比值增加 1/4，以弥补皮管转移过程中组织的消耗及术后皮肤的收缩。按设计用美蓝画出皮瓣的两边，在皮瓣两侧的中点及近两端处做出标记，以备缝合时的正确定位。自皮瓣一侧切开皮肤直达深筋膜，在深筋膜浅面剥离，直达对侧边缘，再切开皮瓣另一侧，去除皮瓣边缘突出的脂肪。一般先切开皮肤全层，待皮肤收缩后再切皮下组织，这样可避免边缘脂肪过多影响缝合。充分止血后，使皮瓣两侧创缘相对，在相应的标志点作对位缝合，使其成为管状。只缝皮肤全层，不缝皮下组织，将线头留长作牵引用，然后距创缘约 3mm 处进针，用 3-0-5-0 细丝线作间断缝合。剥离及缝合时操作要轻巧，不用镊子而用拉钩或缝线牵拉，避免创伤。结扎不宜过紧，使之不影响皮管的血运。将供区两侧创缘行皮下潜行剥离，拉拢缝合。如张力过大，则需用皮片覆盖。一般胸、腹部皮管宽度在 6～7cm 以内的，供区均可拉拢缝合。上臂皮管的供区不宜强行拉拢缝合，张力过大可能影响上肢血运，需密切观察。

皮管两端的三角形创面，宜用对合褥式缝合法或推进皮瓣法消灭创面，防止血肿或感染。缝合后，在皮管下放一层酒精纱布或油纱，皮管两侧各放一较皮管稍长稍粗的纱布卷，上盖纱布。这样可防止皮管及蒂部受压。皮管上不能粘贴胶布，包扎后应使皮管外露，以便随时观察其颜色、温度以及有无水肿、出血等。术后 10 日拆线。

皮管的术后护理很重要，需注意保暖，不过度活动以防挤压及挫伤皮管。一般术后每日均需作 1～2 次检查，直到皮管完全正常为止。如有肿胀、发白、青紫、硬、水疱等，说明有回流障碍，要及时对症处理。

（2）皮管的训练：皮管形成后可在 3 周左右切断其一端转移至缺损区，为保证皮管的血供，于断蒂前须常规进行皮管血供锻炼。方法是在皮管成形术后 10～14 天在预计断蒂部之根部以细橡皮管夹住，阻断一端的血供。每日 3～4 次，每次持续时间由 5 分钟开始，逐渐延长。如持续阻断一端血供达 2 小时以上皮管颜色和温度不改变，说明皮管血供已可由一端蒂部供应，即可行断蒂手术。

（3）皮管的转移：皮管可通过两种形式转移至缺损区：①直接转移法：皮管形成 3 周经过血供训练后即可将一端蒂切断，直接转移至面颈部缺损区进行修复。将皮管按需要的大小剖开，剪除多余的脂肪，注意保护真皮下血管网，充分止血后，缝合于缺损区。以宽胶布或石膏作适当的固定以保证皮瓣良好愈合。3 周后断蒂并作小修整。用颈部、上臂及胸肩峰皮管修复面颈部缺损均用直接转移法（图 10-6）。②间接转移法：皮管距缺损区较远，需经一次以上转移方能到达缺损区时，常用腕携带法间接转移。皮管一端经训练后切断，转移缝至腕部。另一端经过训练 3 周后再切断，通过上肢的移动性将皮管转移至缺损区。每次术后均需有良好的姿势固定，以保证皮瓣的愈合。如患者年龄大，不宜作姿势固定者，可用跳跃法转移，即将皮管两端分别依次爬行转移至缺损部位，其优点为不需肢体固定，但需多次转移，疗程长，消耗的皮管组织也加多，故少用。

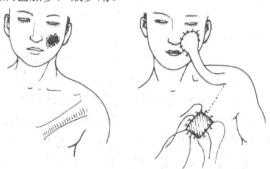

图 10-6 皮管直接转移法

（4）皮管移植后的生长过程：皮管形成后 4～5 天内是靠蒂部原有的血供营养，以后皮管中逐渐与蒂部血管产生侧支循环，术后 8 天皮管中有新生毛细血管网顺皮管纵轴方向分布，彼此间吻合，并与蒂部交通。这些血管主要位于皮内及皮下组织，此时皮管水肿渐消退并开始变软。术后 18 天，皮管内血管网已发育良好并与长轴平行，皮管柔软，颜色正常，但温度仍较机体为低。因此，临床上多应用皮管血运训练法促进血供的恢复，至术后 3 周行断蒂术。在皮管转移时将其剖开，切除两边缘的瘢痕及较厚的球状脂肪，其下可见一薄层脂肪保护着丰富的真皮下血管网，应认真保护以保证皮瓣的血供。

皮管形成后或断蒂后，其神经是从周边开始向中间恢复，经 4~6 周皮管开始有知觉。一般先恢复痛觉，以后是触觉，最后恢复冷热感，一年后知觉可大部或全部恢复。因此，皮管形成后或修复缺损后要特别注意保护，防止外力或冷热损伤。

5.皮瓣皮管设计的原则及存在问题

(1)皮瓣皮管设计的原则。

1)根据患者的一般情况选择手术方式：老人、小孩及体弱者，应尽量使用局部皮瓣或邻位皮瓣等简单的方法，同时也要根据患者的性别、职业性质的需要选择手术方法。

2)缺损的部位、大小、病因等：修复颌面部缺损，除考虑恢复功能外，还应照顾到外形，供区应选皮肤色泽、质地与面颈部相近似部位。修复深的缺损应用厚皮瓣；灼伤瘢痕切除后的表层软组织缺损多用游离皮片修复。肿瘤切除后的大块组织缺损，可根据情况即时修复，如肿瘤有复发可能，应观察一段时间再行修复。

3)取皮瓣区应无感染、无瘢痕，皮瓣位置合适，转移后不过分扭转，保证血供良好。一般皮瓣长轴应与血管走行一致。任意皮瓣的长宽比例在面部可达 3：1。皮瓣过长，血运不可靠者，应先行延迟手术。设计的皮瓣大小应比缺损区大 10%，以备术后的收缩。

4)术前应设计好皮瓣转移后的固位方法，以保证皮瓣顺利愈合。老年人及有关节疾患者应尽量避免姿势固定，以防关节强直。

5)皮瓣缝合前要充分止血，缝合后适当加压包扎，以防术后血肿及感染。

6)术前应将设计方案、修复效果等向患者及家属说明，以取得患者的同意与合作。

(2)逆转计划法：为使切取的皮瓣大小、形状与缺损区相适合，常需应用逆转设计法。先用甲紫将缺损区大小轮廓画出，以硬纱布或橡皮片置于缺损部位，按轮廓加大 10%剪制，并留出适当宽度和长度的蒂，将剪制的模型放于供区，将蒂以手固定，反复观察皮瓣转移后是否与缺损部完全适合，注意蒂转移后不扭曲且较松弛。皮瓣不能一次修复的需考虑姿势固定的体位，蒂宜位于低垂位以利静脉回流。

(3)皮瓣的延迟：凡超过一定长宽比值的皮瓣，为了保证皮瓣远端获得良好的血供，应先行延迟手术再行转移。延迟方法很多，常用的为将皮瓣的两边切开、剥离，以切断来自两侧及基底的血供，然后缝回原处。或将皮瓣两边完全切开后仅剥离一部分基底，将切口缝合。经延迟后，皮瓣内血管管径增大，真皮层血管网的血管扩张，血管排列方向渐与皮瓣长轴一致，数目也渐增多。但皮瓣下面产生瘢痕变硬，底面瘢痕还影响皮瓣与缺损创面间及早建立血供，且再次手术时不易找到原剥离平面，层次不清，出血较多，其切口边缘也形成瘢痕，因此，应避免不必要的迟延手术。一般延迟术后 12~14 天可行皮瓣转移，转移时必须将创缘及底面的瘢痕切除干净。

(4)皮瓣的并发症及处理。

1)皮瓣下血肿：多因术中止血不彻底引起。大血肿可造成皮瓣坏死，小血肿被吸收后形成瘢痕，致使皮瓣发硬。如术后发现皮瓣下血肿，应立即拆除部分缝线，将血肿清除。

2) 皮瓣坏死：由于动脉供血不足的血运障碍症状出现较快，色苍白，界限清楚，皮瓣坏死前无肿胀，坏死部以上组织反应不大，坏死常发生在深层。动脉供血障碍较少见，常是暂时性血管痉挛，很快即可恢复。由于静脉回流不畅引起的皮瓣血运障碍症状发生缓慢，颜色逐渐改变，较轻的皮瓣呈紫红色，较重者并发水疱，严重者呈紫黑色。一般在术后 2~3 天逐渐出现，约需 3~5 天坏死界限才清楚。其反应区域大，有较严重的肿胀，以后逐渐局限。浅紫色或有水疱的经表浅处理后，坏死可控制在表层，皮瓣紫黑色则为坏死。

皮瓣坏死的处理：早期发生血供障碍，应及时找出原因，如蒂部受压、扭转、缝合过紧等要及时处理。静脉回流不畅的，可轻柔地向心方向按摩。局部可酒精湿敷保持干性坏死，并可预防感染。坏死区 10 天左右脱痂或手术切除。

3) 感染：皮瓣转移手术很少发生感染，只是在皮瓣断蒂后，因蒂部有创面可导致感染。断蒂前应局部清洁冲洗，或用抗生素湿敷，断蒂后皮瓣缝合不宜过紧，以利引流。发现感染及时更换敷料，对症处理。

6. 皮下蒂皮瓣

利用皮下蒂皮瓣修复口腔颌面部缺损畸形，不是一种新方法，Rob Cer-sung 曾于 1889 年报道用颈部皮下蒂皮瓣转入口腔修复龈癌切除术后的缺损。60 年代以后，报道此方法的文献较多，Barron 等总结了 15 年来临床应用的皮下蒂皮瓣修复术，指出此种皮瓣内没有知名血管也能成活。国内也有应用皮下蒂皮瓣的报道。常用的有以下几种：

(1) 局部推进或双侧皮下蒂皮瓣：用于修复颜面部较小的缺损(图 10-7)。

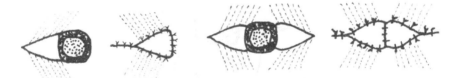

图 10-7 局部皮下蒂瓣示意图

(2) 鼻唇沟皮下蒂皮瓣：鼻唇沟部形成皮下蒂皮瓣适于修复鼻背部软组织缺损。按逆转设计法用布样在鼻唇沟部适当部位画出所需皮瓣之大小，皮瓣应较缺损区稍大，并留有足够长度的蒂。切开皮瓣远端及两侧，形成皮瓣，近端则只划开皮肤层。沿鼻唇沟切开皮肤，在其深层作潜行分离，按皮瓣宽度和深度分离并切开皮下组织，使形成皮下蒂瓣，经皮下隧道或直接转移至组织缺损区。供区多可直接拉拢缝合。手术时注意保持鼻翼及口角之位置。

(3) 颈部皮下蒂皮瓣：颈部皮下蒂皮瓣适合于修复口腔内软组织缺损，如颊部肿瘤切除后的缺损或颌间瘢痕挛缩松解后的颊部创面(图 10-8、图 10-9)。设计时按最大开口度时颊部创面的大小剪布样。按布样在同侧颈部设计皮下蒂皮瓣。布样应上下倒置，里与面翻转以适应颈瓣翻入口内时的需要。蒂的长度应估计到皮瓣返折时的长度，并略有富余。皮瓣位置略靠前，以免转入口腔时损伤面动脉，在下颌下缘做附加切口。

按设计切开皮肤形成皮瓣，锐分离皮瓣上缘至下颌骨下缘的皮肤，而将皮下组织尽可能多地留在蒂部，蒂的宽度应不小于皮瓣宽度。颈部皮瓣最好包括颈阔肌，其血运更可靠。此时，组织瓣已属肌皮瓣类型。自颈阔肌下的颈筋膜间隙向上分离，暴露下颌骨下缘，从下颌骨骨膜上分离通向口腔颊部缺损区的隧道，注意勿损伤面神经。将皮瓣经隧道引入口腔，移植于缺损区，间断缝合，打包加压。颈部创面可用局部推进皮瓣缝合或作游离植皮。

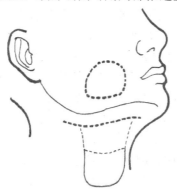

图 10-8　颈部皮下蒂皮瓣设计

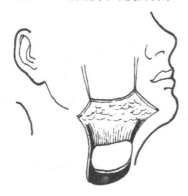

图 10-9　皮下蒂(颈阔肌)皮瓣已形成

颈部皮下蒂皮瓣的血运上部主要是面动脉的下颌缘支(颏下动脉)及其分支供给；下部来自颈横动脉分支。其左右、上下都与颈外动脉的其他分支相吻合，形成丰富的血管网。术中要保护蒂部的血液供给，保留较多的软组织，避免损伤来自面动脉的血供。

皮下蒂皮瓣的蒂应与皮瓣等宽，并应与皮瓣在同一层次。如需在面颈部设计长宽比值在3：1的皮瓣，蒂部宜在中厚皮片层剥离，以保存真皮下血管网。操作必须轻柔而细致，止血要完善，蒂应够长而松弛，转移时通过的隧道应够宽，手术后一般不需包扎。颈部皮下蒂皮瓣修复口内缺损时，在下颌下缘处包扎压力应适度，防止因蒂部压在下颌骨上而造成血运障碍。

进行皮下蒂皮瓣移植有以下优点：①切口小，瘢痕不明显。②减少了蒂部皮肤所需的代谢和营养，有利于皮瓣的成活，手术可一次完成。③供区常可直接缝合，不需植皮，也减少了创伤和瘢痕。④修复的皮肤颜色、质地均较理想。⑤皮下蒂皮瓣转移修复口咽部组织缺损，术后功能效果比植皮好，因此值得推广应用。

7.动脉岛状皮瓣

人体营养皮肤的血管有两种类型：一型为肌肉皮肤血管：大部节状动脉在骨骼肌深面，

发出肌皮支自肌层垂直穿出，经深筋膜的浅面吻合成血管网，自血管网分出更细的血管到达皮肤。利用此型肌皮血管可形成各种肌皮瓣；另一型为直接皮肤动脉：如颞浅动脉、耳后动脉、眶上动脉、滑车上动脉、面动脉、乳房内动脉前穿支等。血管自肌层穿出后，有很长一段走行于肌肉浅面的皮下组织内，供应皮肤的营养。利用含有直接皮肤动脉及其伴行静脉形成的皮瓣，血运丰富可靠。其蒂部可带有皮肤，形成含有唇冠状动脉的唇瓣，含有乳房内动脉的胸三角瓣及带额、颞部血管的额瓣等。如蒂部不带皮肤，仅以直接皮肤血管和其周围的疏松组织为蒂，远端带一皮瓣，经隧道转移至缺损区，即为动脉岛状皮瓣。目前临床应用较多的为额颞部动脉岛状皮瓣。

(1)额部岛状皮瓣：额瓣的血供为颞浅动静脉，此动脉在颞部走行于皮肤与颞筋膜之间的皮下组织内(图10-10)。在耳屏前上方，颞浅动脉分为前后二支，前支斜向上行，在同侧眉毛之上方进入发际；当其未进入发际之前，发出一分支向前，走行于额部，与眶上动脉吻合。在耳屏前方还分出眶颧支。颞浅动脉及其分支位置恒定，搏动可以手摸出。在颞部和额部此动脉与眶上动脉、滑车动脉、耳后动脉互相吻合呈网状分布，供给丰富的血运。

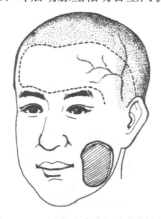

图10-10 颞浅动脉走行和额瓣设计

手术设计和方法：画出颞浅动脉及分支的走行方向，对所需血管蒂的长度和额瓣的大小、形状作出设计。沿血管蒂走行切开皮肤，显露血管神经束，在血管束两侧约1cm处，与血管束平行切开浅筋膜和颞浅筋膜，于颞浅筋膜(即帽状腱膜之延伸)深面掀起血管蒂，再由帽状腱膜深面掀起与之相连的额瓣，即形成额部岛状皮瓣。

沿颧弓上缘横向切开颞深筋膜，在颞肌与颧弓间钝分离，在颧弓内面形成约3cm宽的隧道，将额瓣和血管蒂经隧道转入口腔。皮瓣与口内创缘缝合后打包加压反包扎。此瓣也可用于面颊部皮肤缺损的修复。远端带少量头皮的岛状皮瓣是眉再造的好方法，可保护毛囊不受损伤，成活率高(图10-11)。

在额颞部颞浅动脉位于致密的皮下组织层内，血管被纤维组织包绕和固定，管径不易被压闭，因此，额瓣很少发生血运障碍，因其血运丰富，抗感染力强，适合用于咽侧壁、颊、腭、舌及口底组织缺损的即刻修复。缺点为额部供区需植皮消灭创面，术后瘢痕明显。

(2)颞顶筋膜岛状皮瓣：应用颞浅动脉及其顶支为蒂的颞顶筋膜岛状皮瓣与额瓣相同，血运丰富，适用于一次修复口腔内组织缺损。此瓣避免了额部遗留瘢痕，在某些病例可代替额瓣应用于临床。

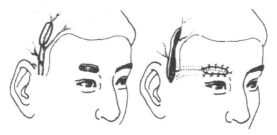

图 10-11   颞动脉岛状瓣血管分支图

手术设计及方法：确定颞浅血管束及其顶支的走行，对所需血管蒂的长度和筋膜瓣的大小、形状作出估计，用甲紫标定。沿颞浅血管束及其顶支的走行做 T 形皮肤切口。T 形的纵切口起自颧弓上水平，沿耳前向上至头顶部近中线处，横切口较筋膜瓣两边稍宽。在向两侧分离筋膜瓣上方的头皮时，慎勿损伤毛囊，充分暴露所需筋膜瓣及血管蒂区(图 10-12)。

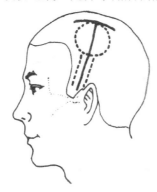

图 10-12   颞顶筋膜岛状瓣范围及头皮切口

筋膜瓣切开前，取中厚皮片移植于筋膜瓣表面，再沿皮片周边切开筋膜瓣，在帽状腱膜下平面分离并掀起筋膜瓣。游离血管蒂并形成颧弓下隧道，方法与额瓣相同。颞顶筋膜瓣由隧道转入口腔，缝合后采用加压反包扎，使筋膜瓣与创面紧贴，防止皮片移位。

头皮 T 形切口直接缝合，并反包扎加压，以利止血和消除头皮下腔隙(图 10-13)。

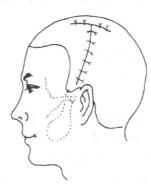

图 10-13   颞顶筋膜岛状瓣经颧弓下隧道转入口内

颞顶筋膜岛状瓣血运丰富，成活率高，抗感染力强，适用于修复口腔内及血运条件稍差的创面。血管蒂长(约 8～10cm)，有充分的移动度，修复时可达同侧颊、咽、口底等部位。颞浅血管束分布范围广，具有丰富的吻合支，筋膜瓣取材面积大(平均 52cm²)。筋膜瓣远端可根据需要适当超过颅顶中线。若能包含颞浅血管顶支的 2 个分支，则可增加其长度及宽度。

供瓣区的毛发不受损伤，术后无明显畸形，此瓣也可做衬里并与其他皮瓣合用修复面颊部洞穿缺损。

此瓣虽具上述优点，但仍存在一定局限性，颞顶筋膜瓣表面移植的皮片色泽和质地较一般皮瓣差。

(3)额部正中岛状皮瓣：应用额部正中岛状皮瓣行鼻成形术时，需行二期断蒂手术。若在皮瓣蒂部，两眉间水平部做一横切口，切开皮肤层，在皮下做一隧道直至鼻缺损区，剥离时慎勿损伤蒂部的滑车上动脉。将皮瓣作 180°旋转，通过皮下隧道转至缺损区修复缺损。手术可一次完成。

(4)动脉岛状皮瓣手术注意事项。

1)保护血管蒂：保护血管蒂不受损害是手术成功的关键。在血管束两侧应留有足够的疏松组织及浅筋膜，血管蒂掀起后应以温纱布覆盖，以防血管痉挛，操作应轻柔。

2)隧道应有足够的宽度，防止因过窄而导致血管蒂绞窄。当下颌骨保留时，可将喙突及升支前缘切除，以防因下颌运动使血管蒂受挤压。

3)皮瓣转入口内时，要防止血管蒂扭曲、牵扯和受压。

4)术中注意止血，对蒂部小分支及皮瓣远端之出血点要注意结扎，防止术后血肿及感染。

5)术后加压包扎时应注意勿使颞浅血管蒂部受压，可在颧弓上、耳屏上方垫一纱垫。

第三节 骨移植术

骨移植术在颌面外科应用很广，最常用于下颌骨缺损的修复。修复颧骨、鼻骨、额骨等处，因对功能要求不高，可应用骨或代用品移植。上颌骨切除后，用修复体代替植骨，可恢复面部外形及咀嚼功能。而下颌骨折后的不连接或骨缺损、下颌骨肿瘤切除后的器官再造，则必须应用植骨术以恢复其外形及功能。供骨源可分为自体骨、异体骨和异种骨。

自体植骨的方式有带蒂植骨、游离植骨及吻合血管的游离骨瓣移植。带蒂植骨可应用以颞肌为蒂，带喙突修复上颌眶下缘缺损；以胸锁乳突肌带部分锁骨修复下颌骨等。由于其应用范围窄，目前已不常用。游离植骨一般多用整块骨移植，行下颌骨再造，也可用碎骨块填充凹陷畸形。吻合血管的游离骨瓣移植有腓骨瓣移植修复上下颌骨、髂骨瓣移植修复下颌骨等。

一、骨移植的术前准备

(1)全身情况良好，无手术禁忌证，全身及局部无炎症病灶。

(2)植骨床的软组织应无瘢痕，以便有良好的血运。如无足够的周围软组织覆盖植骨区，应于术前先用皮瓣修复，半年后再行植骨。如有条件也可行吻合血管的游离复合骨瓣移植。

(3)为保证植骨块与受骨面的稳定接触，以便更好地恢复骨的连续性，必须有良好的固定。术前应做好术后固定的准备工作，最好外固定与内固定相结合同时进行。

(4)保持口腔卫生，防止术后感染。应于术前全口牙齿洁治，病牙尽早治疗或拔除。

(5)选择适当的供骨区，术前备皮 3 日。

二、手术方法和术后处理

1.游离骨切取术

主要介绍髂骨切取术和肋骨切取术。

(1)髂骨切取术：常用于下颌骨缺损的修复，一般在病变同侧切取髂骨；也常用于牙槽突裂植骨等其他缺损畸形的修复。

患者仰卧，于手术侧臀部垫枕，使髂嵴部充分抬起显示清楚，将髂嵴上的皮肤向内侧下压后，沿髂嵴切开皮肤，前起髂前上棘，后部根据所需髂骨长度而定。切口经皮肤、皮下组织及肌层直达骨膜，当松开向内侧压推的皮肤后，切口即回复至髂嵴外后方，如此形成的切口瘢痕不在骨缘上，并能防止损伤股外侧皮神经。在髂嵴适当部位的骨膜上做 H 形切口直达骨面，用骨膜分离器分离骨膜，显露髂前上棘和髂骨适当部位，根据需要用骨凿或骨锯等切取所需大小、厚薄、长短的骨块，一般多保留其内侧骨板及髂前上棘，仅切取外板，也可切取全层骨嵴。由于髂骨维持骨盆上份的外形，且其内面光滑易于分离，而髂嵴外侧有臀肌紧密附着，操作不便，故有主张切取髂嵴内侧份骨板者。切骨后用骨蜡止血，按层严密缝合骨膜、皮下组织及皮肤，伤口内放置橡皮引流条，术后加压包扎，可用沙袋压于敷料处，48小时后除去沙袋及引流条，切下的骨块用盐水纱布包好备用。

当髂骨作为牙槽嵴植骨术的供区时，需要的是松质骨，其取骨方法同上述略有不同。

(2)肋骨切取术：患者侧卧，于手术侧腰背部垫枕以显露腋中线。如需用小块肋骨时，可直接在第 7 肋前端切取；如需切取较长肋骨以修复一侧下颌骨时，常取自第 7、8、9 带肋软骨的长条肋骨，以肋软骨形成关节头。沿肋骨方向切开皮肤、皮下组织和肌层，切口大小应超过所需肋骨的长度 1～2cm。显露肋骨，沿肋骨中央做骨膜切口，至两端各附加一垂直切口，使骨膜切口呈 H 形。用骨膜剥离器紧贴肋骨沿肋前外肌方向，在骨膜下仔细剥离肋骨上、下缘，剥离上缘时，骨膜剥离器应由后向前推移，剥离下缘时则应由前向后推移。如此顺肋间肌方向剥离，可避免损伤肌纤维、肋间血管和神经，或撕脱胸膜。将已分离的肋骨提起，内面放置骨膜剥离器以保护深层组织，将所需肋骨的两端用肋骨剪剪断取下(图 10-14)。仔细检查有无穿破胸膜，如不慎伤及胸膜，应将其严密缝合，冲洗伤口，放置橡皮引流条，分层缝合骨膜、肌层、皮下及皮肤。为减轻疼痛，可将肋间神经切断，或用长效麻醉药作肋间神经封闭。

2.游离骨瓣移植术

自从显微外科技术得到提高和发展以来，国内外已逐步开展带血管蒂的复合游离骨瓣移植，一次修复面颈部大块组织缺损。游离骨瓣可利用带肋间血管的复合肋骨瓣修复下颌骨及周围软组织，也可用带股动脉分支的游离髂骨瓣移植。游离腓骨瓣移植也是近来开展较多的一项修复技术可对上下颌骨进行修复。

(1)游离肋骨瓣移植：国外应用游离骨瓣修复下颌骨缺损的报告中以肋骨瓣居多，一般取第 9、10 肋后段或前段，分别以主动脉分支肋间后动脉及乳房内动脉分支肋间前动脉为营养动脉，回流静脉为各自伴行静脉。切取肋骨前段的前入路体位方便，但因血管细、静脉壁薄，有时需切取部分软骨找出乳房内动脉，操作难度大，有穿入胸腔的可能，术后并发症多。有人主张取第9、10肋间后血管为蒂，其血管管径稍大，易于切取及吻合。为解决静脉回流问题，可在吻合肋间静脉的同时再选一皮下静脉与受区附近的一支静脉吻合，即吻合一支动脉、两支静脉，血供较可靠。

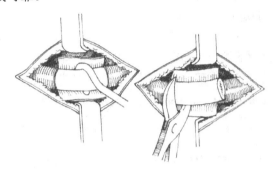

图 10-14 取肋骨术

（2）游离髂骨瓣移植：髂骨的血供主要来自股动脉分支旋器浅动脉、髂外动脉分支旋髂深动脉、旋股外侧动脉升支和臀上动脉。根据我们解剖学及临床观察，以用旋髂浅血管或旋髂深血管做血管蒂为宜，前者为骨膜血管，后者属骨营养血管。游离髂骨瓣移植方法为：

1）供区：于同侧或对侧腹股沟韧带中点下方约5cm处，沿股动脉体表投影向上至髂嵴做弧形切口。以旋髂浅血管为蒂时，则于腹股沟韧带中点下方1cm左右暴露股动、静脉及其分支旋髂浅动静脉，在皮下组织和缝匠肌腱膜深面循血管蒂解剖，直至髂前上棘。以旋髂深血管为蒂时，则于腹股沟韧带中点上方，腹横筋膜深面暴露髂外动、静脉及其分支旋髂深动、静脉。切开腹外斜肌腱膜和腹内斜肌，在腹内斜肌和腹横肌之间循血管蒂解剖，直至髂嵴前部，可见血管蒂在髂前上棘后方3～4cm，髂峰上缘下方约1cm进入髂翼内侧。

解剖血管蒂时，切断、结扎全部肌支，并保留少量血管蒂周围组织，以免损伤血管。

按下颌骨缺损的大小及形状，用骨凿切取髂骨骨块。

2）受区：先解剖出供吻合用的动、静脉，切断、结扎并做好标志。病变下颌骨切除后，修整骨断端，并钻好骨孔。

3）移植修复：将髂骨瓣置下颌骨缺损区，使骨端贴附，用相应的骨固定材料和技术固定后，再行供、受区血管吻合，分层关闭供受区创面，受区伤口置橡皮引流条，用纱布棉垫覆盖，包扎时压力适中，以免压迫血管蒂。供区伤口常规包扎。

三、游离骨瓣的临床评价

1.骨成活率高，抗感染力强

由于游离髂骨瓣血运丰富，易于成活，为受区组织条件差的骨缺损修复提供了切实可行的方法。临床及动物实验均已证明，在术前经过50Gy照射的受区，进行游离骨瓣移植，仍可获满意结果。游离骨瓣还可为广泛的下颌骨缺损提供充足的骨量，髂骨瓣可长达15cm。

重建的血循环使游离骨瓣具有较强的抗感染能力，这对下颌骨植骨有重要意义。

2.骨愈合快，吸收少

骨的生长或愈合与局部血循环有密切关系，游离骨瓣由于血运丰富，而具有愈合快、吸收少的特点，一般于术后3～4周即呈牢固的临床愈合，术后4周X线检查多已发生骨性愈合。远期随诊，X线检查髂骨瓣除有正常的外形改建外，未见明显吸收。由于骨瓣愈合快，缩短了术后下颌制动时间，减少了患者痛苦及因颌骨固定可能造成的并发症。

3.游离髂骨瓣血管蒂的选择

髂骨瓣以松质骨为主，易于成活，可形成较大骨瓣。用同侧髂骨瓣修复半侧下颌骨可获得较好外形。以髂前上棘为下颌角，髂前下棘为髁突，髂嵴上缘为下颌下缘，并可将咬肌、翼内肌断端与骨瓣周围肌肉缝合重建附丽，用于行下颌骨半侧再造优于其他骨瓣。

以旋髂浅、深血管为蒂均可形成可靠的骨瓣，两血管蒂长相似，均为7cm左右，但旋髂深血管解剖变异小，血管外径(动脉2.1mm、静脉1.7mm)较旋髂浅血管(动脉1.5mm、静脉1.9mm)为大，宜首选之。

游离骨瓣移植后，为检查血管吻合是否通畅，除临床症状观察外，可采用术后颈外动脉造影显示血管通畅情况。也可应用核素骨显像技术，如植骨段呈放射性浓聚，证明局部血运丰富。

游离骨瓣手术的取骨区无明显后遗症，拆线后即可行走，一般无明显感觉或运动障碍。

游离骨瓣移植虽较一般植骨具优越性，但要求技术及设备条件较高，手术时间较长，供区创伤较大，故需创造条件，有选择性地应用游离骨瓣移植修复下颌骨缺损。

第四节　上颌骨重建术

一、上颌骨缺损重建的历史沿革

几十年来，大型上颌骨缺损的修复均通过赝复体的阻塞作用完成。在复杂的重建技术发展以前，赝复装置是恢复复杂缺损上颌骨功能和美观的唯一手段。赝复体是一种中空的阻塞器，利用上颌残留牙齿的固位，充填上颌骨切除后形成的创腔，同时能一定程度恢复患者的咀嚼功能和外形。赝复体要求剩余上颌骨有足够的软硬组织支持，对于超过中线或双侧的大型上颌骨缺损往往显得无能为力。随着种植技术的发展，应用颧骨种植体和磁性固位体制作全上颌赝复体来修复上颌骨缺损已经成为现实，但仍存在一些不可避免的缺陷，如需要经常清洁、不能完全封闭口鼻腔瘘、不能完成吸吮功能、无法在柔软的组织面戴用、固位不佳和口腔卫生维持困难等。

自体组织移植是上颌骨缺损修复的合理选择，可以避免赝复体修复的各种缺陷，并且是永久性的。自体组织移植修复上颌骨缺损经历了从简单到复杂，从应用局部组织瓣、带蒂皮瓣和肌皮瓣到游离复合组织瓣，从修复小型缺损到修复大型缺损，从单纯消除创腔到功能性修复的发展阶段。早期的额瓣、上唇瓣、咽部瓣及舌瓣等局部组织瓣只能局部转位，受其旋转弧度及组织量的限制只能修复小型缺损。后来随着带蒂组织瓣的出现和应用，胸三角皮瓣、胸大肌皮瓣、颞肌瓣、背阔肌皮瓣、胸锁乳突肌皮瓣及斜方肌皮瓣等均应用于上颌骨缺损的修复。虽然它们能满足大型上颌骨缺损修复的要求，但是移植组织过于臃肿，不易塑形，若要完成骨性重建尚需结合颅骨、肋骨及髂骨等非血管化骨移植，很难达到预期的修复效果。

近20年来，显微外科技术的发展为上颌骨及面中份缺损的修复带来了一场革命。各种游离组织瓣，如前臂皮瓣、肩胛瓣、腹直肌皮瓣、腓骨瓣及髂骨瓣等，尤其是游离复合骨瓣的应用，使上颌骨缺损的修复从单纯的创腔充填进入到功能性修复阶段。而且随着坚固内固定技术、牙种植体技术及骨牵引技术的发展和应用，上颌骨缺损的功能性修复日趋成熟。

二、上颌骨缺损修复的目标及上颌骨缺损的分类

由于上颌骨特殊复杂的解剖结构和生理功能，理想的上颌骨重建应达到以下要求：①消灭死腔和口鼻瘘，达到封闭性修复。②恢复咀嚼、语言等面中份基本功能，能完成功能性义齿修复。③为面中份诸多重要结构提供足够支持。④恢复外形。简而言之，上颌骨缺损的修复要完成功能和外形的恢复，但实际上这是一项富有挑战性的临床工作。

不同程度的上颌骨缺损需要不同组织量的组织瓣进行修复，因而有必要对上颌骨的缺损进行分类，以指导临床治疗。Corderio等依据切除范围将上颌骨缺损分为四类：Ⅰ类缺损为上颌骨部分切除后的缺损，仅波及上颌窦的一或两个壁；Ⅱ类缺损为上颌骨次全切除后的缺损，包括上颌窦两个壁以上的缺损，但眶底完整；Ⅲ类缺损为包括眶底在内上颌骨全切除后的缺损，根据眼球是否保留又分为Ⅲa（保留眼球）和Ⅲb（不保留眼球）两个亚类；Ⅳ类缺损为上颌骨及眼眶切除后的缺损。

Brown等对上颌骨缺损提出了改良分类，它包含了垂直和水平两个方向缺损的情况。垂直方向分为四类：Ⅰ类为上颌骨低位切除，无口腔上颌窦瘘；Ⅱ类为上颌骨次全切除，保留眶底；Ⅲ类为上颌骨全部切除，不保留眶底；Ⅳ类为上颌骨扩大切除，不保留眶内容物。在水平方向附加缺损亚分类：a.单侧上颌骨牙槽突和硬腭缺损（a≤1/2）；b.双侧上颌骨牙槽突和硬腭缺损（1/2＜b＜1）；c，全上颌骨牙槽突和硬腭缺损（c=1）。

三、用于上颌骨缺损修复的常用游离组织瓣

1.游离前臂皮瓣

前臂皮瓣由我国杨果凡于1978年发明，最早应用于四肢瘢痕挛缩的治疗，但很快就被应用到头颈缺损的修复与重建。前臂皮瓣具有很多优点：解剖恒定，制备简单；血管口径粗大，血管吻合容易成功；血管蒂长，避免了静脉移植；供区远离头颈部术区，允许实施"双组手术"；皮瓣组织菲薄而质地优良，适于口腔内组织修复；通过吻合皮瓣与受区的感觉神经，可恢复皮瓣感觉功能；可以携带一片桡骨，用于颌骨重建。其缺点为切取皮瓣要牺牲前臂一条主要供血动脉，而且前臂创面须植皮，留有明显瘢痕，影响美观。

小型上颌骨缺损，如腭部缺损，可应用前臂皮瓣来修复，其组织菲薄及良好顺应性，允许日后成为义齿的承托区。"三明治"式前臂桡骨瓣修复次全切除术后的上颌骨缺损，即桡骨重建上颌牙槽突，皮瓣折叠后分别修复口腔面和鼻腔面黏膜，但桡骨骨量过小，难以满足牙种植的要求。折叠前臂皮瓣还可用于封闭上颌骨缺损后的口鼻腔瘘，能较好地恢复语言及进食功能，但由于未行骨性修复，无法行义齿修复，且外形稍差。对于无残余上颌牙的高龄患者，由于术后无法戴用腭托，折叠前臂皮瓣修复不失为一种合理的选择。

2.游离大腿前外侧皮瓣

游离大腿前外侧皮瓣最早由我国的宋业光于1984年介绍，其后国内外学者对该皮瓣作

了详细的解剖学和临床应用研究，并使其成为常用的游离皮瓣供区之一。皮瓣的制备简单，血管蒂长，可开展"双组手术"，供区的病变较小，对于宽度8cm以下的皮瓣，供区可以直接拉拢缝合，所遗留的疤痕相对较为隐蔽。由于其皮肤穿支血管解剖变异较大，这也是影响该皮瓣广泛应用的主要原因。

3.游离腹直肌皮瓣

以腹壁下动、静脉为蒂的腹直肌皮瓣在头颈部大型缺损修复中占据十分重要的地位。该组织瓣的血管蒂可靠，解剖恒定，制备时无需改变患者体位，允许实施"双组手术"。其组织量丰富，适于大型缺损，如全舌、上颌骨及颅底缺损等修复。其潜在的供区并发症切口疝可以通过聚丙烯酸膜片修复腹直肌前鞘而得以解决。

腹直肌皮瓣适用于大型上颌骨缺损的修复，应用腹直肌皮瓣修复上颌骨眶区大型缺损，不仅能充分充填死腔，而且术后获得良好的语音及吞咽功能，部分患者还能完成传统义齿的修复。但是，对于肥胖患者，腹直肌皮瓣修复上颌骨缺损仍略显臃肿，在一定程度上影响外形和功能的恢复。

4.游离背阔肌皮瓣

以胸背动、静脉为蒂的背阔肌皮瓣是可用于头颈重建的面积最大的游离组织瓣。与腹直肌皮瓣一样，其解剖恒定，制备简便，血管口径大，组织量丰富，非常适于头颈部大型缺损的修复。相对腹直肌皮瓣而言，肥胖对背阔肌皮瓣的影响更小，不会过于臃肿背阔肌皮瓣在上颌骨缺损修复中用途广泛，不仅能完全充填死腔，而且能非常好地恢复面颊部的外形。但是，背阔肌皮瓣制备时需要侧卧位，头颈重建手术中无法实施"双组手术"，因此，限制了该皮瓣在头颈重建中的广泛应用。

5.游离肩胛骨皮瓣

以旋肩胛动、静脉为血管蒂的肩胛骨皮瓣也是头颈重建常用的皮瓣，其优点是：血管蒂长，血管口径大，皮岛与骨块间有很大旋转度，特别适用于颧弓眶底和腭部的同时重建。由于肩胛骨皮瓣制备时必须采用侧卧位，在头颈重建手术中无法实施"双组手术"，这也限制了该皮瓣的广泛应用。由于肩胛骨的形态和厚度，不易塑形和难以满足种植体要求是其缺点，现在已较少应用于颌骨重建。

6.游离解髂骨瓣

以旋髂深动、静脉为血管蒂的游离器骨瓣常用于下颌骨缺损的重建，它具有血管解剖恒定，血管口径大，骨量充足，适于种植体植入，可开展"双组手术"等优点，游离髂骨瓣修复上颌骨缺损可以得到良好的功能恢复。但是毫无疑问，髂骨瓣也存在许多无法避免的缺点，髂骨对于上颌骨修复显得组织量过多，不易塑形，皮岛臃肿，活动度差，不易修复口内黏膜缺损，而且其血管蒂过短，很难充分达到上颈部进行血管吻合。随着游离腓骨瓣的进一步推广，游离髂骨瓣的应用已经越来越少。

7.游离腓骨瓣

游离腓骨瓣最早由Taylor于1975年报告，随后应用于长骨缺损的修复。直到1989年，Hidal-go才首次报告利用游离腓骨瓣修复下颌骨缺损。目前，游离腓骨瓣已广泛用于下颌骨重建，并被认为是下颌骨重建的最佳选择，近年来，其还被用来修复上颌骨缺损。其优点主要包括：①血管蒂长，通过切取较为远端的腓骨，可以达到延长血管蒂的目的，使其很容易通过口内隧道到达上颈部。②血管口径大，腓骨瓣是所有游离组织瓣中血管口径最大者，游离移植非常容易吻合成功。③腓骨瓣可以根据需要制备成各种形式的复合瓣，其中腓骨可用来修复骨缺损，皮岛用来修复黏膜缺损，肌肉用来填塞死腔；④腓骨瓣制备简单，供区并发症少。⑤腓骨瓣供区远离头颈部，可以实施"双组手术"。⑥腓骨可以根据需要作多处截骨后行三维塑形，恢复牙槽突的形态。

北京大学口腔医学院已完成 60 例腓骨复合组织瓣重建上颌骨缺损，成功率达 98.3%。其中有 46 例为Ⅰ类和Ⅱ类缺损，也就是说大部分病例为上颌骨低位或次全切除术后的缺损，这正是腓骨瓣修复上颌骨缺损的最佳适应证。由于腓骨重建牙槽突，其后方需与颧骨或颧牙槽嵴进行固定，对于Ⅲ类和Ⅳ类病例常伴有眼眶、颧骨及翼突的缺损，使腓骨的固定存在困难，对于这样的大型缺损可选择组织量相对丰富的软组织皮瓣来进行修复。在随访时间 6 个月以上的 38 例患者中，5 例完成种植义齿修复，21 例完成传统义齿修复，义齿修复率达 68.4%；外形评价达"优"和"良"者为 84.2%；语音清晰度检测达到 98.4%，达到正常人水平；生存质量问卷分析和调查显示，游离腓骨瓣上颌骨重建患者的术后生存质量明显高于赝复体修复患者，通过对腓骨瓣上颌骨重建患者的术前和术后生存质量分析，患者的术后生存质量较术前有下降，但两者间的差异无统计学意义。这说明腓骨瓣能非常完好地恢复上颌骨缺损造成的功能缺陷，基本上能达到术前无上颌骨缺损时的生活质量水平。所以，游离腓骨复合瓣上颌骨重建能显著提高上颌骨切除术后患者生存质量，是上颌骨重建的良好选择。

腓骨复合组织瓣上颌骨重建术的注意事项：

(1)供区的选择应为同侧小腿，只有这样才能保证腓骨就位后，皮岛下垂于腓骨骨段下方，有足够的自由动度来修复腭部软组织缺损。

(2)腓骨皮岛对于同期完成上颌骨软硬组织的缺损修复非常重要，而皮岛的血供来自于腓动脉穿支。术前可通过超声多普勒血流探测仪测定皮岛的腓动脉穿支，以此来确定切口线的位置，避免损伤穿支血管。

(3)术前按照手术设计，完成模型外科，制作手术模板，为术中腓骨就位与固定的位置提供明确的参照依据。

(4)由于腓骨瓣血管蒂是从上颌经下颌骨内侧至上颈部进行血管吻合，要求血管蒂长，其长度要明显长于腓骨瓣下颌骨重建。因此，要求腓骨瓣上端截骨线尽量靠上，通过去除尽量多的上端骨段以获得尽可能长的血管蒂。

(5)手术操作顺序：先腓骨瓣就位固定，后血管吻合，避免在腓骨瓣就位时过度牵拉已经完成的血管吻合口。

(6)避免血管蒂局部受压：下颌骨内侧的血管蒂隧道至少达两指；术区放置引流管时与血管蒂应有一定距离，并进行固定，保证不因体位改变而出现引流管位置改变；术中充分止血，避免出现血肿而压迫血管蒂。

(7)术后严格头部制动，避免颈部过度运动，影响血管蒂。

(8)术后对腓骨瓣进行严密观察，一旦发生血管危象，应立即抢救探查。

由于游离腓骨复合瓣修复上颌骨缺损技术难度较大，手术创伤也较大，种植义齿修复治疗周期长，因此，应严格掌握适应证。目前手术适应证主要包括：①良性肿物或创伤导致的上颌骨缺损。②上颌骨恶性肿瘤病变比较局限，手术可以达到彻底根治者。③双侧全上颌骨缺损，如不作骨性修复，将遗留十分严重的面部畸形和功能障碍者。④肿瘤切除术后 2 年以上无复发拟行二期修复者。⑤Ⅰ类和Ⅱ类的上颌骨缺损。⑥年轻患者，有修复上颌骨缺损要求者。

8.双游离瓣移植

对于某些复杂的上颌骨缺损，单一的游离组织瓣往往无法同时满足恢复功能和外形的要求，可以采用双游离瓣进行修复。同时应用游离腓骨瓣和前臂皮瓣可进行面中份大型软硬组织缺损的重建，用游离腓骨瓣重建牙槽突，用前臂皮瓣修复较大范围的黏膜和皮肤缺损。有时游离腓骨复合瓣在行上颌骨重建时，若无法制备皮岛而口内黏膜缺损必须修复时，也可再加用前臂皮瓣。一般而言，如果能用一个游离组织瓣完成修复要求，应尽量避免采用两个游离瓣。

与传统赝复体修复方法相比，应用自体游离组织瓣修复上颌骨缺损有其很大的优越性。无论是哪种组织瓣，其均能完好地封闭口、鼻腔瘘和口腔上颌窦瘘，使得患者能恢复正常的吞咽和进食功能，解除了患者在吞咽、进食和语言方面的问题，提高了患者的生活质量，这与赝复体相比，是巨大的进步。对于无牙𬌗和双侧上颌骨缺损的患者，赝复体由于难以固位而无法对此类缺损进行修复。游离组织瓣则不受此限制，借助于血管吻合技术，远离受区的游离组织瓣可以良好地修复上颌骨缺损。腓骨复合组织瓣上颌骨重建的患者由于上颌骨缺损得到了三维骨性重建，不仅可以进行传统义齿修复，而且结合牙种植技术可以进一步达到上颌骨功能性重建的最终目的。即便是软组织皮瓣只要上颌余留牙条件允许，依然可以进行传统义齿修复。

目前，我们选择头颈修复重建最常用的四种皮瓣：前臂皮瓣、大腿前外侧皮瓣、腓骨瓣和腹直肌皮瓣来进行上颌骨重建，主要原因是其具有很高的可靠性。此外这四种组织瓣还具有以下共同优点：①血管蒂长，很容易通过口内隧道到达上颈部而无需血管移植。②血管口径大，游离移植时很容易吻合成功，并且吻合口不易发生血栓。③供区远离头颈部，可在仰卧位完成制备，开展"双组手术"。④制备简单快速，手术创伤小，术后供区并发症小。

至于选择何种游离组织瓣来进行上颌骨缺损的修复，这要根据上颌骨缺损的具体情况和患者的全身状态来决定。高龄患者通常全身情况不佳，耐受手术的抵抗力弱，而前臂皮瓣相对手术创伤小，手术时间短，适于高龄患者。前臂皮瓣和腓骨瓣多用于Ⅰ类和Ⅱ类的上颌骨缺损，大腿前外侧皮瓣和腹直肌皮瓣则更多用于Ⅲ类和Ⅳ类缺损。

第五节　下颌骨缺损的功能性修复与重建

下颌骨是颅面骨中最大和最粗壮的骨，也是颅面骨中唯一能动的骨，是口腔颌面部多组开、闭口肌群及部分表情肌附着的主要部位，也是下颌牙齿生长发育的骨床。其主要功能为形成面下 1/3 外观的骨支架，参与咀嚼、吞咽及咬合等主要功能，它的缺损无疑将造成生活质量的下降。因此，下颌骨缺损的修复一直是临床普遍关注的问题。

一、下颌骨缺损的功能性修复与重建的类型

1.按修复时机可分为

同期修复和二期修复。

2.按修复结果可分为两种

(1)姑息性修复：即简单建立下颌骨的连续性。

(2)功能性修复：即除要建立下颌骨的连续性以外还应为建立良好的咬合关系准备充足的骨床。

3.按修复方法划分

(1)自体下颌骨骨处理后再植：对于临界瘤、低度恶性肿瘤或可疑恶性肿瘤侵犯的下颌骨在肿瘤切除后对保留骨段行冻干、煮沸、微波、放射及化学处理后重新植回原部位。

(2)失活的异体或异种骨：目前使用已很少。

(3)自体其他部位非血管化游离植骨。

(4)带蒂旋转骨肌皮瓣：胸大肌带第5肋骨、胸锁乳突出带部分锁骨。

(5)自体血管化游离植骨：血管化髂骨移植、血管化肋骨移植、血管化桡骨(尺骨)移植、血管化腓骨移植、血管化胫骨移植、血管化肩胛骨移植。

(6)骨牵引成骨：下颌升支牵引成骨、下颌骨水平向牵引成骨、下颌骨垂直向牵引成骨以及移植骨段二期牵引成骨。

(7)重建板及其他代用品植入。

(8)预成网托加松质骨植入。

二、目前常用的下颌骨缺损的功能性修复与重建技术

如上所述，截至目前应用于下颌骨重建的技术多种多样，临床选择应因地制宜，根据我们近年来在下颌骨修复与重建方面的临床经验，我们较常采用以下四种方法。

1.血管化游离腓骨移植

适应证：

(1)适用于下颌骨各解剖区的复合缺损，其中对下颌前部及双侧体部三区的复合缺损有着良好的修复效果。

(2)对于同时伴有软组织缺损的病例，腓骨肌皮瓣有着其不可替代的优越性。

(3)理论上讲，腓骨为膜化成骨，在保留血运和骨膜的基础上，对于未发育成熟的少年儿童应用该技术后，腓骨应该随年龄的增长而发育。但目前无论从临床或是动物实验都未经证实，因此，我们主张少年儿童还是慎用腓骨修复下颌骨。

(4)下肢血管未受过损伤，下肢三束主血管均存在。

优点：

(1)供骨量足，基本可以满足下颌骨各种类型的缺损修复。

(2)腓骨有良好的可塑性，可以较好的塑形成角恢复下颌骨的外形。

(3)腓骨血运确定，血管管径粗利于吻合，并且与颈部受区血管管径匹配。

(4)可以同时制备带肌肉和皮肤的骨肌皮瓣，同时修复受区的软组织缺损。

(5)腓骨解剖变异较少，易于切取。

(6)下肢远离头颈部受区,利于开展双组手术,提高了手术成功的概率。

(7)成活后远期很少出现移植骨段的吸收。

缺点:

(1)需牺牲下肢一束知名血管束,并破坏小腿外侧多束肌肉附着,可引起下肢无力及外踝稳定性不足等缺陷。

(2)术后下肢外侧留较长手术瘢痕,对特殊职业要求及年轻女性患者慎用。

(3)国人腓骨高度不足,移植后直接行修复有一定困难,多需辅助其他手术,从而造成治疗时间延长,费用增加。

(4)对手术技巧要求较高,术后护理相对困难,卧床时间相对较长。

手术操作注意事项:

(1)手术设计要合理,切口设计注意保护腓神经,以及腓骨下段保留足够长度以保证外踝稳定性。

(2)为保证血管蒂的长度,取骨范围应足够。

(3)成形时应注意保护各骨段骨膜及血管蒂以免损伤。

(4)为保证血运最短骨段不应少于 2.5cm,特别是最远端骨段更应保证一定长度。

(5)成形后各骨段间应密切贴合。

2.非血管化游离髂骨移植

适应证:

(1)适用于单纯下颌体部或升支部的单一区段的缺损,其中对体部缺损长度少于 5cm 者有着良好的修复效果。

(2)对于软组织量充分的方块缺损或用于牙槽嵴增高的病例可以应用。

(3)不宜用腓骨移植的特殊人群。

(4)髂骨可提供所需骨量的。

优点:

(1)手术操作简便。

(2)髂骨可提供相对充分的骨量。

(3)术后手术瘢痕隐蔽,恢复较快。

(4)供骨区并发症较少。

(5)骨质更适合于种植修复。

缺点:

(1)可提供骨量在长度上明显不足。

(2)成形不易。

(3)抗感染能力差。

(4)远期如无功能性刺激常常有骨吸收。

手术操作注意事项:

(1)适应证应选择适当,受区一定要有充足的软组织量。

(2)供骨骨段离体时间应尽量短。

(3)骨断端应严格贴合,骨间固定应坚固。

(4)术后最好行颌间固定 1～2 周，以保证植骨的稳定性。

(5)口腔侧黏膜要严密缝合，以防唾液渗入。

3.重建板的应用

适应证：适用于所有不适合行骨移植的下颌骨缺损病例。包括：肿瘤恶性程度高或多次复发的恶性肿瘤；恶性肿瘤切除术中发现肿瘤不能完全切除干净者。

优点：术式简便，不用开辟另一术区，手术材料成本较低。

缺点：可塑性差，外形常常不能令人满意；常有异物反应，术后感染率较高；远期效果不佳，常有钢板穿破皮肤或黏膜形成感染病例；非功能性重建，如肿瘤不复发常需二期修复。

手术操作注意事项：固定应坚固，成形时不宜过于追求完美，以免术后穿破皮肤或黏膜，应以建立支架为目的。

4.骨牵引成骨技术在下颌骨功能性修复与重建中的应用

适应证：

(1)适用于单纯髁突或升支部分缺失。

(2)适用于下颌体部方块切除部分缺损。

(3)适用于无牙颌体部的区段缺损(最好不大于 4cm)。

(4)适用于其他骨移植后垂直骨量不足时增高牙槽嵴。

(5)年龄大于 60 岁尽量不用。

优点：手术相对简便，不用开辟第二术区，结果可达到功能性重建的目的。

缺点：相对手术费用较高，术后住院时间延长，需二期手术取出牵引器。

手术操作注意事项：

(1)手术关键要在术后尽量严密关闭口腔黏膜创口，防止唾液渗入保证成骨质量。

(2)垂直牵引时，如切开骨后，下缘过于菲薄可加钛板固定。

(3)牵引器植入方向应慎重。

(4)行骨切开时应注意保护一侧黏骨膜的情况下保证骨完全断开，便于牵引。

三、下颌骨功能性修复与重建的展望

综上所述，关于下颌骨功能性修复与重建在过去的一个世纪中取得了巨大的进展，发展到今天重建颌骨的目的已不仅仅在于恢复其连续性，而是要恢复口-颌系统的功能和美观效果即功能性重建。近年来随着显微外科的发展和口腔种植学的发展，已经使下颌骨的功能性重建不再可望而不可及，尤其是骨牵引成骨技术在该领域的应用使下颌骨重建后的功能更完美，外观更漂亮。尽管如此，这些技术或多或少地都存在着其自身的不足，特别是自体骨移植手术修复下颌骨缺损都将造成供区不同程度的缺损畸形，并且手术难度大、持续时间长。因此，人类还在继续寻求更加简单、有效的修复方法。

目前骨组织工程的研究主要集中在骨的生物特性研究，通过两种方法解决骨缺损的修复问题：一是通过人自身的生物功能进行骨骼的再生或植入带有骨生长因子的小块异种骨诱导骨生长，这些方法效果较好，但时间长、见效慢，只适合于小块缺损骨的修复；另一种方法是用人造材料(塑料、金属、陶瓷)制成替代骨植入人体，这种方法可以解决大块骨缺损的修复。但是由于这些替代骨在内部结构(如不能形成骨松质)、生物活性和可降解性方面的不完

备性，植入人体后，与人的组织相容性差，特别是在下颌骨重建后这些代用品无法解决义齿修复恢复患者的口-颌系统功能的问题，因而修复效果不甚理想。因此，如何培养出具有生物活性且有相应骨硬度的替代骨是目前骨组织工程亟待解决的问题。毛天球教授领导的科研小组在这方面作了大量的尝试，他们先后尝试用羟基磷灰石、珊瑚以及鸵鸟骨等代用品，并在动物实验中培养出了小块的下颌骨，但该骨块的承重能力如何还有待于进一步研究。

人工替代骨应满足下几方面的要求：①替代骨形状要与被替代骨形状基本一样，以利于保持与原有其他器官的匹配。②替代骨内部要具有与原骨组织相近的骨髓腔和骨质组织结构（如：外环骨板、哈佛氏骨板、内环骨板和间骨板），以保证替代骨成骨后的结构，恢复良好的功能。③骨骼的材料要有可降解性，可以逐渐被人体再生骨组织所替代（目前常用的金属材料，如钛合金，难以实现这一要求）。④为了使替代骨很快与人体微循环组织联通，促进骨组织的生长，在替代骨内部应植入骨生长因子。

快速原型制造技术(RP)在医学上的应用是国际上一个新的研究方向。人造骨骼的成型过去主要靠机加工和粉末烧结的方法实现，近年来快速成型技术的发展，可以实现由CT数据到金属骨骼的快速制造，很好的解决替代骨的外形与被替代骨一致性的问题。将来这种将成型、材料、生物活性综合起来进行人体骨骼制造方法的研究，有可能为解决下颌骨缺损的修复开创新的途径。

参考文献

[1]胡砚平，万前程.口腔颌面外科学.北京：人民卫生出版社，2015.

[2]麻健丰，郑宝玉，牙周病与口腔种植临床诊治要点.北京：人民卫生出版社，2015.

[3]张志勇.口腔颌面种植修复学.上海：上海兴界图书出版社，2009.

[4]胡勤刚.口腔内科医师手册.合肥：安徽科学技术出版社，2008.

[5]石冰.口腔医学实验学.北京：科学技术文献出版社，2010.

[6]刘红宝，陶天庆，黄琦主.实用口腔诊疗学.南昌：江西科学技术出版社，2010.

[7]李晓菁.口腔医学临床前技能培训.北京：人民卫生出版社，2013.

[8]韩科，王兴，口腔治疗计划与决策.北京：人民军医出版社，2012.

[9]荀建重.口腔内科学.西安：西安交通大学出版社，2011.

[10]王翰章，郑谦.口腔颌面外科学.北京：科学技术文献出版社，2010.

[11]邱蔚六.口腔颌面-头颈外科手术学.安徽：安徽科学技术出版社，2015.

[12]姬爱平.口腔急诊常见疾病诊疗手册.北京：北京大学医学出版社，2013.

[13]于海洋，胡荣党.口腔医学美学.北京：人民卫生出版社，2015.

[14]白丁，赵志河，口腔正畸策略，控制与技巧.北京：人民卫生出版社，2015.

[15]陈扬熙.口腔正畸学-基础，技术与临床.北京：人民卫生出版社，2012.

[16]胡静.正颌外科学.北京：人民卫生出版社，2010.

[17]潘可风.口腔医学美学.北京：人民卫生出版社，2009.

[18]陈卫民.口腔疾病诊疗指南.北京：科学出版社，2015.

[19]沈国芳，房兵.正颌外科学.浙江：浙江科学技术出版社，2012.

[20]胡开进，口腔外科门诊手术操作规范.北京：人民卫生出版社，2013.

[21]周曾同.口腔内科学.北京：世界图书出版社，2012.

[22]陈永进.口腔全科医师临床操作手册.北京：人民卫生出版社，2012.

[23]攀明文.2015口腔医学新进展.北京：人民卫生出版社，2015.

[24]胡德渝.预防口腔医学-基本方法与技术.北京：世界图书出版社，2008.

[25]宫革，梁星.陈安玉，口腔种植学.北京：科学技术文献出版社，2011.

[26]张志勇.口腔颌面种植修复学.北京：世界图书出版社，2009.

[27]杜晓岩.口腔医学美学.北京：人民卫生出版社，2012.

[28]章魁华.实验口腔医学.北京：人民卫生出版社，2009.

[29](美)普若费特.当代口腔正畸学(第五版)，北京：人民卫生出版社，2015.

[30]朱智敏.口腔修复临床实用新技术.北京：人民卫生出版社，2014.

[31]韩科.美容口腔医学.北京：人民卫生出版社，2010.

[32]郑家伟，口腔颌面外科学精要.上海：上海科学技术出版社，2014.

[33]艾红军.口腔修复.辽宁：辽宁科学技术出版社，2009.